普通外科疾病诊疗方法与手术要点

PUTONG WAIKE JIBING
ZHENLIAO FANGFA YU SHOUSHU YAODIAN

田 浩 主编

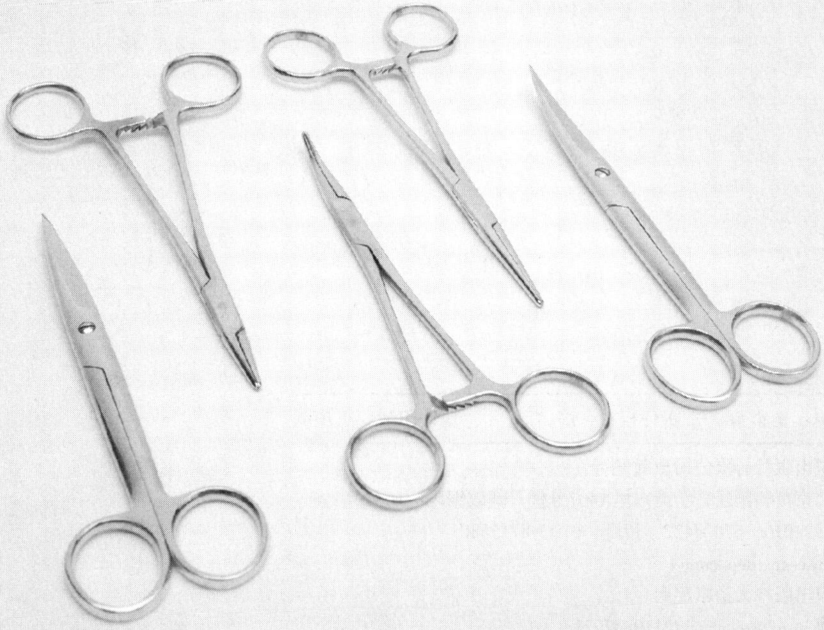

中国纺织出版社有限公司

图书在版编目（CIP）数据

普通外科疾病诊疗方法与手术要点 / 田浩主编. --
北京：中国纺织出版社有限公司, 2022.5
ISBN 978-7-5180-9409-7

Ⅰ. ①普… Ⅱ. ①田… Ⅲ. ①外科—疾病—诊疗②外科手术 Ⅳ. ①R6②R61

中国版本图书馆CIP数据核字（2022）第043448号

责任编辑：樊雅莉　　责任校对：高　涵　　责任印制：王艳丽

中国纺织出版社有限公司出版发行
地址：北京市朝阳区百子湾东里A407号楼　邮政编码：100124
销售电话：010—67004422　传真：010—87155801
http://www.c-textilep. com
中国纺织出版社天猫旗舰店
官方微博 http://weibo.com/2119887771
唐山玺诚印务有限公司印刷　各地新华书店经销
2022年5月第1版第1次印刷
开本：889×1194　1/16　印张：10.25
字数：302千字　定价：78.00元

编 委 会

主　编　田　浩　孙艳南　昌春雷　张维祥　栗大伟

副主编　王允翠　孟　鑫　齐　弘　郭　军
　　　　　郑伦辉　刘　迪　王文书

编　委　(按姓氏笔画排序)

王文书　北部战区空军医院
王允翠　佳木斯大学附属第一医院
田　浩　佳木斯大学附属第一医院
刘　迪　宁夏医科大学总医院
刘毕欧　哈尔滨医科大学附属第四医院
齐　弘　佳木斯大学
许继凡　重庆市开州区人民医院
孙艳南　佳木斯大学附属第一医院
张维祥　烟台市中医医院
昌春雷　佳木斯大学
郑伦辉　重庆市开州区人民医院
孟　鑫　佳木斯大学附属第一医院
栗大伟　山东大学齐鲁医院德州医院
郭　军　中国人民解放军联勤保障部队第九八〇医院
　　　　（白求恩国际和平医院）
梁喆盈　广东省第二中医院

前 言

随着现代影像技术、计算机技术、生物医学工程、分子生物学、微创外科及相关学科的快速发展，普通外科临床诊疗新技术、新方法层出不穷，医药院校学生及临床医师必须不断学习才能跟上时代的步伐。本书编者正是在这样的背景下，参阅普通外科理论和技术研究相关文献，结合自己的临床工作实践，阐述普通外科疾病的基本概念、诊疗方法和各领域的新进展。

本书内容丰富，涵盖普通外科基础知识，甲状腺疾病，胃、十二指肠疾病，小肠疾病，阑尾疾病，肝胆疾病，腹外疝，外周血管疾病，全书在编写过程中，以临床实践经验为基础，结合学科发展，在系统阐述相关理论、技能的基础上，重点针对临床常见病的诊断思路和治疗原则进行详细描述，添加一定的手术图片以及普通外科部分疾病的最新临床指南。内容新颖，针对性与实用性强，有助于医学生和临床医师对普通外科疾病作出正确诊断和恰当处理。

由于本书参编人员众多，风格不尽一致，而且写作时间和篇幅有限，书中如存在纰漏和欠妥之处，恳请广大读者给予批评和指正，以便再版时修订，谢谢。

编　者

2021 年 12 月

目 录

第一章

外科患者的营养代谢与补液

第一节　肠外营养

肠外营养（PN）指通过静脉给予适量氨基酸、脂肪、糖类、电解质、维生素和微量元素等，供给患者所需的全部营养或部分营养，以达到营养治疗的一种方法，前者称全胃肠外营养（TPN）。PN根据输入途径可分为经中心静脉肠外营养（CPN）和经周围静脉肠外营养（PPN）。

一、肠外营养的适应证

凡不能或不宜经口摄食超过5～7天的患者都是肠外营养的适应证。从外科角度肠外营养支持主要用于下列情况。

（1）不能从胃肠道进食，如高流量消化道瘘、食管胃肠道先天性畸形、短肠综合征、回肠造口、急性坏死性胰腺炎等。

（2）消化道需要休息或消化不良，如肠道炎性疾病（溃疡性结肠炎和克罗恩病）、长期腹泻。

（3）严重感染与脓毒症、大面积烧伤、肝肾功能衰竭等特殊疾病。

（4）营养不良者的术前应用、复杂手术后，肿瘤患者放、化疗期间胃肠道反应严重。

若患者存在严重水、电解质及酸碱平衡失调，凝血功能异常，休克等情况均不适宜进行肠外营养支持。恶性肿瘤患者营养支持会使肿瘤细胞增殖、发展，因此，需在营养支持的同时加用化疗药物。

二、肠外营养液的成分

肠外营养液主要由葡萄糖、脂肪乳剂、氨基酸、电解质、维生素及微量元素等组成。患者每天对各种营养素的需要一般根据病情、体重和年龄等估算。

1. 葡萄糖

生理性的糖类，肠外营养的主要能源物质，供给机体非蛋白质热量需要的50%～70%。机体所有器官、组织都能利用葡萄糖，一天补充葡萄糖100 g就有显著节省蛋白质的作用。葡萄糖来源丰富、价格低廉，通过血糖、尿糖的监测能了解其利用情况。

葡萄糖常用浓度有5%、10%、25%、50%。高浓度葡萄糖液虽能提供充足热能，但因其渗透压高，如25%及50%葡萄糖液的渗透量（压）分别高达1 262 mmol/L及2 525 mmol/L，对静脉壁的刺激很大，应从中心静脉输入，并添加胰岛素，一般为每4～20 g葡萄糖给予1 U胰岛素（可从10∶1左右开始，再按血糖、尿糖的监测结果调整胰岛素剂量）。由于人体利用葡萄糖的能力有限，约为5 mg/（kg·min），且在应激状态下利用率降低，过量或过快输入可能导致高血糖、糖尿，甚至高渗性非酮性昏迷；外科不少患者常并发糖尿病，糖代谢紊乱更易发生。多余的糖将转化为脂肪而沉积在器官，例如肝脂肪浸润，影响其功能，因此，目前PN多不以单一的葡萄糖作为能源。

2. 脂肪乳剂

PN的另一种重要能源。一般以大豆油、红花油为原料加磷脂和甘油乳化制成，制成的乳剂有良好的理化稳定性，微粒直径与天然乳糜微粒直径相仿。脂肪乳剂的能量密度大，10%溶液含热量4.18 kJ（1 kcal）/mL。除提供能量外还含有必需脂肪酸，能防止必需脂肪酸缺乏症。常用制剂浓度有10%、20%、30%。10%脂肪乳剂为等渗液，可经外周静脉输注。在饥饿、创伤、应激时机体对脂肪的氧化率不变甚至加快。现主张肠外营养支持以葡萄糖与脂肪乳剂双能源供给，有助于减轻肺脏负荷和避免发生脂肪肝。成人常用量为每天1～2 g/kg，如仅用于防治必需脂肪酸缺乏，只需每周给1～2次。单独输注时滴速不宜快，先以1 mL/min开始（<0.2 g/min），500 mL脂肪乳剂需输注5～6小时，否则，输注过快可致胸闷、心悸或发热等反应。脂肪乳剂的最大用量为2 g/（kg·d）。

脂肪乳剂按其脂肪酸碳链长度分为长链三酰甘油（LCT）及中链三酰甘油（MCT）两种。LCT内包含人体的必需脂肪酸（EFA）——亚油酸、亚麻酸及花生四烯酸，临床上应用很普遍，输入后仅部分被迅速氧化产能，大部分沉积在脂肪组织，释放过程相对缓慢，且其水解产物长链脂肪酸的代谢过程需要卡尼汀参与，而后者在感染应激情况下常减少，以致长链脂肪酸氧化减少。MCT水解生成的中链脂肪酸（辛酸及癸酸）进入线粒体代谢产能不依赖卡尼汀，因此，输入后在血中清除快，迅速氧化产能，很少引起脂肪沉积，对肝功能影响小。但MCT内不含必需脂肪酸（EFA），且快速或大量输入后可产生神经系统毒性作用。临床上对于特殊患者（例如肝功能不良者）常选用等量物理混合兼含LCT及MCT的脂肪乳剂（10%或20%的MCT/LCT）。正在研制的结构脂肪乳剂，即在1分子甘油分子上连接长链和中链脂肪酸，在耐受性方面将优于物理混合的中、长链脂肪乳剂。多不饱和脂肪酸制剂中含有ω-3脂肪酸、ω-6脂肪酸，为亚麻酸、亚油酸的衍生物，能降低血液黏滞性，对预防血栓形成、降低内毒素毒力有一定作用。另外，在乳剂中增加维生素E，也有减轻脂质过氧化的作用。

3. 氨基酸

对于创伤和感染患者，氮的消耗增加，需要较多蛋白质才能维持氮平衡。在提供足够热量同时，补充复方氨基酸制剂作为蛋白质合成的原料，有利于减轻负氮平衡。复方氨基酸溶液是肠外营养的唯一氮源，由结晶L-氨基酸按一定模式（如鸡蛋白、人乳、WHO/FAO等模式）配成，其配方符合人体合成代谢的需要，有平衡型及特殊型两类。平衡氨基酸溶液含有8种必需氨基酸以及8～12种非必需氨基酸，其组成符合正常机体代谢的需要，适用于大多数患者。特殊氨基酸溶液适用于不同疾病，配方成分上做了必要调整。如用于肝病的制剂中含有较多的支链氨基酸（亮氨酸、异亮氨酸、缬氨酸），而芳香氨基酸含量较少。用于肾病的制剂则以8种必需氨基酸为主，仅含少数非必需氨基酸（精氨酸、组氨酸等）。用于严重创伤或危重患者的制剂中含更多的支链氨基酸，或谷氨酰胺二肽等。由于谷氨酰胺水溶性差，且在溶液中不稳定，易变性，故目前氨基酸溶液中均不含谷氨酰胺，用于肠外营养的谷氨酰胺制剂都是使用谷氨酰胺二肽（如甘氨酰-谷氨酰胺、丙氨酰-谷氨酰胺），此二肽的水溶性好、稳定，进入体内后可很快被分解成谷氨酰胺而被组织利用。适用于严重的分解代谢状况，如烧伤、严重创伤、严重感染等危重症，以及坏死性肠炎、短肠综合征等肠道疾病和免疫功能不全或恶性肿瘤患者。将来，氨基酸的配方将因人、因疾病的不同阶段而异，个体化配方将成为可能。

4. 电解质

肠外营养时需补充钾、钠、氯、钙、镁及磷等元素。根据生化监测结果及时调整每天的供给量。常用制剂有10%氯化钾、10%氯化钠、10%葡萄糖酸钙、25%硫酸镁等。磷在合成代谢及能量代谢中发挥重要作用，肠外营养时的磷制剂有无机磷及有机磷制剂两种，前者因易与钙发生沉淀反应而基本不用，有机磷制剂为甘油磷酸钠，含磷10 mmol/10 mL，用于补充磷酸不足。

5. 维生素

用于肠外营养支持的复方维生素制剂每支所含各种维生素的量即为正常成人每日的基本需要量，使用十分方便。常用制剂有脂溶性维生素及水溶性维生素两种。由于体内无水溶性维生素储备，故应每天常规给予；而人体内有一定量的脂溶性维生素贮存，应注意避免过量导致蓄积中毒。

6. 微量元素

也是复方微量元素静脉用制剂，含人体所需锌、铜、锰、铁、铬、钼、硒、氟、碘9种微量元素，每支含正常人每日需要量。短期禁食者可不予补充，TPN超过2周时应静脉给予。

7. 生长激素

基因重组的人生长激素具有明显的促合成代谢作用。对于特殊患者（烧伤、短肠综合征、肠瘘等）同时应用生长激素能增强肠外营养的效果，利于伤口愈合和促进康复。注意掌握指征，要避开严重应激后的危重期。常用量为 8～12 U/d，一般不宜长期使用。

三、肠外营养液的配制和输注

1. 肠外营养液的配制

配制过程中严格遵守无菌技术操作，最好在有空气层流装置的净化台上进行。按医嘱将各种营养素均匀混合，添加电解质、微量元素等时注意配伍禁忌。配制后的营养液应贴标签，标明患者姓名、床号、配制日期、所含成分，以便于核对。从生理角度，将各种营养素在体外先混合再输入的方法最合理，因此，临床上广泛采用 3 L 袋全营养混合液（TNA）的输注方法，即将肠外营养各成分配制于 3 L 袋中后再匀速滴注。TNA 又称全合一（AIO）营养液，强调同时提供完全的营养物质和物质的有效利用，即多种营养成分以较佳的热氮比同时均匀进入体内，有利于机体更好地利用，增强节氮效果，降低代谢性并发症的发生率；且混合后液体的渗透压降低，可接近 10% 葡萄糖，使经外周静脉输注成为可能；并使单位时间内脂肪乳剂输入量大幅低于单瓶输注，可避免因脂肪乳剂输注过快引起的不良反应。使用过程中无须排气及更换输液瓶，简化了输注步骤，全封闭的输注系统大幅减少了污染和空气栓塞的机会。

全营养混合液（TNA）配制过程要符合规定的程序，由专人负责，以保证混合液中营养素的理化性质仍保持在正常状态。具体程序：①将电解质、微量元素加入氨基酸溶液中；②将磷制剂、胰岛素分别加入葡萄糖溶液中；③将水溶性维生素和脂溶性维生素混合后加入脂肪乳剂中；④将含有上述添加物的葡萄糖液、氨基酸液借重力注入 3 L 袋中，最后加入脂肪乳剂；⑤用轻摇的方法混匀袋中内容物。应不间断地一次完成混合、充袋，配好后的 TNA 在室温下 24 小时内输完，暂不用者置于 4 ℃保存。

营养液的成分因人而异。在基本溶液中，根据具体病情及血生化检查，酌情添加各种电解质溶液。由于机体无水溶性维生素的贮备，因此肠外营养液中均应补充复方水溶性维生素注射液；短期禁食者不会产生脂溶性维生素或微量元素缺乏，因此，只需在禁食时间超过 2～3 周者才予以补充。溶液中需加适量胰岛素。

各种特殊患者，营养液的组成应有所改变。糖尿病患者应限制葡萄糖用量，并充分补充外源性胰岛素，以控制血糖；可增加脂肪乳剂用量，以弥补供能的不足。对于肝硬化有肝功能异常（血胆红素及肝酶谱值升高）的失代偿期患者，肠外营养液的组成及用量均应有较大的调整。此时肝脏合成及代谢各种营养物质的能力锐减，因此，肠外营养液的用量应减少（约全量的一半）；在营养制剂方面也应做调整，包括改用 BCAA 含量高的氨基酸溶液，改用兼含 LCT/MCT 的脂肪乳剂等。并发存在明显低蛋白血症的患者，由于肝脏合成白蛋白的能力受限，因此，需同时补充人体白蛋白，才能较快纠正低白蛋白血症。肾衰竭患者的营养液中，葡萄糖及脂肪乳剂用量一般不受限制，氨基酸溶液则常选用以必需氨基酸（EAA）为主的肾病氨基酸；除非具备透析条件，否则应严格限制入水量。

2. 肠外营养液的输注

可经周围静脉或中心静脉途径给予。前者较简便，无静脉导管引起的并发症，全营养混合液的渗透压不高，可经此途径输注。适用于肠外营养支持时间不长（<2 周）、能量需要量不高的患者。后者可经颈内静脉或锁骨下静脉穿刺置管入上腔静脉，主要用于肠外营养支持时间较长、营养素需要量较多以致营养液的渗透压较高的患者。近年来，经外周导入的中心静脉置管（PICC）临床应用较广。

肠外营养液的输注方法如下。

（1）持续输注法：将预定液体 24 小时内均匀输注，能量与氮同时输入，有节氮作用。临床上常将全营养混合液（TNA）于 12～16 小时输完。

（2）循环输入法：在 24 小时输注过程中先停输葡萄糖 8～10 小时，此间仅输入氨基酸加脂肪乳剂，后单独输入葡萄糖，防止因持续输入高糖营养液刺激胰岛素分泌而抑制体脂分解、促进脂肪合成。

在无糖输注期间机体可以利用以脂肪形式储存的过多热能，不易发生脂肪肝。理论上，循环输入较持续输入更接近生理要求，但实际临床效果有待进一步验证。

四、常见并发症及预防

经中心静脉肠外营养需有较严格的技术与物质条件，并发症的发生率及危险性与置管及护理经验密切相关；经周围静脉肠外营养技术操作简单，并发症较少，已有各种类型的外周静脉导管用于周围静脉肠外营养，血栓性静脉炎是限制其应用的主要技术障碍。充分认识肠外营养的各种并发症，采取措施予以预防及积极治疗，是安全实施肠外营养的重要环节。

1. 技术性并发症

与中心静脉插管或留置有关，如穿刺致气胸、血管损伤、神经或胸导管损伤等，空气栓塞是最严重的并发症，一旦发生，后果严重，甚至导致死亡。此类并发症多与穿刺技术不熟练、经验不足有关。提高穿刺技术，可以有效预防。

2. 感染性并发症

如下所述。

（1）导管性脓毒症：源于导管，由于输入液的污染、插管处皮肤的感染、其他感染部位的病菌经血行种植于导管而引起导管脓毒症。其发病与置管技术、导管使用及导管护理有密切关系。当患者突然有原因不明的寒战、高热、导管穿出皮肤处发红或有渗出时应考虑有导管脓毒症。发生上述症状后，先作输液袋内液体的细菌培养及血培养；更换新的输液袋及输液管进行输液；观察 8 小时，若发热仍不退，拔除中心静脉导管，导管端送培养。一般拔管后不必用药，发热可自退。若 24 小时后发热仍不退，则应加用抗菌药，病情稳定后再考虑重新置管。导管性脓毒症的预防措施有：放置导管应严格遵守无菌技术；避免中心静脉导管的多用途使用，不应用于输注血制品、抽血及测压；应用全营养混合液的全封闭输液系统；置管后进行定期导管护理。

（2）肠源性感染：长期 TPN 时肠道缺少食物刺激而影响胃肠激素分泌，以及体内谷氨酰胺缺乏，可致肠黏膜萎缩，造成肠屏障功能减退、衰竭。其严重后果是肠内细菌、内毒素移位，损害肝脏及其他器官功能，引起肠源性感染，最终导致多器官功能衰竭。应用强化谷氨酰胺的肠外营养液和尽早恢复肠内营养对防治此类并发症有重要作用。

3. 代谢性并发症

从其发生原因可归纳为补充不足、代谢异常及肠外营养途径所致 3 个方面的并发症。

（1）补充不足所致的并发症如下。①血清电解质紊乱：在没有额外丢失的情况下，肠外营养时每天约需补充钾 50 mmol、钠 40 mmol、钙及镁 20 ~ 30 mmol、磷 10 mmol。由于病情而丢失电解质（如胃肠减压、肠瘘）时，应增加电解质的补充量。临床上常见的是低钾血症及低磷血症。②微量元素缺乏：较多见的是锌缺乏，表现为口周及肢体皮疹、皮肤皱痕及神经炎等。长期肠外营养时还可因铜缺乏而产生小细胞性贫血，铬缺乏可致难控制的高血糖发生。对病程长者，在肠外营养液中常规加入复方微量元素注射液，可预防缺乏症的发生。③必需脂肪酸缺乏（EFAD）：长期肠外营养时若不补充脂肪乳剂，可发生必需脂肪酸缺乏症。临床表现有皮肤干燥、鳞状脱屑、脱发及伤口愈合迟缓等。只需每周补充脂肪乳剂一次即可预防。

（2）代谢异常所致的并发症如下。①高血糖和高渗性非酮性昏迷：较常见。外科应激患者对葡萄糖的耐受力及利用率降低，若输入葡萄糖浓度过高、速度过快，超过患者代谢利用葡萄糖的速率，就会出现高血糖，持续发展（血糖浓度超过 40 mmol/L）导致高渗性非酮性昏迷，有生命危险。对高血糖患者，应在肠外营养液中增加胰岛素补充，随时监测血糖水平。重症者应立即停输葡萄糖液，以 250 mL/h 速度输入等渗或低渗盐水，纠正缺水、降低血渗透压，用适量胰岛素（10 ~ 20 U/h）控制血糖，需注意纠正同时存在的低钾血症。在使用双能源经外周静脉输注时，此类并发症减少。②低血糖：外源性胰岛素用量过大，或者高浓度葡萄糖输入时促使机体持续释放胰岛素，若突然停输葡萄糖后可出现低血糖。因很少单独输注高浓度葡萄糖溶液，此类并发症临床已少见。③脂肪代谢异常：脂肪乳剂输入过多、过快可出现高脂血症，做血清浊度试验可测定患者对给予脂肪的廓清能力。④氨基酸代谢异常：若输入氨基酸过量以及未能同时供给足够能量，致使氨基酸作为能量而分解，产生氮质血症；或者体内氨基酸代谢异常，在大量输入缺乏精氨酸的结晶氨基酸溶液后可引起高氨血症。

（3）肠外营养途径所致的并发症如下。①肝功能异常：表现为转氨酶升高、碱性磷酸酶升高、高胆红素血症。引起肝功能改变的因素很多，最主要的是葡萄糖超负荷引起肝脂肪变性，其他相关因素包括必需脂肪酸缺乏、长期 TPN 时肠道缺少食物刺激、体内谷氨酰胺大量消耗，以及肠黏膜屏障功能降低、内毒素移位等。复方氨基酸溶液中的某些成分（如色氨酸）的分解产物以及可能存在的抗氧化剂（重硫酸钠）等对肝也有毒性作用。应调整肠外营养配方，采用双能源，以脂肪乳剂替代部分能源，减少葡萄糖用量；选用富含支链氨基酸的配方和同时含有中、长链三酰甘油的脂肪乳剂 MCT/LCT。通常由 TPN 引起的这些异常是可逆的，TPN 减量或停用，尽早开始肠内营养可使肝功能恢复。②胆汁淤积、胆囊内胆泥和结石形成：长期 TPN 治疗，因消化道缺乏食物刺激，缩胆囊素等肠激素分泌减少，胆囊功能受损，胆汁淤积，容易在胆囊中形成胆泥，进而形成结石。实施 TPN 3 个月者，胆石症发生率可高达 23%。尽早改用肠内营养是预防胆石的最有效的措施。

五、肠外营养支持的注意事项

（1）熟练掌握插管和留置技术，防止与插管、置管有关的并发症发生。

（2）妥善固定静脉导管，防止导管移位。所有操作均应严格遵守无菌技术原则，定期更换输注装置，每日消毒置管口皮肤，更换无菌敷料。勤巡视，勤观察，保持滴注通畅。

（3）营养液现配现用，不得加入抗生素、激素、升压药等，配制过程由专人负责，在层流环境、按无菌操作技术要求进行。配制后的 TNA 液应在 24 小时内输完。暂时不用者，保存于 4 ℃冰箱内，输注前 0.5～1 小时取出，置室温下复温后再输。

（4）根据患者 24 小时液体出入量，合理补液，维持水、电解质、酸碱平衡稳定。

（5）掌握合适的输注速度，每小时不超过 200 mL，否则利用率下降可致高血糖等。TNA 输注过程应保持连续性，不应突然大幅度改变输液速度。

（6）定期监测全身情况，注意有无缺水、水肿，有无发热、黄疸等。每天监测血清电解质、血糖及血气分析，3 天后视稳定情况每周测 1～2 次。肝肾功能测定每 1～2 周 1 次。

（7）营养指标（人血白蛋白、转铁蛋白、前白蛋白、淋巴细胞计数等）测定每 1～2 周 1 次，每周称体重，有条件时进行氮平衡测定，评价营养支持效果。

第二节　肠内营养

肠内营养（EN）是经胃肠道用口服或管饲的方法提供营养基质及其他各种营养素的临床营养支持方法。“只要胃肠道允许，应尽量采用肠内营养”已成为临床营养支持时遵守的基本原则。

肠内营养与肠外营养相比，制剂经肠道吸收入肝，在肝内合成机体所需的各种成分，整个过程更符合生理；肝可发挥解毒作用；食物的直接刺激有利于预防肠黏膜萎缩，保护肠屏障功能。食物中的某些营养素（谷氨酰胺）可直接被肠黏膜细胞利用，有利于其代谢及增生，而且肠内营养无严重并发症，具有更安全、经济等特点。一般在选择营养支持方式时可依据以下原则：能口服者给予天然饮食是首选，当胃肠功能健全或部分功能存在时，优先采用肠内营养，如胃肠功能障碍较重或患者不能耐受肠内营养时可增加肠外营养以补充不足。周围静脉肠外营养与中心静脉肠外营养之间优先选用周围静脉途径，营养需要量较高或期望短期改善营养状况时可用中心静脉途径，需较长时间营养支持者应设法过渡到肠内营养。

一、肠内营养的适应证

（1）胃肠道功能正常，但存在营养物质需求增加而摄入不足或不能摄入的因素，如发热、感染、大面积烧伤、复杂大手术后及危重病症（非胃肠道疾病）等较长时间应激、妊娠、昏迷、味觉异常、精神问题等，此类应尽量采用肠内营养支持。

（2）胃肠道功能不良，如消化道瘘、短肠综合征、急性坏死性胰腺炎等，营养物质丢失增加或严重吸收不良，应在病情稳定后，尽快由肠外营养过渡到肠内营养。

（3）胃肠道功能基本正常但伴有其他脏器功能不良，如糖尿病、肝肾功能衰竭等。因肠内营养引起糖尿病患者糖代谢紊乱的程度比肠外营养轻，容易控制，所以原则上，只要胃肠功能基本正常，这类患者仍属于肠内营养的适应证。值得注意的是，用于肝、肾功能衰竭者，肠内营养虽对肝肾功能影响较小，但因这类患者往往伴有不同程度的胃肠道功能不良，对肠内营养的耐受性较差，因此以减量使用为宜。

若患者存在如颅骨骨折，意识障碍或持续、反复呕吐等误吸危险因素，存在严重腹泻或吸收不良，腹腔或肠道感染、消化道活动性出血、休克以及肠梗阻等情况，均不宜进行肠内营养支持。

二、肠内营养制剂的种类和选择

可用于肠内营养的制剂很多，为适合机体代谢的需要，其成分均很完整，包括糖类、蛋白质、脂肪或其分解产物，也含有生理需要量的电解质、维生素和微量元素等。肠内营养制剂不同于通常意义的食品，其已经加工预消化，更易消化吸收或无须消化即能吸收。美国 FDA 使用医疗食品（medical foods, MF）定义肠内营养制剂，是指具有特殊饮食目的或为保持健康、需在医疗监护下使用而区别于其他食品。按营养素预消化的程度，肠内营养制剂可分为大分子聚合物和要素膳两大类。选择时应考虑患者的年龄、疾病种类、消化吸收功能、给予途径及患者的耐受力，必要时调整配方。

1. 大分子聚合物

有即用型液体制剂或需配制成一定浓度的溶液方能使用的粉剂，两者最终浓度为 24%，可提供 4.18 kJ/mL（1 kcal/mL）能量。该制剂以整蛋白为主，其蛋白质源为酪蛋白、乳清蛋白或大豆蛋白；脂肪源是大豆油、花生油、玉米油等植物油，有的还以中链三酰甘油代替长链三酰甘油以利于肠道吸收；糖源为麦芽糖、蔗糖或糊精；此外，还含有多种电解质、维生素及微量元素，通常不含乳糖。溶液的渗透压较低（约 320 mmol/L），适用于胃肠道功能正常或基本正常者。某些配方还含有谷氨酰胺、膳食纤维等，纤维素可被肠道菌群酵解生成短链脂肪酸（乙酸、丙酸、丁酸等），在促进肠道吸收水分、供应结肠黏膜能量、增加肠系膜血供、促进肠道运动等方面发挥重要作用。近年来，肠内营养制剂的研制和发展较快，已有添加了 ω-3 多不饱和脂肪酸、精氨酸、核糖核酸等成分的产品，在提供营养支持的同时，改善机体免疫状况。

2. 要素膳

要素膳是一种化学组成明确、无须消化、可直接被胃肠道吸收的无渣饮食，由容易吸收的单体物质、无机离子及已乳化的脂肪微粒组成，含人体必需的各种营养素。该制剂以蛋白水解产物（或氨基酸）为主，其蛋白质源为乳清蛋白水解产物、肽类或结晶氨基酸，糖源为低聚糖、糊精，脂肪源为大豆油及中链三酰甘油，含多种电解质、维生素及微量元素，不含乳糖和膳食纤维，渗透压较高（470～850 mmol/L），适用于胃肠道消化、吸收功能不良者，如消化道瘘，所用的肠内营养制剂以肽类为主，可减轻对消化液分泌的刺激作用。

三、肠内营养的实施途径

由于肠内营养制剂均有特殊气味，除少数患者可耐受经口服外，多数需经管饲进行肠内营养。用以输注肠内营养液的管道有鼻胃管、鼻十二指肠管、鼻空肠管、胃造口管、空肠造口管或经肠瘘口置管。其途径可经鼻插管或手术造口置管于胃内、十二指肠内或空肠内。

1. 经鼻胃管或胃造口

适用于胃肠道功能良好的患者。鼻胃管多用于仅需短期肠内营养支持者；胃造口适用于需较长时期营养支持的患者，可在术时完成造口，或行经皮内镜胃造口术（PEG）。

2. 经鼻肠管或空肠造口

适用于胃功能不良、误吸危险性较大或胃肠道手术后必须胃肠减压、又需较长时期营养支持者。空肠造口常于腹部手术时实施，如经针刺置管空肠造口术（NCJ），也可行经皮内镜空肠造口术（PEJ）。

由于经鼻胃管饲食物可能产生胃潴留，胃内容物反流引起呕吐，易误吸导致肺炎，因此临床应用中，多数患者最好将其饲管前端置入十二指肠或空肠近端实施肠内营养。再者，长期放置鼻饲管可引起鼻咽部糜烂，影响排痰，易致肺炎，故预计术后需营养支持者常在术中加做胃造口或空肠造口便于实施肠内营养。如急性重症胰腺炎的病程很长，在病情稳定后（发病后3~4周），可经预置的空肠造口管或鼻空肠管输入肠内营养制剂。由于营养液不经过十二指肠，因此不会刺激胰液分泌而使病情加重。

四、肠内营养的给予方式

能口服的患者每日饮用6~8次，每次200~300 mL，必要时加用调味剂。口服不足的能量和氮量可经周围静脉营养补充。经管饲的患者可有下列给予方式。

1. 按时分次给予

适用于饲管端位于胃内和胃肠道功能良好者。将配好的肠内营养液用注射器缓缓注入，每日4~8次，每次250~400 mL。此方式易引起患者腹胀、腹痛、腹泻、恶心、呕吐等胃肠道反应，尽量不采用。

2. 间隙重力滴注

将配好的营养液置于吊瓶内，经输注管与饲管相连，借助重力缓慢滴注。每次250~500 mL，持续30~60分钟，每日滴注4~6次。多数患者可以耐受。

3. 连续输注

用与间隙重力滴注相同的装置，在12~24小时内持续滴注全天量的营养液。采用输液泵可保持恒定滴速，便于监控管理，尤其适用于病情危重、胃肠道功能和耐受性较差、经十二指肠或空肠造口管饲的患者。输注时应注意营养液的浓度、速度及温度。经胃管给予时开始即可用全浓度（20%~24%），滴速约50 mL/h，每日给予500~1 000 mL，3~4天内逐渐增加滴速至100 mL/h，达到一天所需总量2 000 mL。经空肠管给予时先用1/4~1/2全浓度（即等渗液），滴速宜慢（25~50 mL/h），从500~1 000 mL/d开始，逐日增加滴速、浓度，5~7天达到患者能耐受和需要的最大输入量。

五、肠内营养的常见并发症及预防

肠内营养的常见并发症包括胃肠道、代谢、感染、机械等方面，最常见的是胃肠道并发症，较严重的并发症是误吸。

1. 误吸

多见于经鼻胃管输入营养液者。由于患者存在胃排空迟缓、咳嗽和呕吐反射受损、意识障碍或饲管移位、体位不当等因素，导致营养液反流，发生误吸而引起吸入性肺炎。让患者取30°半卧位，输营养液后停输30分钟，若回抽液量超过150 mL，应考虑有胃潴留，暂停鼻胃管输注，改用鼻腔肠管途径可有效预防误吸的发生。

2. 急性腹膜炎

多见于经空肠造口输入肠内营养液者。若患者突然出现腹痛，造口管周围有类似营养液渗出或腹腔引流管引流出类似液体，应怀疑饲管移位致营养液进入游离腹腔。立即停输，尽可能清除或引流出渗漏的营养液，合理应用抗菌药。

3. 恶心、呕吐

与患者病情、配方、输注速度有关，避免胃潴留、配方合适、减慢滴速可有效预防。

4. 腹泻、腹胀

发生率为3%~5%，与输液速度、溶液浓度及渗透压有关，注意营养液应缓慢滴入，温度、浓度适当，避免过量，合理使用抗生素，可有效控制腹泻、腹胀。因渗透压过高所致的症状，可酌情给予阿片酊等药物以减慢肠蠕动。

六、肠内营养的监测与注意事项

（1）妥善固定饲管，防止扭曲、滑脱，输注前确定导管的位置是否恰当，用 pH 试纸测定抽吸液的酸碱性，或借助 X 线透视、摄片确定管端位置。长时间置管患者应注意观察饲管在体外的标记，了解有无移位。

（2）配制粉剂前详细了解其组成和配制说明，根据患者所需营养量和浓度准确称量，一切用具必须清洁，每日消毒，一次仅配一日用量，分装后置于 4 ℃冰箱备用，并在 24 小时内用完。输注时保持营养液合适的温度（38 ~ 40 ℃），室温较低时可使用输液加热器将营养液适当加温。

（3）管道管理，每次输注前后均以温开水 20 mL 冲洗管道，防止营养液残留堵塞管腔。经常巡视观察，调节合适的滴速，及时处理故障。确保营养管只用于营养液的输注，其他药物由外周静脉给予，防止堵塞管腔。

（4）观察病情，倾听患者主诉，尤其注意有无腹泻、腹胀、恶心、呕吐等胃肠道不耐受症状。如患者出现上述不适，应查明原因，针对性采取措施减慢速度或降低浓度，如对乳糖不耐受，应改用无乳糖配方。

（5）代谢及效果监测，注意监测血糖或尿糖，以便及时发现高血糖和高渗性非酮性昏迷。每日记录液体出入量。定期监测肝、肾功能，血浆蛋白、电解质变化，进行人体测量，留尿测定氮平衡以评价肠内营养效果。

第二章

甲状腺功能减退症

第一节　成年型甲状腺功能减退症

成年型甲状腺功能减低是在成年期发生的甲状腺功能低下，又称黏液性水肿、Gull 病。临床上虽不如甲状腺功能亢进多见，但也并不罕见。黏液性水肿一词与成年型甲状腺功能减低不能等同。成人甲状腺功能减低中仅部分（约 $<50\%$）严重甲状腺功能减低患者才有黏液性水肿的表现。成年型甲状腺功能减低多为后天性，多见于甲状腺手术后、^{131}I 治疗后或药物治疗后，也可见于某些甲状腺疾病后。女性发病率较男性约高 4 倍。

一、病因

本病的基本病因是甲状腺功能不足。导致甲状腺功能不足的原因是多方面的，现归类如下。

1. 甲状腺组织受损

具体如下。

（1）甲状腺组织萎缩：自发性或原发性。

（2）甲状腺组织毁损。

1）手术切除过多。

2）^{131}I 治疗过度。

3）急性化脓性甲状腺炎。

4）甲状腺肿瘤、结核。

（3）甲状腺病变。

1）慢性甲状腺炎。

2）产后甲状腺炎。

3）甲状腺肿晚期。

2. 甲状腺功能减退

具体如下。

（1）甲状腺素合成障碍。

1）使用抗甲状腺药过量。

2）缺碘过度。

（2）垂体功能衰退。

1）自发性甲状腺萎缩：多为自身免疫反应的结果，如亚急性甲状腺炎、淋巴细胞性甲状腺炎、产后甲状腺炎等未经治疗，任其发展，其终末状态则为甲状腺萎缩。甚至毒性甲状腺肿发展到晚期也可出现甲状腺萎缩，最终形成黏液性水肿。应该指出的是，甲状腺萎缩仅指其形态和结构方面的相对状态而言，实际上不少萎缩的甲状腺仍可以扪及，甚至可以稍显肿大。切片可见若干滤泡仍属正常，但其功能则处于衰退或衰竭状态。

2）继发性甲状腺功能不足：常继发于甲状腺手术后、^{131}I 治疗后，由于甲状腺切除过多或^{131}I 治疗剂量过大所致。其病程进展较自发性萎缩为快，且多伴有肌肉疼痛和皮肤感觉异常。也可以由于甲状腺癌、甲状腺结核、甲状腺梅毒、甲状腺真菌病等，病变毁损甲状腺组织而导致甲状腺功能不足。结节性甲状腺肿的晚期常并发甲状腺功能减低。

3）药物性甲状腺功能不足：抗甲状腺药服用过量，或使用时间过长，可以形成甲状腺功能不足。长期服用大剂量碘剂能导致甲状腺肿及功能不足，因为高浓度碘反而能抑制甲状腺对碘的摄、储功能。长期缺碘也能引起甲状腺功能不足，甚至发生黏液性水肿。

4）垂体性甲状腺功能不足：不论何种原因引起的垂体毁损或萎缩，都会导致各个靶子内分泌腺的功能衰退，主要是甲状腺、肾上腺和性腺。其中甲状腺功能不足的表现往往最为突出，称“继发性（垂体性）黏液水肿”。这种患者除甲状腺功能不足症状外，在一定程度上尚有其他内分泌激素缺乏现象，可以推断其基本病变在垂体。偶尔垂体的病变也可能单纯导致 TSH 分泌不足，因而形成纯粹的甲状腺功能不足。

二、病理

本病的基础是黏液性水肿。可能是由于甲状腺激素减少，血液循环中甲状腺激素量降低，促甲状腺激素分泌量增多，因而导致黏多糖在组织中沉积，有时也可引起轻度的眼球突出和眼睑水肿。成年型甲状腺功能减低如情况不严重，可不形成黏液水肿，但各种组织仍有类似而较轻的病变。各种组织的典型病变如下。

1. 甲状腺

滤泡小而细胞呈扁平状，滤泡间有致密的纤维组织，并有局灶性的淋巴细胞和浆细胞浸润，有时可见多核巨细胞。散在或成团的甲状腺细胞也有所见，其中有些为嗜伊红性，形成 Hüthle 细胞，也有的呈上皮样组织转化。

2. 垂体

黏液性水肿患者的垂体切片中，常见许多可用醛复红染色法辨认的特殊细胞，称“丫细胞”“小颗粒嗜碱性细胞”或“双染细胞”。这种细胞可能源自嗜碱性细胞或拒染细胞，有活跃的促甲状腺激素分泌功能，而能分泌生长激素的嗜酸性细胞则同时减少。

3. 其他内分泌腺

肾上腺大致正常，或者偶尔有皮质萎缩现象，而肾上腺髓质则正常。甲状腺功能减低如同时伴有肾上腺皮质萎缩，称“Schmidt 综合征”。卵巢一般无明显变化，但可能有排卵障碍，因此绝经前的妇女其子宫内膜可能有增生或萎缩现象。男性患者，未成年者其输精管壁可有玻璃样变，管壁细胞退化，管周围纤维组织增生；而成年以后发病者其输精管变化多不显著，仅偶尔可见上述病变。甲状旁腺一般正常，偶尔可有增生现象。皮肤变化显著，汗腺和毛囊常因表皮过度角化而被阻塞，真皮水肿，胶原纤维显得肿胀、分离和破碎。细胞外的间质和黏多糖大量增加。皮下血管及其周围可能有少量的单核细胞浸润。

4. 骨骼和肌肉

骨骼较致密，骨骼肌肿胀、苍白。镜下可无明显变化，有时肌横纹消失，肌细胞退化灶、肌纤维彼此分离明显，其间有嗜碱性物质浸润。

5. 脑、心、肝、肠

脑细胞可能萎缩，神经胶质亦然，有退化灶可见。心脏可能肥厚而扩大，间质水肿，有时有纤维组织增多现象，心肌细胞的变化似骨骼肌。肝脏可能正常或者略有水肿。肠壁组织中常有主细胞增多现象，间质中有黏液积存，肠壁的平滑肌细胞也有骨骼肌相似的变化。

6. 浆膜腔

含较多体液，其蛋白质含量正常或增加。

三、临床表现

由于甲状腺的潜力很大，仅小部分组织就能产生足量的内分泌激素以维持其功能，所以临床上往往在甲状腺遭受损害以后间隔很长时间（若干月或年）才逐渐出现症状，患者往往不自觉。在甲状腺功能不足症状产生前，多数有先驱症状。但如系手术切除过多、^{131}I 治疗过量所致的甲状腺功能减低，则出现症状的时间较早。

一般基础代谢降至 -20% 左右会出现轻微症状。最普遍的症状是：出汗减少，不耐寒冷，喜居暖室，爱穿厚衣。性格习惯也有改变，患者显得性格柔和，智力迟钝，动作缓慢，身倦乏力，经常便秘或月经过多。耳朵失聪、头发易掉、语言粗重、面肿目眩、脸色苍白、体重增加都可能是起病初期的症状。

当基础代谢降至 -30% 以下时，体征和症状都将变得更加明显，其中最突出的是非凹陷性的黏液性水肿。黏液性水肿是甲状腺功能减低的典型症状，表示本病已发展到较重阶段。此时患者仍然可能自我感觉良好，脾气很好，从不发怒，不过精力减退，日常很少工作，喜居暖室，特别在冬天常整日蛰居于炉火旁，在盛暑反觉舒适。如未经及时治疗，可进入本病的终末期，所谓黏液性水肿恶病质期。此时不仅患者的一般症状和体征都更加明显，而且由于组织生长缓慢，出现一系列特殊体征，如舌头变得厚而肿，皮肤变得燥而粗，头发干枯，活动减少，反应迟钝。最终可因继发性感染（肺或肾），或衰竭过甚、昏迷而死亡。一般未经治疗的患者自症状开始至死亡可长达 10 ~ 15 年。不过，因为目前医疗水平提高及医疗知识的普及，典型的自然过程已极为罕见。

成年型甲状腺功能减低在各系统及脏器的症状和体征表现如下。

1. 一般状貌

黏液性水肿多见于颈项短粗而腹部膨隆的矮胖体型者，很少见到瘦长型的人。体重因体液增多而增加。头面部病变最为显著：面目水肿，形如满月，但不似肾炎患者明显。整个面部皮肤因水肿而显得厚实，又不像肢端肥大症那样肥厚。皮色苍白，略显微黄，呈老象牙色，面颊中部可呈粉红色。眼睑狭小，眼皮水肿，上睑下垂，下睑水肿似含有一包水样。眉毛外侧部分常稀疏。眼球可稍突出，但眼球运动一般无障碍。鼻子较阔，口唇较厚，耳垂较大，前额和鼻翼旁的皱纹较深。舌头明显肥大，常致运转不灵而言语不清，舌面光滑，舌色红润，与苍白的面色恰成对照。如患者贫血严重，舌色也可变白。

患者在静居时常面无表情，反应迟钝，动作缓慢，非常软弱，性格温婉，与人交谈常面露微笑，似小孩天真状。声音嘶哑、低沉，言语谨慎、缓慢，咬字不准、发音模糊，似醉汉，这多系舌头较大，口唇较厚，腭垂、鼻腔和咽喉的黏膜水肿所致。发音和语言方面的特殊表现，可视为本病特征。有经验的临床专家在听到患者讲话后，便能做出对本病的诊断。

2. 皮肤及其附件

皮肤寒冷而干燥，尤以四肢为明显。皮肤很少汗腺和皮脂腺的分泌，所以皮肤经常粗糙而有脱屑，并有细小皱纹。皮下组织很厚，皮肤移动度小，似有水肿而无压陷性，但下肢有时也可有压陷性水肿。皮下脂肪常有增加，甚至形成团块，尤以锁骨上部位为多。皮肤受伤后，愈合能力差。手足因黏液性水肿而显得特别宽阔，但骨骼并无增大而可与肢端肥大症相区别。指甲厚而脆，生长缓慢。毛发燥而少，易折断，男性胡须很少。

3. 骨骼和肌肉

早期肌肉可略显僵硬，甚至强直，稍感疼痛，用甲状腺制剂治疗后可迅速恢复。黏液性水肿患者可有肌肉的普遍肥大，同时有动作迟慢和易感疲倦现象，称“Hoffmann 综合征”。但不像真正的肌僵直症那样有典型的肌电图变化。

关节一般无变化，偶尔可有增生性关节炎，有时则可因关节软骨萎缩而有萎缩性关节炎。偶尔可有关节僵化和运动不灵现象，在口服甲状腺制剂后可迅速恢复正常。

4. 精神和神经系统

患者常面呈微笑，表情似很得意。回答问题缓慢，但理解力正常，答语正常。记忆力减退，注意力和思考能力下降，情绪和应激性降低，反应时间明显延长。少数患者有神经过度和忧虑不安现象，在晚期病例可发生精神病态。

患者嗜睡，经常在火炉旁或暖室中打瞌睡；易倦，常在不该睡的场合假寐。这表明黏液性水肿已达严重程度，或为黏液性昏迷的前兆，但真正昏迷者少见。

在神经方面，除软弱外，一般无典型的运动障碍，有时可出现共济失调、意向性震颤、眼球震颤以及更替性运动困难；也有小脑萎缩而致眩晕者。

感觉障碍少见。但麻木、刺感、异常的痛感较为普遍，特别在外科手术或^{131}I治疗后的甲状腺功能减低患者较为常见，发病率可达80%。由于皮下黏液水肿，可压迫周围神经发生麻痹现象，特别是腕部的正中神经压迫症状较为多见。可以发生耳聋或眩晕，但在应用甲状腺制剂治疗后可显著恢复。

5. 呼吸和循环系统

肺功能一般无明显减退，但每分钟呼吸和肺灌注量都减少，对CO_2的刺激反应减弱，可产生CO_2滞留黏液性水肿性昏迷，也可能就是CO_2中毒现象。一般甲状腺功能减低患者常感气急，并常有明显循环减退现象：体温降低，神经应激性减弱，心率减慢，周围血流量减少。黏液性水肿本身不致引起心脏病变，也不会引起心力衰竭，但黏液性水肿患者的心脏变化与充血性心力衰竭相似，心脏扩大，心包、胸膜和腹膜腔有渗液，心率和周围循环缓慢，心排血量减少，而血压大致正常。近代研究认为，单纯甲状腺功能减低不致引起心力衰竭，因此甲状腺功能减低患者如伴有心力衰竭症状，应疑有其他心脏病变同时存在。此时对黏液性水肿的治疗应极为慎重，因为用甲状腺制剂治疗后，新陈代谢迅速增加，有可能导致严重的心力衰竭，也可伴发心肌梗死和脑梗死。黏液性水肿患者易致动脉粥样硬化，大多数见于60岁左右的病例。甲状腺制剂治疗时较易发作心绞痛，需对其剂量进行个体化给予，每个患者有自己的耐受量（药阈）。

6. 消化系统

严重黏液性水肿患者，消化道可有显著变化。牙齿和牙龈受影响，舌头干燥、肥厚，口、舌、咽的黏膜经常异常干燥。胃肠道黏膜萎缩，肠壁苍白肥厚，缺乏弹性，形如柔软的皮革。肠道常胀气，特别是结肠有时明显胀大，甚至有误诊为巨结肠症而行盲肠造瘘术者。消化功能常处于抑制状态。患者食欲不振，胆囊活动受抑制，可胀大。

7. 泌尿生殖系统

因通常饮水不多，故尿少。肾功能可出现某些异常，肾血流量和肾小球滤过功能减退。性功能减退，男性勃起功能障碍，女性月经失调。不论男女，因性欲减退常致不育。尚能怀孕分娩者，所生婴儿大都近于正常，有时骨骼发育较迟缓。成年以前，男性睾丸发育不全；成年以后，则睾丸的生精小管退化。女性患者绝经前月经过多，有时甚严重而屡屡需作刮宫手术。少数病例可出现闭经，但在适当替代疗法后可恢复正常。

8. 血液系统

约半数的黏液性水肿患者可有贫血，为造血功能低下性贫血。但贫血程度不与基础代谢率成正比。其贫血的原因是代谢降低，血氧减少，骨髓受到抑制。少数黏液性水肿患者还可能并发Addison恶性贫血。

四、诊断

1. 病史

详细地询问病史有助于本病的诊断。如甲状腺手术、甲状腺功能亢进^{131}I治疗史；Graves病史、桥本甲状腺炎病史和家族史等。

2. 临床表现

本病发病隐匿，病程较长，不少患者缺乏特异症状和体征。症状主要表现以代谢率减低和交感神经兴奋性下降为主，病情轻的早期患者可以没有特异症状。典型患者畏寒，乏力，手足肿胀感，嗜睡，记忆力迟钝，声音嘶哑，听力障碍，面色苍白、颜面和（或）眼睑水肿，唇厚舌大、常有齿痕，皮肤干燥、粗糙、脱皮屑，皮肤温度低、水肿，手脚掌皮肤可呈姜黄色，毛发稀疏干燥，跟腱反射时间延长，脉率缓慢。少数病例出现胫前黏液性水肿。本病累及心脏可以出现心包积液和心力衰竭。重症患者可以发生黏液性水肿昏迷。

3. 实验室检查

血清 TSH 和总 T_4（TT_4）、游离（FT_4）是诊断甲状腺功能减低的一线指标。原发性甲状腺功能减低血清 TSH 增高，TT_4 和 FT_4 均降低。TSH 增高，TT_4 和 FT_4 降低的水平与病情程度相关。血清总 T_3（TT_3）早期正常，晚期减低。因为 T_3 主要来源于外周组织 T_4 的转换，所以不作为诊断原发性甲状腺功能减低的必备指标。亚临床甲状腺功能减低仅有 TSH 增高，TT_4 和 FT_4 正常。

甲状腺过氧化物酶抗体（TPOAb）、甲状腺球蛋白抗体（TgAb）是确定原发性甲状腺功能减低病因的重要指标和诊断自身免疫性甲状腺炎（包括慢性淋巴细胞性甲状腺炎、萎缩性甲状腺炎）的主要指标。一般认为 TPOAb 的意义较为肯定。日本学者经甲状腺细针穿刺细胞学检查证实，TPOAb 阳性者的甲状腺均有淋巴细胞浸润。如果 TPOAb 阳性伴血清 TSH 水平增高，说明甲状腺细胞已经发生损伤。我国学者通过对甲状腺抗体阳性、甲状腺功能正常的个体随访 5 年发现，当初访时 TPOAb >50 IU/mL 和 TgAb >40 IU/mL 者，临床甲状腺功能减低和亚临床甲状腺功能减低的发生率显著增高。

4. 其他检查

轻、中度贫血，血清总胆固醇、心肌酶谱可以升高，部分病例血清催乳素升高、蝶鞍增大，需要与垂体催乳素瘤鉴别。

甲状腺功能减低的诊断思路如图 2-1 所示。

根据临床表现及实验室检查结果，可将甲状腺功能减低分为严重甲状腺功能减低（黏液性水肿）、轻度甲状腺功能减低及亚临床甲状腺功能减低 3 级（表 2-1）。

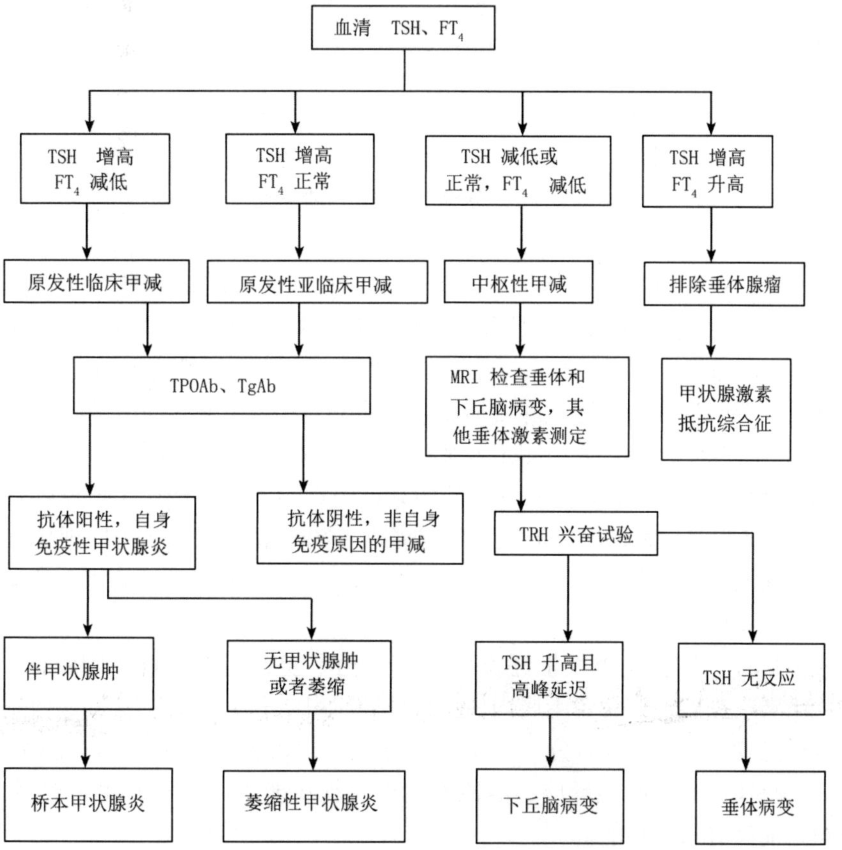

图 2-1 甲状腺功能减低的诊断思路

注：TSH：促甲状腺素；FT_4：游离 T_4；TPOAb：甲状腺过氧化物酶抗体；TgAb：甲状腺球蛋白抗体；TRH：促甲状腺素释放激素

表 2-1 各级甲状腺功能减低的临床表现及实验室检查结果

程度	临床表现	血清 TSH	TRH 试验	抗甲状腺抗体	血清 T_4	血清胆固醇	心电图
严重	+ +	+ +	+ +	+ 或 0	+ +	+ +	+ +
轻度	+	+	+	+ 或 0	+ 或 0	+	+
亚临床	0	+	+	+ 或 0	0	+ 或 0	+ 或 0

五、鉴别诊断

最难区分的并非是甲状腺功能减低而是神经质的患者。神经质患者一般为体态略胖的中年女子，经常有头晕、易倦、嗜睡、便秘、抑郁或神经质等表现，而在体格检查时不能发现任何甲状腺功能减低的典型症状。患者 BMR 可能偏低，但 PBI 浓度、摄^{131}I 率、T_3 及 T_4 浓度仍属正常。其他如慢性肾炎、恶性贫血患者也应与甲状腺功能减低进行鉴别。肾性水肿是全身性的，其皮肤紧张而具压陷性，虽血清胆固醇浓度也可较高，BMR 和 PBI 也可能较低，但摄^{131}I 率正常甚至偏高。恶性贫血患者常有舌头痛、胃无酸现象。

继发性甲状腺功能减低与原发性甲状腺功能减低的鉴别诊断可以从以下几个方面考虑。

1. 病史

如果为妇女患者，月经史非常重要。原发性甲状腺功能减低患者常月经过多。如青年妇女在分娩后不能泌乳，并随即有绝经现象（即所谓席汉综合征）是垂体损害的表现；如不伴一般的绝经期症状（面颊潮红、性情暴躁）者则更有可能；有难产产后大出血史，以后不能哺乳或伴有永久性停经、性欲减退现象者，也有垂体损害可能。不论男女，在头部受伤后有头痛、视力丧失者，表示蝶鞍有损伤可能，伤后有性欲减退亦是。黏液性水肿患者在施行甲状腺制剂替代治疗效果不显著或有不良反应者，也应疑为垂体性黏液性水肿。

2. 体格检查

垂体性黏液性水肿患者体重常有减轻。皮肤冷，但不干燥。颜面皱纹多，显得苍老。腋窝、阴部、颜面部毛发及眼睫毛掉光，但剩余毛发并不粗糙反而显纤软。舌头不大，声音不浊，心影常缩小。女性的乳房、阴道黏膜、子宫以及男性的睾丸常有萎缩。血压一般偏低。

3. 实验室检查

垂体性黏液性水肿的各种甲状腺功能检查与原发性甲状腺功能减低同样是明显降低，BMR、PBI、摄入^{131}I 率也均降低，故鉴别意义不大。但原发性甲状腺功能减低 TSH 常明显升高，而垂体性黏液性水肿患者的 TSH 较正常值为低。血清胆固醇，原发性者常增高，而垂体性者常降低。血糖测定，原发性者罕见降低，而继发性者明显降低。肾上腺皮质激素测定和生殖腺功能测定对两者的鉴别也常有帮助。如为垂体性黏液性水肿，“水盐”内分泌测定及血清钠、氯浓度均较低，做 Kepler 利尿试验和 Cutler-Power-Wilder 禁盐试验不正常，常有肾上腺皮质功能衰退的典型表现，尿中 17-羟皮质素含量测定几乎为 0。进行胰岛素耐受试验时，垂体性黏液性水肿患者常有胰岛素过敏和低血糖现象，小剂量的胰岛素注射也能导致血糖迅速而持续下降，甚至有发生胰岛素休克和昏迷的危险。此外，卵巢促卵泡激素的尿排出量有时对诊断也有帮助。

对少数患者根据病史、体格检查及上述实验室检查仍不能鉴别时，TSH 刺激试验可能提供帮助。垂体性黏液性水肿患者，一般在连续 3 天肌内注射 10 U TSH 以后，应能使^{131}I 的吸收率恢复正常。而原发性甲状腺功能减低患者对此试验无反应。但值得注意的是，如垂体性甲状腺功能减低患者病期已久，其甲状腺已纤维化，TSH 试验可能无反应，而原发性甲状腺功能减低者有时也可能对 TSH 有反应，因其残余甲状腺组织可能尚有一定功能。

对垂体性黏液性水肿患者与原发性黏液性水肿同时伴有肾上腺皮质功能不全者可通过做 ACTH 试验作鉴别。单纯性垂体性黏液性水肿患者，在 ACTH 注射后各种试验可发现其肾上腺皮质功能已有所改善，而同时伴有肾上腺皮质功能不全的原发性黏液性水肿患者则无任何反应。

六、治疗

1. 治疗目标

临床甲状腺功能减低症状和体征消失，TSH、TT_4、FT_4 值维持在正常范围。左甲状腺素（L-T_4）是本病的主要替代治疗药物。一般需要终身替代；也有慢性淋巴细胞性甲状腺炎所致甲状腺功能减低自发缓解的报道。近年来，一些学者提出应当将血清 TSH 的上限控制在<3.0m IU/L。继发于下丘脑和垂体的甲状腺功能减低，不能把 TSH 作为治疗指标，而是把血清 TT_4、FT_4 达到正常范围作为治疗的目标。

2. 治疗剂量

治疗的剂量取决于患者的病情、年龄、体重和个体差异。成年患者 L-T_4 替代剂量50～200 μg/d，平均 125 μg/d。按照体重计算的剂量是 1.6～1.8 μg/（kg・d）；儿童需要较高的剂量，大约 2.0 μg/（kg・d）；老年患者则需要较低的剂量，大约 1.0 μg/（kg・d）；妊娠时的替代剂量需要增加 30%～50%；甲状腺癌术后的患者需要剂量约 2.2 μg/（kg・d），以抑制 TSH 在防止肿瘤复发需要的水平。T_4 的半衰期是 7 天，所以可以每天早晨服药 1 次。甲状腺片是动物甲状腺的干制剂，因其甲状腺激素含量不稳定和 T_3 含量过高已很少使用。

3. 服药方法

起始的剂量和达到完全替代剂量所需时间要根据年龄、体重和心脏状态确定。<50 岁、既往无心脏病史患者可以尽快达到完全替代剂量；>50 岁患者服用 L-T_4 前要常规检查心脏状态，一般从 25～50 μg/d开始，每天 1 次口服，每 1～2 周增加 25 μg，直至达到治疗目标。患缺血性心脏病患者起始剂量宜小，调整剂量宜慢，防止诱发和加重心脏病。理想的 L-T_4 服药方法是在饭前服用，与其他药物的服用间隔应当在 4 小时以上，因为有些药物和食物会影响 T_4 的吸收和代谢，如肠道吸收不良及氢氧化铝、碳酸钙、硫糖铝、硫酸亚铁、食物纤维添加剂等均可影响小肠对 L-T_4 的吸收；苯巴比妥、苯妥英钠、卡马西平、利福平、异烟肼、洛伐他汀、胺碘酮、舍曲林、氯喹等药物可以加速 L-T_4 的清除。甲状腺功能减低患者同时服用这些药物时，需要增加 L-T_4 用量。

4. 监测指标

补充甲状腺激素，重新建立下丘脑-垂体-甲状腺轴的平衡一般需要 4～6 周的时间，所以治疗初期，每间隔 4～6 周测定相关激素指标。然后根据检查结果调整 L-T_4 剂量，直到达到治疗目标。治疗达标后，需要每 6～12 个月复查 1 次有关激素指标。

七、预防

碘摄入量与甲状腺功能减低的发生和发展显著相关。我国学者发现碘超足量［尿碘中位数（MUI）200～299 μg/L］和碘过量（MUI≥300 μg/L）可以导致自身免疫性甲状腺炎和亚临床甲状腺功能减低患病率和发病率的显著增加，促进甲状腺自身抗体阳性人群发生甲状腺功能减低；碘缺乏地区补碘至碘超足量可以促进亚临床甲状腺功能减低发展为临床甲状腺功能减低。所以，维持碘摄入量在尿碘 100～199 μg/L 安全范围是防治甲状腺功能减低的基础措施。特别是对于具有遗传背景、甲状腺自身抗体阳性和亚临床甲状腺功能减低等易感人群尤其重要。

掌握甲状腺手术中甲状腺的切除量是预防成人甲状腺功能减低的关键问题之一。一般而言，腺体增大越明显，保留的甲状腺组织可适当多一些；相反，甲状腺组织增大不明显而功能亢进症状又较严重者，保留的腺体要适当少一些。但切除量应个体化，这需要手术医师积累丰富的经验。甲状腺癌、结节性甲状腺手术时，要按甲状腺癌的术式原则进行，结节性甲状腺肿切除量也比较多，故术后常规服用甲状腺片不仅可以预防复发，尚可预防术后甲状腺功能减低的主要措施。甲状腺癌术后须终身服用，除了预防甲状腺癌复发外，尚可预防术后甲状腺功能减低。结节性甲状腺肿的本质是甲状腺功能不足，故术后常规服用甲状腺片不仅可以预防复发，且可避免术后甲状腺功能减低。在施行^{131}I 治疗时，应按^{131}I 治疗操作常规，剂量要掌握准确。对使用药物治疗甲状腺功能亢进者，其药物剂量要进行个体化定量，特别是维持量的确定要准确；服药治疗的时间也要十分注意，适时而止，既可避免复发或治疗不彻底，又可防止后续的甲状腺功能减低出现。当甲状腺手术后、^{131}I 及药物治疗后患者有轻微的甲状腺功能减低表现，即应做 T_3、T_4 等有关检查，以便及时发现和治疗后续甲状腺功能减低，万不可等到患者发展到黏液性水肿方始治疗。

第二节 幼年型甲状腺功能减退症

发生于成熟前儿童期的甲状腺功能低下称“幼年型甲状腺功能减退症”（简称幼年型甲状腺功能减低）。本病发病年龄越早越像克汀病，发病年龄晚则像成年型甲状腺功能减低。

幼年型甲状腺功能减低病因复杂，可能是散发性克汀病患者早期处于甲状腺功能代偿状态，随年龄增长，甲状腺功能失去代偿而发病；也可能是成年型甲状腺功能减低发病较早，在儿童期发生所致。故其病因与成年型甲状腺功能减低的病因类似。

本病的临床表现与起病的年龄和发育情况有密切的关系，幼儿发病者除体格发育迟缓和面容改变不如克汀病显著外，其余均和克汀病类似，有较明显的神经系统发育障碍。其主要临床表现为：智力低下，生长发育迟缓，身材矮小，牙齿萌出及更换较晚，面容幼稚，表情呆滞，多毛，反应迟钝，少语、声细，少动，少食，怕凉，体重迅速增加，皮肤粗糙、脱屑，性腺发育迟缓等。

2～3 岁后中枢神经系统基本发育成熟，此后到青春发育期发病，大多数似成年型甲状腺功能减低，但智力偏低，发病年龄低越早越明显，伴有不同程度的生长阻滞和青春期延迟，偶见性早熟和乳汁分泌，可能和 TRH 促进催乳素分泌有关。垂体性甲状腺功能减低，一般病情较轻，部分有性腺发育不良或不发育。幼年型甲状腺功能减低的实验室检查方法和结果与克汀病及成年型甲状腺功能减低相同。

幼年型甲状腺功能减低也应强调早期诊断和早期治疗，以免影响儿童的发育，治疗原则如克汀病和黏液性水肿相同，一般患者智力发育影响较小，长期服药体格和性腺均可得到正常发育，预后较佳。

其具体治疗方法主要是补充甲状腺激素，用法同克汀病。一般用药半个月后症状便可得到改善，但神经系统症状恢复较慢，坚持长期服药，可恢复正常的体格发育，性腺发育也可以恢复。但要注意用药不可过量。

第三节 克汀病

克汀病是指发生在胚胎期或新生儿期的甲状腺功能低下。因为此种患儿又矮又呆傻，故又称为呆小症，即 Fagge 病。此病分为地方性和散发性两种。地方性克汀病发生在地方性甲状腺肿的流行区，发生的主要原因是胚胎期和新生儿期严重缺碘。散发性克汀病发病地区是散发性的，主要原因是先天性甲状腺发育异常，多与遗传因素有关，有的是因为母亲妊娠期服用过多的抗甲状腺药或使用放射性碘，有的则是甲状腺本身病变所致。

一、临床表现

本病的典型表现是呆、小、聋、哑、瘫。克汀病患儿有一种特有的面部特征：头大额低短，脸宽而苍白；眉间宽、眼裂狭窄，眼睛小；鼻梁下陷，鼻翼肥厚，鼻孔向前；唇厚，张口伸舌，舌体肥大，经常流涎；皮肤干燥，头发稀枯等。患儿智力发育障碍。轻者智力低下，仅能写简单数字，理解力差，动作迟钝，不能入学学习；再重者为痴呆，饮食、大小便能自理，但无语言表达及劳动能力；最重者为白痴，生活完全不能自理，饮食、大小便、穿衣等均需他人照顾。患儿发育迟缓；听力减退，半聋或全聋；声音嘶哑，言语不清，半哑或全哑；可有瘫痪，爬行、步态不稳，行走如鸭步。

二、实验室检查

摄取^{131}I 率低，呈“碘饥饿”状态；BMR 下降；血浆蛋白结合碘测定减少；T_4 偏低或降至正常以下；T_3 有的降低，有的正常，有的可有代偿性增高；TSH 一般增高，也可正常，当甲状腺功能减退明显时，血清 TSH 增高尤为明显。

三、诊断

在婴幼儿时期，本病诊断颇难，因各种症状不明显，各项检查也较为困难，故易漏诊。当年龄较大，临床表现典型者，则诊断并不困难。其诊断标准如下。

1. 必备条件

（1）出生、居住于低碘地方性甲状腺肿流行地区。

（2）有精神发育不全，主要表现为不同程度的智力低下。

2. 辅助条件

（1）神经系统症状。

1）不同程度的听力障碍。

2）不同程度的语言障碍。

3）不同程度的运动神经障碍。

（2）甲状腺功能减退症状。

1）不同程度的身体发育障碍。

2）不同程度的克汀病形象：如面宽、眼距宽、鼻梁塌、腹部膨隆等。

3）不同程度的甲状腺功能减低表现：如黏液性水肿，皮肤、毛发干燥，X 线骨龄落后和骨骺愈合延迟，PBI 降低，血清 T_4 降低，TSH 增高。

有上述的必备条件，再具有辅助条件中神经系统症状或甲状腺功能低下症状任何一项或一项以上，而又可排除分娩损伤，脑炎、脑膜炎及药物中毒等病史者，即可诊为地方性克汀病；如有上述必备条件，但又不能排除引起类似本病症状的其他疾病者，可诊断为可疑患者。

地方性克汀病治疗越早，疗效越好，因而早期诊断特别是在婴幼儿时期的早期诊断十分重要。若能密切细致地观察婴幼儿的行为，并结合必要的体格检查和实验室检查，常能发现克汀病患儿。下面提出早期的诊断要点。

行为：患儿常表现为异常安静，吸乳无力，笑声微弱、嘶哑，动作反应迟钝，不活泼，无表情，对周围事物淡漠，常有便秘。

体格检查：患儿的发育落后于实际年龄，如抬头、颈部运动、坐、站及走均晚；前囟门闭合迟，出牙迟；全身肌肉张力低，尤其是肩部肌肉松弛；腹部膨隆，有时有脐疝；皮肤粗糙，常呈灰白或黄色。有人提出跟腱反射的半松弛时间延长，可作为甲状腺功能减低的早期诊断指标。

实验室检查：X 线骨龄检查，尤其是新生儿应该有股骨远端的骨骺出现，若无则对此病的早期诊断有很大的价值。最有诊断意义的检查是新生儿及婴幼儿血清 T_4 及 TSH 的测定。T_4 低于正常值、TSH 高于正常值，甲状腺功能减低诊断即可成立。

四、鉴别诊断

首先应注意与散发性克汀病进行鉴别。散发性克汀病又称先天性甲状腺功能减退症，首先是发生在非地方性甲状腺肿流行区，但在地方性甲状腺肿流行区也可以发生，故应与地方性克汀病鉴别。散发性克汀病患者的甲状腺变小或缺乏，30% ~70% 为异位甲状腺。其原因可能是先天性或自身免疫抗体或某些毒性物质破坏甲状腺组织所致。这类患者有明显的甲状腺功能减退，甲状腺摄 ^{131}I 率很低，甲状腺扫描甲状腺图形变小或缺如或有异位甲状腺。散发性克汀病智力低下不如地方性克汀病明显，甲状腺功能减低症状则明显，常有黏液性水肿，T_3、T_4、PBI 明显降低，TSH 增高；体格发育障碍，身体矮小，骨化中心生理迟缓，骨骺碎裂，骨骺延缓闭合等均明显；一般无聋哑，几乎没有地方性克汀病那些神经肌肉运动障碍。此外，尚须与 Pendred 综合征（先天性耳聋）、唐氏综合征、一般聋哑患者、垂体侏儒症、维生素 D 缺乏病（佝偻病）、苯丙酮尿症，Laurence-Moon-Biedl 综合征以及 Gargoylism 病等相鉴别。

五、治疗

对克汀病应早期治疗，治疗越早，效果越好。延误治疗会使神经系统受到损害，体格发育受到影响。

1. 补碘

其方法同地方性甲状腺肿。

2. 口服甲状腺片

即替代疗法，其用法、用量见表2-2。

表2-2 克汀病甲状腺片（粉）常规用量

年龄	2个月	4个月	8个月	12个月	2岁	5岁	12岁	14岁	成人
甲状腺片用量（mg/d）	6	12	18	24~30	30~60	60~90	90~120	120~150	<240

开始用足量的1/3，后逐渐增大，每1~2周增加1次。1岁以下小儿每次增加6 mg，1岁以上每次增加剂量以15 mg为限，至症状显著改善。此剂量可为持续量长期服用，要注意剂量的个体化原则。

3. 左甲状腺素（L-T_4）治疗

80% T_4被吸收，在外周组织中根据需要转化有代谢活性的三碘甲腺原氨酸（T_3）。T_4的生物半衰期约7天。2~3天才显示作用，作用持续4周。为了确保左甲状腺素（优甲乐）吸收理想，宜在早餐前约30分钟空腹服用。开始剂量25 μg/d，以后增至100~200 μg/d，作为长期治疗。如果单用左甲状腺素疗效不佳，必要时可补充小剂量的L-T_3。80%~100%的T_3被吸收，收效较快，生物半衰期约1天，作用持续时间约10天。因为含T_3制剂导致血中非生理所需的T_3高浓度，所以现在只在例外情况下使用。通常替代疗法必须实施终身，原则上无禁忌证，预后极好。妊娠期机体对激素的需求增大40%，应对T_4剂量做相应调整。此外，妊娠期应补充碘100 mg/d，以预防婴儿缺碘。

4. 其他治疗

对16岁以上的女性患者，应加服己烯雌酚，口服1~2 mg/d，连服22天，停药1周，一般服用半年或1年，可使生殖腺发育成熟，月经来潮；对男性青年患者可用甲睾酮或丙酸睾酮，3次/日，口服5~10 mg/次。此外，要注意增加营养，补充维生素A、维生素B、维生素C和钙剂，多吃含蛋白质丰富的食物，对儿童的体格和智力发育是有益的。

六、预防

（1）在地方性甲状腺肿流行区，长期食用碘盐，或者采取其他供碘措施。积极防治地方性甲状腺肿，以防止新的典型克汀病的发生。

（2）对流行区的孕妇及哺乳期妇女，可口服碘化钾，还可以补充一定量的甲状腺激素，如口服甲状腺片。从小剂量开始，先给全量的1/4，密切观察，若无不适症状，脉搏<90次/分，连日加量，于2周内达到150~200 mg/d。从怀孕开始服用，直到哺乳结束。

（3）给孕妇肌内注射碘油。在流行区，给孕妇一次性肌内注射碘油2 mL。碘供应的有效期为3~5年，这2 mL碘油已足够怀孕期及哺乳期母亲以及胎儿、婴儿所需要的全部碘量。此法简便易行，特别适用于地广人稀的偏僻山区，是预防地方性克汀病的良好方法。

第三章

胃、十二指肠疾病

第一节　胃扭转

一、概述

各种原因引起的胃沿其纵轴（贲门与幽门的连线）或横轴（胃大弯和小弯中点的连线）扭转，称为胃扭转。胃扭转不常见，其急性型发展迅速，诊断不易，常延误治疗，而其慢性型的症状不典型，也不易及时发现。

（一）病因

新生儿胃扭转是一种先天性畸形，可能与小肠旋转不良有关，使胃脾韧带或胃结肠韧带松弛而致胃固定不良。多数可随婴儿生长发育而自行矫正。

成人胃扭转多数存在解剖学因素，在不同的诱因激发下而致病。胃的正常位置主要依靠食管下端和幽门部的固定，肝胃韧带、胃结肠韧带和胃脾韧带也对胃大、小弯起了一定的固定作用。较大的食管裂孔疝、膈疝、膈膨出以及十二指肠降段外侧腹膜过度松弛，使食管裂孔处的食管下端和幽门部不易固定。此外，胃下垂和胃大、小弯侧的韧带松弛或过长等，均是胃扭转发病的解剖学因素。

急性胃扩张、急性结肠胀气、暴饮暴食、剧烈呕吐和胃的逆蠕动等可以成为胃的位置突然改变的动力，故常是促发急性型胃扭转的诱因。胃周围的炎症和粘连可牵扯胃壁而使其固定于不正常位置而出现扭转，这些病变常是促发慢性型胃扭转的诱因。

（二）分型

1. 根据起病的缓慢及其临床表现分型

可分为急性和慢性两型。急性胃扭转具有急腹症的临床表现，而慢性胃扭转的病程较长，症状反复发作。

2. 根据扭转的范围分型

可分为胃全部扭转和部分扭转。前者是指除与横膈相贴的胃底部分外整个胃向前向上的扭转。由于胃贲门部具有相对的固定性，胃全部扭转很少超过 180°。部分胃扭转是指胃的一个部分发生扭转，通常是胃幽门部，偶可扭转 360°。

3. 根据扭转的轴心分型

胃扭转可分为下列两型。

（1）系膜轴扭转型：是最常见的类型，胃随着胃大、小弯中点连线的轴心（横轴）发生旋转。多数是幽门沿顺时针方向向上向前向左旋转，有时幽门可达贲门水平。胃的前壁自行折起而后壁则被扭向前。幽门管可因此发生阻塞，贲门也可以有梗阻。右侧结肠常被拉起扭转到左上腹，形成一个急性扭曲而发生梗阻。在少数情况下，胃底部沿逆时针方向向下向右旋转。但较多的胃系膜轴扭转是慢性和部分型的。

（2）器官轴扭转：是少见的类型。胃体沿着贲门幽门连线的轴心（纵轴）发生旋转。多数是向前扭转，即胃大弯向上向前扭转，使胃的后壁由下向上翻转到前面，但偶也有相反方向的向后扭转。贲门和胃底部的位置基本上无变化。

二、诊断

（一）临床表现

急性胃扭转起病较突然，发展迅速，其临床表现与溃疡病急性穿孔、急性胰腺炎、急性肠梗阻等急腹症颇为相似，与急性胃扩张有时不易鉴别。起病时均有骤发的上腹部疼痛，程度剧烈，并牵涉至背部。常伴频繁呕吐和嗳气，呕吐物中不含胆汁。如为胃近端梗阻，则为干呕。此时拟放置胃肠减压管，常不能插入胃内。体检见上腹膨胀而下腹平坦，腹壁柔软，肠鸣音正常。如扭转程度完全，梗阻部位在胃近端，则有上述上腹局限性膨胀、干呕和胃管不能插入的典型表现。如扭转程度较轻，临床表现很不典型。腹部X线平片常可见扩大的胃泡阴影，内充满气体和液体。由于钡剂不能服下，胃肠X线检查在急性期一般帮助不大，急性胃扭转常在手术探查时才能明确诊断。

慢性胃扭转多系部分性质，若无梗阻，可无明显症状，或症状较为轻微，类似溃疡病或慢性胆囊炎等慢性病变。腹胀、恶心、呕吐，进食后加重，服用制酸药物疼痛不能缓解，以间断发作为特征。部分因贲门扭转而狭窄，患者可出现吞咽困难，或因扭转部位黏膜损伤而出现呕血及黑便等。部分患者可无任何症状，偶尔行胃镜、胃肠钡餐检查或腹部手术而发现。

（二）辅助检查

1. 放置胃管受阻

完全性胃扭转时，放置胃管受阻或无法置入胃内。

2. 上消化道内镜检查

纤维或电子胃镜进镜受阻，胃内解剖关系异常，胃体进镜途径扭曲，有时胃镜下充气可使胃扭转复位。

3. 腹部X线检查

完全性胃扭转时，腹部透视或平片可见左上腹有充满气体和液体的胃泡影，左侧膈肌抬高。胃肠钡餐检查是重要的诊断方法。系膜轴扭转型的X线表现为双峰形胃腔，即胃腔有两个液平面，幽门和贲门处在相近平面。器官轴扭转型的X线表现有胃大小弯倒置，胃底液平面不与胃体相连，胃体扭曲变形，胃大小弯方向倒置、大弯在小弯之上，幽门和十二指肠球部向下，胃黏膜纹理呈扭曲走行等。

（三）诊断依据

急性胃扭转依据 Brochardt 三联症（早期呕吐，随后干呕；上腹膨隆，下腹平坦；不能置入胃管）和X线钡剂造影可确诊。慢性胃扭转可依据临床表现、胃镜和X线钡剂造影确诊。

三、治疗

急性胃扭转必须施行手术治疗，否则胃壁血液循环可因为运行障碍而发生坏死。急性胃扭转患者一般病情重，多伴有休克、电解质紊乱或酸碱平衡失调，应及时进行全身支持治疗，纠正上述病理生理改变，待全身症状改善后，尽早手术；如能成功地插入胃管，吸出胃内气体和液体，待急性症状缓解和进一步检查后再考虑手术治疗。在剖开腹腔时，首先看到的大都是横结肠系膜及后面绷紧的胃后壁。由于解剖关系的紊乱以及膨胀的胃壁，外科医师常不易认清其病变情况。此时宜通过胃壁的穿刺将胃内积气和积液抽尽，缝合穿刺处，再进行探查。在胃体复位以后，根据所发现的病理变化，如膈疝、食管裂孔疝、肿瘤、粘连带等，予以切除或修补等处理。如未能找到有关的病因和病理机制者，可行胃固定术，即将脾下极至胃幽门处的胃结肠韧带和胃脾韧带致密地缝到前腹壁腹膜上，以防扭转再度复发。

部分胃扭转伴有溃疡或葫芦形胃等病变者，可行胃部分切除术，病因处理极为重要。

第二节 胃下垂

一、概述

胃下垂是指直立位时胃的大弯抵达盆腔，而小弯弧线的最低点降至髂嵴连线以下的位置，常为内脏下垂的一部分。

胃下垂可有先天性或后天性。先天性胃下垂常是内脏全部下垂的一个组成部分。腹腔脏器维持其正常位置主要依靠以下3个因素：①横膈的位置以及膈肌的正常活动力；②腹内压的维持，特别是腹肌力量和腹壁脂肪层厚度的作用；③连接脏器有关韧带的固定作用。胃的两端，即贲门和幽门是相对固定的，胃大、小弯侧的胃结肠韧带、胃脾韧带、肝胃韧带对胃体也起一定的固定作用。正常胃体可在一定的范围内向上下、左右或前后方向移动，如膈肌悬吊力不足，支持腹内脏器的韧带松弛，腹内压降低，则胃的移动度增大而发生下垂。

胃壁具有张力和蠕动两种运动性能，胃壁本身的弛缓也是一个重要的因素。按照胃壁的张力情况可将胃分为4个类型，即高张力、正常张力、低张力和无张力型。在正常胃张力型，幽门位于剑突和脐连线的中点，胃张力低下和无张力极易发生胃下垂。

胃下垂常见于瘦长体型的女型、经产妇、多次腹部手术而伴腹肌张力消失者，尤多见于消耗性疾病和进行性消瘦者，这些都是继发胃下垂的先天性因素。

二、诊断

（一）临床表现

轻度胃下垂者可无症状。明显胃下垂可伴有胃肠动力低下和分泌功能紊乱的表现，如上腹部不适、易饱胀、厌食、恶心、嗳气及便秘等。上腹部不适多于餐后、长期站立和劳累后加重。有时感深部隐痛，可能和肠系膜受牵拉有关。下垂的胃排空常较缓慢，故会出现胃潴留和继发性胃炎的症状。可出现眩晕、心悸、站立性低血压和昏厥等症状。

体检可见肋下角小于90°，多为瘦长体型。站立时上腹部可扪及明显的腹主动脉搏动。胃排空延缓时还可测得振水声。上腹部压痛点可因不同体位而变动。常可同时发现肾、肝和结肠等其他内脏下垂。

（二）诊断依据

胃下垂的诊断主要依靠X线检查。进钡餐后可见胃呈鱼钩形，张力减退，其上端细长，而下端则显著膨大，胃小弯弧线的最低点在髂嵴连线以下。胃排空缓慢，可伴有钡剂滞留现象。

三、治疗

胃固定术的效果不佳，如折叠缝合以缩短胃的小网膜，或将肝圆韧带穿过胃肌层而悬吊固定在前腹壁上，现多已废弃不用。主要采用内科对症治疗。少食多餐，食后平卧片刻，保证每日摄入足够的热量和营养品。加强腹部肌肉的锻炼，以增强腹肌张力。也可试用气功和太极拳疗法。症状明显者，可放置胃托。

第三节 消化性溃疡

一、概述

消化性溃疡指穿透至黏膜肌层的胃、十二指肠黏膜的局限性损伤，包括胃溃疡与十二指肠溃疡。因溃疡的形成与胃酸、胃蛋白酶的消化作用有关而得名。其病因与发病机制尚未完全明了，一般认为与胃酸、胃蛋白酶、感染、遗传、体质、环境、饮食、神经精神因素等有关，近十余年来研究证明幽门螺杆菌（Hp）是消化性溃疡的主要病因。消化性溃疡是人类常见疾病，我国 20 世纪 50 年代发病率达到高峰，以男性十二指肠溃疡多见，20 世纪 70 年代以后发病率有下降趋势。

二、诊断

（一）临床表现

（1）长期反复发作的上腹痛，病史可达数月至数年，多有发作与缓解交替的周期性，因溃疡与胃酸刺激有关，故疼痛可呈节律性。胃溃疡多在餐后半小时左右出现，持续 1 ~2 小时。十二指肠溃疡疼痛多在餐后 2 ~3 小时出现，进食后可缓解。胃溃疡的疼痛部位一般在上腹剑突下正中或偏左，十二指肠溃疡疼痛位于上腹正中或偏右。疼痛性质因个体差异不同可描述为饥饿不适、钝痛、烧灼样疼痛、刺痛等。

（2）可伴有其他消化道症状，如嗳气、反酸、胸骨后灼痛、恶心、呕吐。

（3）频繁的呕吐、腹胀、消瘦等提示十二指肠球部或幽门部溃疡引起幽门梗阻；溃疡侵蚀基底血管可出现黑便或呕血。

（4）出现剧烈腹痛并有腹膜炎症状往往提示溃疡穿孔。

（二）体格检查

（1）本病在缓解期多无明显体征，溃疡活动期可在剑突下有固定而局限的压痛。

（2）当溃疡穿孔时大多可迅速引起弥漫性腹膜炎，腹壁呈板样硬，有压痛与反跳痛，肝浊音界消失。

（三）辅助检查

1. 常规检查

（1）幽门螺杆菌检测：Hp 检测已成为消化性溃疡的常规检查项目。方法有二：侵入性方法为胃镜下取样做快速尿素酶试验，聚合酶链式反应（PCR）或涂片染色等；非侵入性方法为呼气采样检测，此方法方便、灵敏，常用的有 ^{14}C 或 ^{13}C 呼气试验。

（2）上消化道钡餐：溃疡在 X 线钡餐的征象有直接与间接两种，直接征象为龛影，具有确诊价值；间接征象包括局部压痛、大弯侧痉挛切迹、十二指肠激惹、十二指肠球部变形等，间接征象仅提示有溃疡。

（3）胃镜：胃镜检查可明确溃疡与分期，并可做组织活检与 Hp 检测。内镜下溃疡可分为活动期（A）、愈合期（H）和瘢痕期（S）3 种类型。

2. 其他检查

（1）胃液分析：胃溃疡患者胃酸分泌正常或稍低于正常。十二指肠溃疡患者多增高，以夜间及空腹时更明显。但因其检查值与正常人波动范畴有互相重叠，故对诊断溃疡价值不高，目前仅用于促胃液素瘤的辅助诊断。

（2）促胃液素测定：溃疡时血清促胃液素可增高，但诊断意义不大，不列为常规，但可作为促胃液素瘤的诊断依据。

（四）诊断要点及流程

1. 诊断要点

（1）典型的节律性、周期性上腹疼痛，呈慢性过程，少则数年，多则十几年或更长。

（2）大便隐血试验：溃疡活动时可为阳性。

（3）X 线钡餐检查：龛影为 X 线诊断溃疡最直接征象，间接征象为压痛、激惹及大弯侧痉挛切迹。

（4）胃镜检查与黏膜活组织检查：可鉴别溃疡的良、恶性。胃镜下溃疡多呈圆形或椭圆形，一般小于 2 cm，边缘光滑，底平整，覆有白苔或灰白苔，周围黏膜充血水肿，有时可见皱襞向溃疡集中。

2. 诊断流程

见图 3-1。

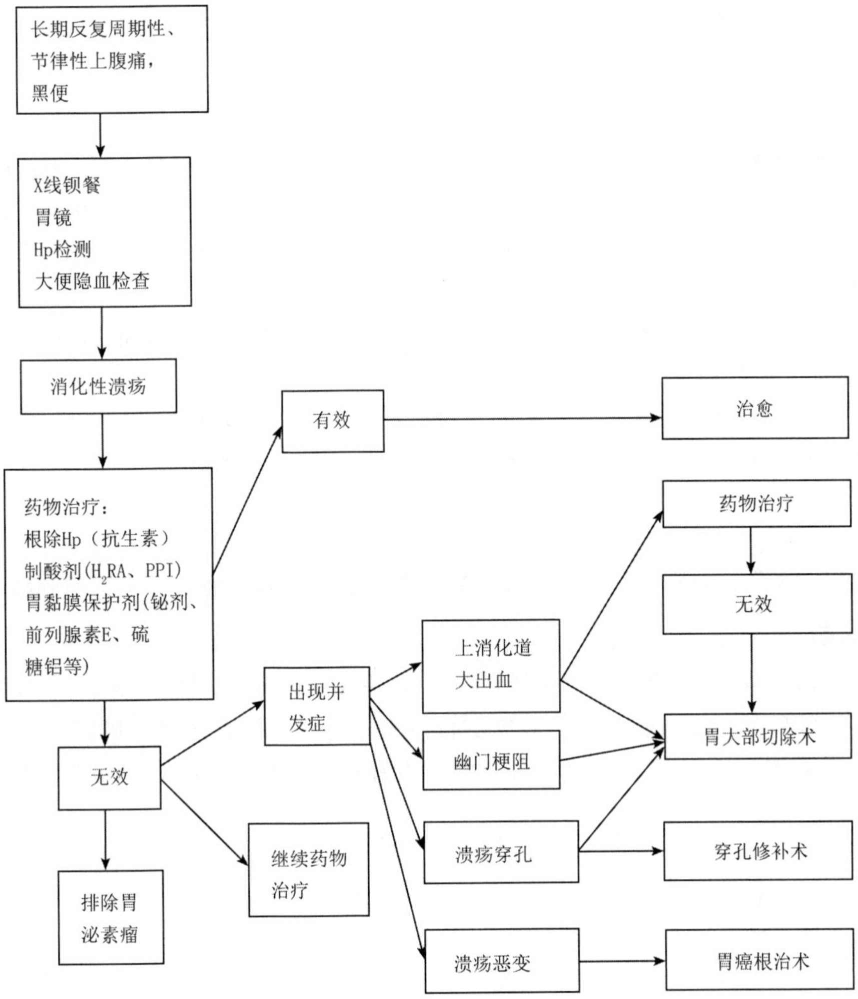

图 3-1 胃、十二指肠溃疡诊治流程

（五）鉴别诊断

1. 慢性胆囊炎、胆石症

疼痛位于右上腹，常放射至右肩背部，可伴有发热、黄疸等，疼痛与进食油腻食物有关。B 超可以作出诊断。

2. 胃癌

胃溃疡在症状上难与胃癌作出鉴别，X 线钡餐检查胃癌的龛影在胃腔内，而胃溃疡的龛影在胃壁内，边缘不整，呈结节状；一般良性溃疡的龛影直径 <2 cm。胃镜下组织活检是诊断的主要依据。

3. 功能性消化不良

症状酷似消化性溃疡，多见于年轻女性，X 线钡餐与胃镜无溃疡征象。

4. 促胃液素瘤

即 Zollinger-Ellison 综合征，为胰非 B 细胞瘤，可分泌大量促胃液素，使消化道处于高胃酸环境，产生顽固性多发溃疡或异位溃疡，胃大部切除后仍可复发。血清促胃液素测定 >200 ng/L。

三、治疗

消化性溃疡治疗的主要目的是消除症状，愈合溃疡，防止复发和避免并发症。

（一）一般治疗

饮食定时，避免过饱过饥、过热过冷及摄入刺激性食物；急性期症状严重时可进流质或半流质饮食。

（二）药物治疗

1. 根除 Hp 治疗

目前尚无单一药物能有效根治 Hp。根除方案一般分为质子泵抵制剂（PPI）为基础和胶体铋剂为基础方案两类。一种 PPI 或一种胶体铋加上克拉霉素、阿莫西林、甲硝唑 3 种抗生素中的 2 种组成三联疗法，疗程为 7 天。若根治 Hp 1 ~2 周不明显时，应考虑继续使用抵制胃酸药物治疗 2 ~4 周。

2. 抑制胃酸分泌

氢氧化铝、氢氧化镁等复方制剂对缓解症状效果较好，仅用于止痛时的辅助治疗。目前临床上常用的是 H_2 受体拮抗剂（H_2RA）与 PPI 两大类。

H_2RA 能与壁细胞 H_2 受体竞争结合，阻断壁细胞的泌酸作用。常用的有两种：西咪替丁，每日剂量 800 mg（400 mg，2 次/天）；另一种为雷尼替丁，每日剂量 300 mg（150 mg，2 次/天），疗程均为 4 ~6 周。

3. 保护胃黏膜

胃黏膜保护剂有 3 种，分别为硫糖铝、枸橼酸铋钾和前列腺素类药物（米索前列醇）。

（三）手术治疗

消化性溃疡随着 H_2RA 与 PPI 的广泛使用以及根除 Hp 治疗措施的普及，需要手术治疗的溃疡病患者已越来越少，约 90% 的十二指肠溃疡及 50% 的胃溃疡患者经内科有效治疗后好转。所需手术干预的病例仅限少数并发症患者。手术适应证为：①溃疡急性穿孔；②溃疡大出血；③瘢痕性幽门梗阻；④顽固性溃疡；⑤溃疡癌变。

1. 手术方式

胃、十二指肠溃疡的手术目的是针对胃酸过高而采取相应措施，目前，手术方式主要有两种，一种是胃大部切除术，另一种是迷走神经切断术。

（1）胃大部切除术：为我国目前治疗消化性溃疡最为广泛的手术方式，切除范围包括胃体大部、胃窦、幽门和部分十二指肠球部，占全胃的 2/3 ~3/4，从而达到抑酸的效果（图 3-2）。切除胃大部后的胃肠道吻合方法常用的是毕罗Ⅰ式和毕罗Ⅱ式。

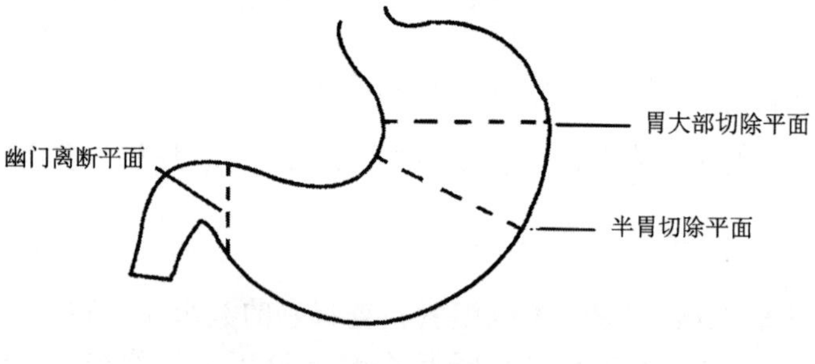

图 3-2　胃切除范围标志

1）毕罗Ⅰ式：特点是胃大部切除以后将残胃与十二指肠断端进行吻合。这种吻合方式接近正常生理状态，术后并发症较少，且胆汁反流不多于幽门成形术，近年来多主张在条件允许时采用此种吻合方式（图 3-3）。

2）毕罗Ⅱ式：特点是胃大部切除后将十二指肠残端关闭，将胃残端与空肠上端吻合。其优点是可切除足够体积的胃而不致吻合口张力过大。同时，即使十二指肠溃疡不能切除也可因溃疡旷置而愈合（图 3-4）。

（2）迷走神经切断术：迷走神经切断后胃酸的神经分泌相消失，体液相受到抵制，胃酸分泌减少，从而达到治愈溃疡的目的。

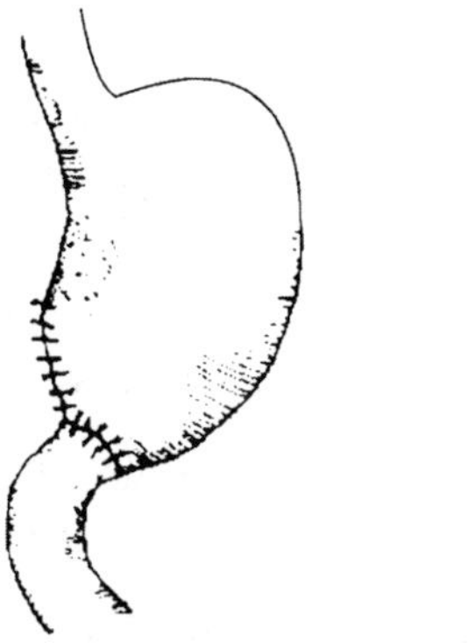

图 3-3 毕罗Ⅰ式吻合

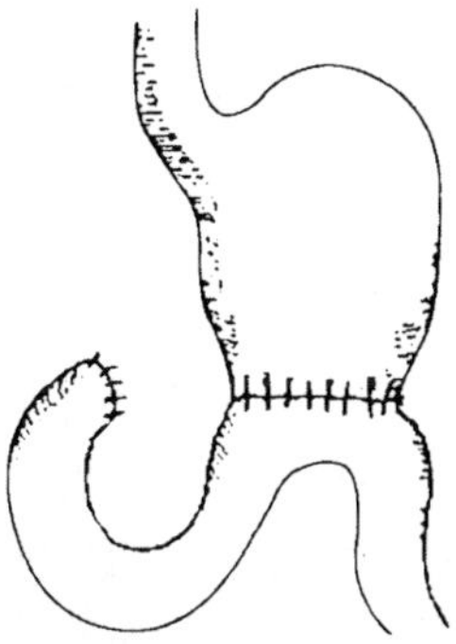

图 3-4 毕罗Ⅱ式吻合

1）迷走神经干切断术：约在食管裂孔水平，将左右两支腹迷走神经干分离后切除 5 ~ 6 cm，以免再生。根据情况，再行胃空肠吻合术或幽门成形术。由于腹迷走神经干尚可管理肝、胆、胰、肠的分支，如遭到不必要的切断，会造成上述器官功能紊乱。胃张力及蠕动随之减退，胃排空迟缓，胃内容物潴留，故需加做幽门成形术。此外可产生顽固性腹泻，可能和食物长期潴留、腐败引起肠炎有关。迷走神经干切断术因缺点多，目前临床上很少应用。

2）选择性迷走神经切断术：将胃左迷走神经分离清楚，在肝支下切断，同样胃右迷走神经分离出腹腔支下，加以切断，从而避免发生其他器官功能紊乱。为了解决胃潴留问题，则需加胃引流术，常用的引流术有幽门成形术、胃窦部或半胃切除，再行胃十二指肠或胃空肠吻合术。

3）选择性胃迷走神经切断术：是迷走神经切断术的一大改进，目前国内外广泛应用。但此法还存在不少问题，如由于迷走神经解剖上的变异，切断迷走神经常不完善，有可能神经再生，仍有不少溃疡复发。加以胃窦部或半胃切除时，虽有着更加减少胃酸分泌的优点，但也带来了胃切除术后的各种并发症的缺点。因此该术式亦非理想。

4）高选择性胃迷走神经切断术：此法仅切断胃近端支配胃体、胃底壁细胞的迷走神经，而保留胃窦部的迷走神经，因而也称为胃壁细胞迷走神经切断术或近端胃迷走神经切断术。手术时在距幽门5 ~ 7 cm的胃小弯处，可以沿胃小弯下行的胃迷走神经前支入胃窦部的扇状终末支（鸦爪）作为定位标志，将食管下端 5 ~ 7 cm 范围内进入胃底、胃体的迷走神经一一切断，保留进入胃窦部的扇状终末支。

高选择性胃迷走神经切断术的优点在于消除神经性胃酸分泌，消除溃疡病复发的主要因素；保留胃窦部的张力和蠕动，无须附加引流术；保留幽门括约肌的功能，减少胆汁反流和倾倒综合征的发生机会；保留胃的正常容积，不影响进食量；手术简单安全。

2. 并发症

（1）术后胃出血：胃大部切除术后，一般在 24 小时以内，从胃管引流出少量黯红色或咖啡色血性内容物，多为术中残留胃内的血液或胃肠吻合创伤面少量渗出的缘故。如短期内自胃管引流出较大量的血液，尤其是鲜血，甚至呕血、黑便或出现出血性休克，是因切端或吻合口有小血管结扎、缝合不彻底所致。术后 4 ~ 6 天出血，多因缝合过紧吻合口黏膜坏死脱落引起；严重的早期出血，如量大，甚至发生休克，需要果断再次探查止血。

（2）十二指肠残端破裂：是胃大部切除术毕罗Ⅱ式中最严重的并发症，死亡率很高，约 15%。多因处理十二指肠球部时损伤浆肌层或血液循环；或残端缝合过紧，过稀。输入空肠袢梗阻也可致残端破裂。一般多发生在术后 4 ~ 7 天。表现为右上腹突然发生剧烈疼痛，局部或全腹明显压痛、反跳痛、腹肌紧张等腹膜炎症状。腹穿可抽出胆汁样液体。预防方法是：妥善缝合十二指肠残端，残端缝合有困难者，可插管至十二指肠腔内做造瘘术，外覆盖大网膜。溃疡病灶切除困难者，选择病灶旷置胃大部切除术式，避免十二指肠残端破裂。一旦发生残端破裂，修补难以成功，应行引流术，在十二指肠残端处放置双腔套管持续负压吸引，同时也要引流残端周围腹腔。以静脉营养法或空肠造瘘来营养支持。

（3）胃肠吻合口破裂或瘘：多发生在术后 5 ~ 7 天，如在术后 1 ~ 2 天内发生，则可能是吻合技术的问题。一般原因有缝合不当、吻合口存在张力、局部组织水肿或低蛋白血症等所致组织愈合不良。胃肠吻合口破裂常引起严重的腹膜炎，需及时手术进行修补，术后要保持可靠的胃肠减压，加强营养支持。

（4）吻合口梗阻：发生率为1% ~5%，主要表现为进食后上腹胀痛、呕吐，呕吐物为食物，多无胆汁。梗阻多因手术时吻合口过小；或缝合时胃肠壁内翻过多；吻合口黏膜炎症水肿所致。前两种原因造成的梗阻多为持续性，不能自行好转。需再次手术扩大吻合口或重新做胃空肠吻合。黏膜炎症水肿造成的梗阻为暂时性，经过适当的非手术治疗症状可自行消失。梗阻性质一时不易确诊，先采用非手术疗法，暂时停止进食，行胃肠减压，静脉输液，保持水、电解质平衡和营养；若因黏膜炎症水肿引起的梗阻，往往数日内即可改善。经两周非手术治疗仍有进食后腹胀、呕吐现象，应考虑手术治疗。

（5）输入空肠袢梗阻：在毕罗Ⅱ式手术后，如输入空肠袢在吻合处形成锐角或输入空肠袢过长发生曲折，使输入空肠袢内的胆汁、胰液、肠液等不易排出，将在空肠内发生潴留而形成梗阻。输入空肠段内液体潴留到一定量时，强烈的肠蠕动克服了一时性的梗阻，将潴留物大量排入残胃内，引起恶心、呕吐。表现为进食后 15 ~ 30 分钟，上腹饱胀，轻者恶心，重者呕吐，呕吐物主要是胆汁，一般不含食物，呕吐后患者感觉症状减轻而舒适。多数患者术后数周症状逐渐减轻而自愈，少数症状严重持续不减轻者需手术治疗，行输入和输出空肠袢之间侧侧吻合术。

在结肠前近端空肠对胃小弯的术式，如近端空肠过短，肠系膜牵拉过紧，形成索带压迫近端空肠，使被压迫的十二指肠和空肠成两端闭合肠袢，且可影响肠壁的血运，而发生坏死。有时过长的输入空肠袢，穿过空肠系膜与横结肠之间的孔隙，形成内疝，也可发生绞窄。主要表现为上腹部疼痛、呕吐，呕吐物不含胆汁，有时偏右上腹可触及包块。这一类梗阻容易发展成绞窄，应及早手术治疗。

（6）输出空肠袢梗阻：输出空肠袢梗阻多为大网膜炎性包块压迫或肠袢粘连成锐角所致。在结肠后吻合时，横结肠系膜的孔未固定在残胃壁上，而因束着空肠造成梗阻。主要表现为呕吐，呕吐物为食物和胆汁。确诊应借助于钡餐检查，以示梗阻的部位。症状严重而持续，应手术治疗以解除梗阻。

（7）倾倒综合征：倾倒综合征是胃大部分切除术后比较常见的并发症。在毕罗Ⅱ式吻合法发生机会更多。根据症状在术后和进食后发生的迟早，临床上将倾倒综合征分为早期倾倒综合征和晚期倾倒综合征两类。一般认为这两种表现不同、性质各异的倾倒综合征，有时同时存在，致临床表现混淆不清。

1）早期倾倒综合征：表现为进食后上腹胀闷、心悸、出汗、头晕、呕吐及肠鸣、腹泻等。患者面色苍白、脉搏加速、血压稍增高。上述症状经平卧 30 ~ 45 分钟即可自行好转消失，如患者平卧位进食则往往不发生倾倒症状。症状的发生与食物的性质和量有关，进甜食及牛奶易引起症状，过量进食往往引起症状发作。原因尚不十分清楚，但根据临床表现，一般认为早期倾倒综合征的原因有两种：一是残胃缺乏固定，进食过量后，胃肠韧带或系膜受到牵拉，因而刺激腹腔神经丛引起症状，所谓机械因素；二是大量高渗食物进入空肠后，在短期内可以吸收大量的液体，致使血容量减少，即渗透压改变因素。

2）晚期倾倒综合征：性质与早期综合征不同，一般都发生在手术后半年左右，而多在食后 2 ~ 3 小时发作，表现为无力、出汗、饥饿感、嗜睡、眩晕等。发生的原因由于食物过快地进入空肠内，葡萄糖迅速被吸收，血糖过度增高，刺激胰腺产生过多胰岛素，而继发生低血糖现象，故又称低血糖综合征。

预防倾倒综合征的发生，一般认为手术时胃切除不要过多，残胃适当固定，胃肠吻合口不要太大。术后早期应少食多餐，使胃肠逐渐适应。一旦出现症状多数经调节饮食，症状逐渐减轻或消失。极少数患者症状严重而经非手术治疗持续多年不改善，可考虑再次手术治疗，行胃肠吻合口缩小术，或毕罗Ⅱ改为毕罗Ⅰ式，或行空肠代胃、空肠、十二指肠吻合术。

（8）吻合口溃疡：吻合口溃疡是胃大部切除术后常见的远期并发症。多数发生在十二指肠溃疡术后。吻合口溃疡的原因与原发溃疡相似，80% ~90% 的吻合口溃疡者存在胃酸过高现象。症状与原发溃疡相似，但疼痛的规律性不明显，在上腹吻合口部位有压痛。吻合口溃疡一旦形成，发生并发症机会甚多，如出血、穿孔。预防措施，避免做单纯胃空肠吻合；胃大部切除时胃切除要足够，应争取做胃十二指肠吻合。吻合口溃疡一般主张采用手术治疗，手术方法是再次行胃大部切除或同时做迷走神经切断术。

（9）碱性反流性胃炎：碱性反流性胃炎常发生于毕罗Ⅱ式胃大部切除术后1~2年。由于胆汁、胰液反流，胆盐破坏了胃黏膜对氢离子的屏障作用，使胃液中的氢离子逆流弥散于胃黏膜细胞内，从而引起胃黏膜炎症、糜烂，甚至形成溃疡。表现为上腹部持续性烧灼痛，进食后症状加重，抗酸药物服后无效；胆汁性呕吐，呕吐后症状不减轻，胃液分析胃酸缺乏；食欲差，体重减轻，因长期少量出血而导致贫血。这一并发症非手术治疗效果不佳。症状严重应考虑手术治疗。手术可改行 Roux-en-Y 吻合，以免胆汁反流入残胃内，同时加做迷走神经切断术以防术后吻合口溃疡发生。

（10）营养障碍：胃是容纳食物并进行机械和化学消化的场所。食物因胃的运动而与酸性胃液混合成食糜，其蛋白质也在酸性基质中经胃蛋白酶进行消化，食物中的铁质也在胃内转变为亚铁状态以便吸收。当胃大部切除术后，少数患者可能出现消瘦、贫血等营养障碍。

四、预后

十二指肠溃疡在迷走神经切断+胃窦切除后的复发率为0.8%，比其他术式显著为低，是其主要优点，特别是对有严重溃疡体质而耐受力好的患者。少数病例术后复发，主要是因迷走神经切断术做得不完全或者是促胃液素瘤所致。

十二指肠溃疡在迷走神经切断+胃引流术后的平均复发率为80%左右，最高可达28%，是其主要缺点。用高选迷走切断治疗十二指肠溃疡的复发率为5%~10%。十二指肠溃疡行胃大部切除术而不加做迷走神经切断术者的复发率为5%~6%，术后并发症较多。用简单的胃空肠吻合术来治疗十二指肠溃疡现已废弃，因复发率可达40%。

胃溃疡做单纯胃窦切除的复发率约为2%。如有复合溃疡，应做胃大部切除。

随着PPI的广泛应用，溃疡复发率已较20世纪六七十年代明显减少并可能控制。

五、最新进展

大多数消化性溃疡经非手术疗法患者可获得治愈尤其是20世纪80年代以后，随着 H_2 受体阻断剂、PPI以及清除幽门螺杆菌药物的广泛应用，溃疡病的手术治疗在大幅减少。顽固性十二指肠溃疡的手术例数目前降低了大约62%。溃疡病需要外科手术治疗的仅限于其并发症。因此，应当结合患者具体情况，严格、正确地掌握消化性溃疡手术治疗适应证。

随着微创技术的发展，腹腔镜下消化性溃疡的手术现已基本成熟，溃疡穿孔修补术、迷走神经切断术、胃大部切除术等均可在腹腔镜下完成。因其创伤小、恢复快、疼痛轻等优点已逐渐为广大病患者所接受。

第四节　应激性溃疡

一、概述

严重创伤、大手术、感染、休克等应激情况下可继发胃及十二指肠黏膜糜烂、溃疡，乃至大出血，因其表现不同于常见的消化性胃、十二指肠溃疡，故命名为应激性溃疡。由于不同应激因素引起的又有不同的命名，如继发于烧伤者称为 Curling 溃疡，由中枢神经系统病损引起者称为 Cushing 溃疡等。

（一）发病机制

应激性溃疡的发生是机体神经、内分泌功能失调，胃黏膜自身保护功能削弱和胃黏膜损伤作用相对增强等因素综合作用的结果。

1. 神经、内分泌功能失调

下丘脑是应激时神经、内分泌的整合中枢，破坏下丘脑外侧区和海马两侧可加重实验性应激性溃疡，说明应激状态下下丘脑外侧区和海马两侧可能通过某种机制保护胃黏膜而减少应激性溃疡的发生。实验研究也证实中枢内去甲肾上腺素、乙酰胆碱和5-羟色胺介导下丘脑室旁核参与实验性应激性溃疡的发生。由于中枢去甲肾上腺素的作用有赖于正常的血浆皮质激素和甲状腺素水平，切除肾上腺和甲状腺可部分抑制电刺激室旁核加重实验性应激性溃疡的效应。切除迷走神经和交感神经后，电刺激下丘脑外侧区和室旁核加重应激性溃疡的效应受到抑制。

已证实广泛存在于下丘脑的促甲状腺素释放激素（TRH）参与应激性溃疡的发生，其机制可能通过副交感神经介导而促进胃酸与胃蛋白酶原分泌，增强胃平滑肌收缩。中枢多巴胺、5-羟色胺和肾上腺素均参与这一机制。此外，尚有多种中枢神经肽，如神经降压素、铃蟾肽、生长抑素、降钙素、β内啡肽等通过自主神经系统及垂体-肾上腺轴而作用于胃肠靶器官，引起后者的病理生理改变，最终导致应激性溃疡的发生，特别要强调的是应激状态下迷走神经高度兴奋在其中的重要意义。

2. 胃黏膜自身保护功能削弱

正常的胃黏膜保护功能由下列3方面组成。①胃黏液屏障：胃黏膜分泌稠厚黏液紧贴于胃黏膜表面，形成黏液屏障，由于其分子结构特殊，其内水分静止，H^+和胃蛋白酶在其中扩散速度极慢，所以该黏液屏障能在胃黏膜上皮细胞层与胃腔间维持恒定的pH梯度。②胃黏膜屏障：胃黏膜上皮细胞的腔面细胞膜由脂蛋白构成，胃腔内的H^+不能逆行扩散至细胞内。胃黏膜上皮细胞间的连接非常紧密，H^+也不能由此进入细胞内，胃黏膜上皮迁移、增殖修复功能更是胃黏膜的重要保护机制。③HCO_3^-的中和作用：胃黏膜细胞内有大量碳酸酐酶能将细胞内氧化代谢产生的以及来自血液中的CO_2与H_2O结合成H_2CO_3，后者离解成HCO_3^-和H^+，位于黏液层和上皮细胞内的HCO_3^-可以中和少量进入的H^+。

应激状态下黏液屏障障碍表现为黏液分泌量减少，黏液氨基己糖及保护性巯基物质含量减少，对胃腔内各种氧化物等有害物质的缓冲能力由此降低，黏膜电位差下降，胃腔内H^+反流增加，黏膜内微环境改变，促进了黏膜上皮的破坏。应激状态使黏膜上皮增殖受抑，因为肥大细胞释出的肝素和组胺可抑制上皮细胞的DNA聚合酶以及降低上皮细胞的有丝分裂活性。

尤其在低血压和低灌流情况下，胃缺血是应激性溃疡的主要诱因，缺血可影响胃黏膜的能量代谢，ATP与高能磷酸值下降，削弱了胃黏膜的屏障功能，血流量不足也可导致H^+在细胞中积蓄，加重了黏膜内酸中毒。胃黏膜微循环障碍使微血管通透性增加，这与肥大细胞脱颗粒释出组胺、白三烯等炎性介质的作用有关。

3. 胃黏膜损伤作用相对增强

应激状态使胃黏膜局部许多炎性介质含量明显增加，其中脂氧化物含量随应激时间的延长而升高，具保护作用的巯基化合物含量反见降低，黄嘌呤脱氢酶大量转换为黄嘌呤氧化酶，自由基因之产生增加，这些炎性介质和自由基均可加重黏膜的损害。

应激状态使胃、十二指肠本身动力障碍，表现为胃肠平滑肌收缩的幅度增加、时间延长和频率加快，加重了胃黏膜缺血。十二指肠胃反流更使胆汁中的卵磷脂物质在胃腔内积聚，黏膜屏障受到破坏。在多数应激状态下，胃酸分泌呈受抑现象，但由于黏膜屏障功能削弱和局部损害作用增强，实际反流入黏膜内的H^+总量增加，使黏膜内pH明显降低，其降低程度与胃黏膜损害程度呈正相关。H^+不断逆行扩散至细胞内，结果黏膜细胞呈现酸中毒，细胞内溶酶体裂解，释出溶酶，细胞自溶、破坏而死亡，加上能量不足，DNA合成受损，细胞无法增殖修复，形成溃疡。

（二）病理

根据诱发原因的不同，应激性溃疡可分为下述3类。①Curling溃疡，见于大面积深度烧伤后。多发生在烧伤后数日内，溃疡多位于胃底，多发和表浅。少数可发生在烧伤康复期，溃疡多位于十二指肠。②Cushing溃疡，常因颅脑外伤、脑血管意外时颅内压增高直接刺激迷走神经核而致胃酸分泌亢进而引起。溃疡常呈弥漫性，位于胃上部和食管，一般较深且呈穿透性，可造成穿孔。③常见型应激性溃疡，多见于严重创伤、大手术、感染和休克后，也可发生在器官衰竭、心脏病、肝硬化和癌肿等危重患者。病变可弥散于胃底、胃体含壁细胞泌酸部位，革兰阴性细菌败血症引起的常为胃黏膜广泛糜烂、出血和食管、胃、十二指肠溃疡。

病理肉眼可见胃黏膜均呈苍白，有散在的红色瘀点，严重的有糜烂，甚或溃疡形成。镜检可见多处上皮细胞破坏或整片脱落。一般在应激情况 4 ~ 48 小时后整个胃黏膜有直径 1 ~ 2 mm 的糜烂，伴局限性出血和凝固性坏死。如病情继续恶化，糜烂灶相互融合扩大，全层黏膜脱落，形成溃疡，有深有浅，如涉及血管，破裂后即引起大出血。

二、诊断

应激性溃疡无特异性症状，有时突发大出血，来势凶猛，有时呈间歇性发作。出血时不伴疼痛。除烧伤康复期外，应激性溃疡只有在应激和病情危重时才发生的，属急性病变，溃疡常呈多发，要排除原有慢性胃、十二指肠溃疡急性发作的情况。在危重患者突发上消化道出血时首先要考虑本病的存在。胃镜检查可以确立诊断。要注意应激性溃疡患者不一定都伴有高胃酸分泌。

三、治疗

1. 胃管引流和冲洗

放置鼻胃管，抽吸胃液，清除胃内潴留的胃液和胆汁，以免加重对黏膜的侵蚀，并用 5 ~ 10 L 等渗冷盐水冲洗。清除积血和胃液后，胃腔内可灌入硫糖铝 6 ~ 12 g，根据病情可自每 2 小时一次至一日 4 次不等。长期应用胃黏膜缺血的药物（如去甲肾上腺素）和冰水灌注是有害的，因可加重黏膜缺血。可试用一两次，即在 250 mL 冰盐水中加入去甲肾上腺素 8 mg。

2. 药物治疗

除局部使用外，还可全身给予奥美拉唑每日 40 mg 或雷尼替丁每日 400 mg，共 5 天，生长抑素可抑制胃酸分泌，减少门静脉和胃肠血流。可肌内注射八肽生长抑素 0. 1 mg 每 8 小时一次，也可自胃管内灌入，均有止血作用。

3. 手术治疗

药物止血无效时，可经胃镜下电凝或激光凝固、选择性动脉造影和垂体后叶素（动脉内每分钟注入 0. 2 U）灌注有时可获得直接止血的作用，为后继的治疗赢得时间。出血仍无法控制且量大，最后只能考虑手术治疗。手术术式以切除所有出血病灶为原则，全胃切除术效果好，但死亡率高，可选用迷走神经切断和部分胃切除术，如患者不能耐受较大手术时，可对明显出血的病变进行简单的结扎缝合术，或结扎胃周血管的断流术，即结扎胃左、右动脉和胃网膜左、右动脉，但必须保留胃短动脉的血供。

四、预防

预防重于治疗，应激性溃疡不仅是胃肠功能障碍的一种表现，同时也提示存在全身微循环灌注不良和氧供不足的现象，预防措施应从全身和局部两方面同时着手。

1. 全身措施

积极去除应激因素，治疗原发病，纠正供氧不足，改善血流灌注，维持水、电解质和酸碱平衡，极为重要，也是首要措施。

早期进食可促进胃黏液分泌，中和腔内胃酸，促进黏膜上皮增殖和修复，对于不能进食者可予管饲。营养支持也很重要。

2. 局部措施

对胃肠功能障碍伴胃内潴留者应给予鼻胃管减压，抑酸剂或抗酸剂的应用有一定的预防作用。如雷尼替丁 150 mg 静注或奥美拉唑 40 mg 口服或胃内灌入可明显减少出血的发生。现一致公认 H_2 受体拮抗剂能明显升高胃酸 pH 和降低应激性溃疡的发生率。但抑制胃酸药物的应用并非必要，因为应激时胃酸分泌并不增加，其病变主要是胃黏膜缺血、黏膜屏障障碍和 H^+ 反流所引起。推荐硫糖铝的应用，硫糖铝能与胃蛋白酶络合，抑制该酶分解蛋白质，与胃黏膜的蛋白质络合形成保护膜，阻止胃酸、胃蛋白酶和胆汁的渗透和侵蚀，它不影响胃液的pH，不致有细菌过度繁殖和医源性肺炎发生率增加的危险，可给硫糖铝6 g，分次自胃管内灌入，其预防作用与H_2受体拮抗剂相当。

小剂量糖皮质激素可改善胃黏膜微循环，稳定细胞膜。还原性谷胱甘肽、别嘌呤醇、过氧化物歧化酶（SOD）、普萘洛尔、可乐定、钙通道阻滞剂等均证实有预防作用。

第五节　胃癌

一、病因

胃癌病因和发病机制尚未阐明，研究资料表明胃癌的发生是多因素综合作用的结果。目前认为下列因素与胃癌的发生有关。

1. 环境因素

不同国家与地区胃癌发病率有明显差别，高发区向低发区的第1代移民胃癌发生率与本土居民相似，第2代即有明显下降，第3代胃癌的发生率则与当地居民相似。提示胃癌的发病与环境因素有关，其中最主要的是饮食因素。在人类，胃液中亚硝胺前体亚硝酸盐的含量与胃癌的患病率明显相关，可通过损伤DNA发生致癌作用。流行病学调查证实饮水中亚硝酸盐含量高的地区胃癌发病率高；腌制蔬菜、鱼、肉含有大量硝酸盐和亚硝酸盐；萎缩性胃炎胃酸过低的情况下，硝酸盐受胃内细菌硝酸盐还原酶的作用而形成亚硝酸盐类物质。

食物中还可能含有某些致癌物质或癌前物质，在体内通过代谢或胃内菌群的作用转化为致癌物质。如油煎食物在加热过程中产生的某些多环碳氢化合物；熏制的鱼肉含有较多的3，4-苯并芘；发霉的食物含有较多的真菌毒素，可与*N*-亚硝基化合物起协同致癌作用；大米加工后外覆的滑石粉，化学性质与结构都与石棉纤维相似，上述物质均被认为有致癌作用。

饮酒在胃癌发病中的作用尚未有定论，而高盐饮食、吸烟、低蛋白饮食、较少进食新鲜的蔬菜与水果则可能增加患胃癌的危险性。一些抗氧化的维生素如维生素A、维生素C、维生素E和β胡萝卜素及绿茶中的茶多酚有一定防癌作用。水土中某些元素含量和比例的异常可能也与胃癌发生有关。

其次，研究提示，某些职业与胃癌的发病相关：开采煤炭、锡矿，木材加工，金属制造（尤其是钢铁），橡胶处理等会增加胃癌的危险性；可能与暴露在工作环境中的灰尘颗粒损伤胃黏膜，或吸收、转运致癌物质如*N*-亚硝基化合物到胃内有关。

2. 感染因素

（1）幽门螺杆菌（Hp）感染：与胃癌发病相关，已被WHO列为Ⅰ类致癌物。流行病学调查表明胃癌发病率与Hp感染率正相关，胃癌高发区的Hp感染年龄提前。Hp感染的致癌机制复杂。①可能通过引起炎症反应，继而产生基因毒性作用。多数学者认为，Hp感染主要作用于慢性活动性胃炎，慢性萎缩性胃炎-肠组织转化的癌变起始阶段，使胃体壁细胞泌酸减少，有利于胃内细菌繁殖和亚硝基化合物形成；同时细胞毒素及炎症反应激活细胞因子、氧自由基、NO释放，造成DNA损伤、基因突变也可能成为主要原因。②Hp感染诱导胃黏膜上皮细胞凋亡和增殖失平衡，促进癌变发生。③Hp感染导致胃内抗坏血酸明显减少，削弱其清除亚硝酸盐、氧自由基的作用。

（2）EB病毒感染：胃癌患者的癌细胞中，大约10%有EB病毒感染，在癌旁组织中可检出EB病毒基因组。据报道在美国和德国发生率最高（16%～18%），在中国最低（3.1%），分布无地域性；它与未分化胃癌尤其是淋巴上皮样癌关系密切，在组织学上类似于鼻咽部恶性肿瘤，病理类型多样，淋巴结转移较少；在这些患者中，Hp感染率较低。

3. 遗传因素

胃癌发病有家族聚集倾向，患者家属胃癌发病率高于一般人2～4倍。不同ABO血型的人群胃癌的发病率可能有差异，不同种族间也有差异，均提示有遗传因素存在。较多学者认为某些遗传素质使易感者在同样的环境条件下更易患癌。

4. 基因调控

正常情况下胃黏膜细胞增殖与凋亡受到癌基因、抑癌基因、生长因子及其受体、细胞黏附因子及DNA修复基因等的调控。近年来，随着细胞分子生物学的研究与进展，对胃癌的癌变过程进行了大量研究，现已明确的癌基因有*ras*、*met*、*c-myc*、*erb-B2*、*akt-2*等。如*ras*、*met*基因过量表达发生于癌变早期；*met*、*erb-B2*等扩增与肿瘤快速生长、淋巴结转移有关；抑癌基因在细胞增殖分化中起稳定作用，*p53*、*p16*、*nm23*、*APC*等抑癌基因的失活或突变可能与胃癌的发生和转移有关。同时，还发现不少调节肽如表皮生长因子、转化生长因子、胰岛素样生长因子-Ⅱ、血小板转化生长因子等，在胃癌发生过程中起调节作用。此外，研究提示环氧化酶-2（COX-2）表达出现于70%胃癌患者中，其高表达与淋巴结浸润及不良预后相关。DNA甲基化是基因在转录水平的调控方式之一，胃癌患者癌基因甲基化水平越低，其分化程度往往越差。

5. 癌前期变化

指某些具有较强的恶变倾向的病变，包括癌前期状态与癌前期病变，前者系临床概念，后者为病理学概念。

（1）胃的癌前期状态：包括慢性萎缩性胃炎、胃息肉、残胃、胃溃疡、胃黏膜肥厚等。

1）慢性萎缩性胃炎：慢性萎缩性胃炎基础上可进一步发生肠上皮组织转化、不典型增生而癌变。其病史长短和严重程度与胃癌的发生率有关，不少报道在慢性嗜酸性胃炎基础上胃癌的发生率为2%～10%。

2）胃息肉：最常见的是炎性或增生性息肉，一般很少发生癌变。腺瘤型或绒毛型息肉癌变率为15%～40%，直径大于2 cm者癌变率更高。

3）残胃：胃良性病变手术后残胃发生的胃癌称残胃癌。胃手术后尤其从术后10年开始，发生率显著上升。毕罗Ⅱ式胃空肠吻合术后发生胃癌较毕罗Ⅰ式为多，十二指肠内容物反流至残胃，胆酸浓度增高是促使发生癌变的重要因素，有报道可达5%～10%，我国残胃癌发生率为2%～3%。

4）良性胃溃疡：良性胃溃疡癌变的发生率各家报道不一。一般认为癌变率为1%～5%。目前认为，胃溃疡本身并不是一个癌前期状态，而溃疡边缘的黏膜则会发生肠上皮化生与恶变。

5）恶性贫血和巨大胃黏膜肥厚症：癌变率约为10%，但这两种疾病在我国的发病率均很低。

（2）胃的癌前期病变：包括异型增生与肠组织转化等。

1）异型增生：也称不典型增生，是由慢性炎症引起的病理细胞增生，包括细胞异型、结构紊乱、分化异常。国内将异型增生分为腺瘤型、隐窝型、再生型，后者癌变率较低。近年发现的球样异型增生认为与印戒细胞癌关系密切。异型增生在我国分为轻、中、重3度，内镜随访结果表明，轻度异型增生可能逆转，重度异型增生的癌变率可超过10%。

2）肠组织转化：是指胃黏膜上出现类似肠腺上皮，具有吸收细胞、杯状细胞和潘氏细胞等，有相对不成熟性和向肠、向胃双向分化的特点。根据吸收细胞形态可分为小肠型与结肠型两种，小肠型（完全型）具有小肠黏膜的特征，分化较好。结肠型（不完全型）与结肠黏膜相似，又可分为2个亚型：Ⅱa型，能分泌非硫酸化黏蛋白；Ⅱb型能分泌硫酸化黏蛋白，此型肠化分化不成熟，与胃癌发生（尤其是分化型肠型胃癌）关系密切。

近端胃肿瘤，特别是胃食管连接处的肿瘤危险因素较明确，可能与吸烟有关，与Hp感染无关。胃食管连接处腺癌占胃癌的25%，与远端胃肿瘤不同，近几十年来的发病率一直升高，多发生在Barret食管化生情况下，是食管腺癌的变型。

二、病理

胃癌可以发生在胃的任何部位，最多见于胃窦，其次为胃小弯，再次为贲门，胃大弯和前壁较少见。

胃癌的大体形态，随病期而不同，宜将早期胃癌和进展期胃癌分开。

1. 早期胃癌

指所有局限于黏膜或黏膜下层的胃癌，无论其是否有淋巴转移。分为3型：①Ⅰ型隆起型，癌块突出约5 mm以上；②Ⅱ型浅表型，癌块微隆与低陷在5 mm以内，有3个亚型即Ⅱa表面隆起型、Ⅱb平坦型、Ⅱc表面凹陷型；③Ⅲ型凹陷型，深度超过5 mm。最近我国有人提出小胃癌（癌灶直径6～10 mm）和微小胃癌（癌灶直径<5 mm）的概念，把胃癌诊断水平推向早期始发阶段，使经根治后5年存活率提高到达100%。

2. 进展期胃癌

（1）块状型癌：小的如息肉样，大的呈蕈伞状巨块，突入胃腔内，表面常破溃出血、坏死或继发感染。此型肿瘤较局限，生长缓慢，转移较晚。

（2）溃疡型癌：癌中心部凹陷呈溃疡，四周边缘呈不规则隆起，溃疡直径一般大于2.5 cm，基底较浅，周围有不同程度的浸润，此型发生出血穿孔者较多见，转移的早晚视癌细胞的分化程度而有所不同。

（3）弥漫浸润型癌：癌细胞弥漫浸润于胃壁各层内，遍及胃的大部或全部，胃壁僵硬，呈革袋状。此型癌的细胞分化较差，恶性程度较高，转移也较早。

国际上多按传统的Bomnann分类，将胃癌分为4型：Ⅰ型即结节型；Ⅱ型指无浸润的溃疡型（并口样，边缘清楚，有时隆起呈围堤状而无周围浸润）；Ⅲ型指有浸润的溃疡型（边界不清，并向四周浸润）；Ⅳ型即弥漫型。

根据组织学结构可分为4型：①腺癌；②未分化癌；③黏液癌；④特殊类型癌，包括腺鳞癌、鳞状细胞癌、类癌等。有人根据胃癌的生物学特性，将其分为2种，即肠型癌、弥漫型癌，其中肠型癌多属分化较高的管状或乳头状腺癌，呈局限生长；弥漫型癌分化差，呈浸润生长。

三、临床表现

（一）症状

胃癌早期，临床症状多不明显，也不太典型，如捉摸不定的上腹不适、隐痛、嗳气、反酸、食欲减退、轻度贫血等，类似胃、十二指肠溃疡或慢性胃炎等症状。晚期可出现以下几方面的症状。

（1）胃部疼痛为胃癌常见的症状，初期可隐痛、胀满，病情进一步发展疼痛加重、频繁、难以忍耐，肿瘤一旦穿孔，则可出现剧烈腹痛的胃穿孔症状。

（2）食欲减退、消瘦、乏力，这是一组常见而又不特异的胃癌表现。

（3）恶心、呕吐等，胃窦部癌增长到一定程度，可出现幽门部分或完全梗阻而发生呕吐，呕吐物多为宿食和胃液；贲门部癌和高位胃小弯癌可有进食梗阻感。肿瘤破溃或侵袭到血管，导致出血或突发上消化道大出血。

（4）晚期出现上腹肿块或其他转移引起的症状，如肝肿大、腹腔积液、锁骨上淋巴结肿大。此时消瘦、贫血明显，终成恶病质。

（二）体征

体检在早期多无特殊，晚期上腹肿块明显多呈结节状，质硬，略有压痛；若肿块已固定，则多表示浸润到邻近器官或癌块附近已有肿大的淋巴结块。发生直肠前凹种植转移时，直肠指诊可摸到肿块。

四、检查

1. 实验室检查

（1）胃液分析：正常胃液无色或浅黄色，每100 mL中含游离盐酸0～10 U，胃癌患者的胃酸多较少或无游离酸。当胃癌引起幽门梗阻时，可发现大量食物残渣，如伴有出血，则可出现咖啡样液体，对胃癌诊断具有一定的意义。

（2）大便隐血：反应持续性大便隐血阳性，对胃癌的诊断有参考价值。

（3）细胞学检查：目前临床取材方法有以下几种。

1）一般冲洗法检查：前一天晚饭进流质，当天早晨禁食，下胃管抽空胃液，再用生理盐水反复冲洗，并让患者变换体位，最后收集冲洗液，离心后涂片、染色。

2）直视下冲洗法：用纤维胃镜在直视下对可疑病变进行冲洗，再用导管吸出冲洗液进行检查。

3）刷拭法：在纤维胃镜直视下，对可疑病变用尼龙细胞刷来回摩擦后取出涂片镜检。

4）印片法：纤维胃镜直视下活检，取出胃黏膜组织在玻片上涂片镜检。

胃脱落细胞学检查是诊断胃癌的一种比较好的方法，操作简单、阳性率高、痛苦少、患者易于接受。但它不能确定病变的部位，和X线钡餐、胃镜检查联合应用，可提高胃癌的早期诊断率到98%。

胃癌细胞表现为成簇、多种形态或重叠，出现印戒细胞，细胞内核比例增大，核膜增厚、核仁增大、核染色质不规则和颗粒大等改变。

2. X线检查

钡餐造影主要观察胃的轮廓失常、黏膜形状的改变、胃蠕动以及排空时间等。X线诊断胃癌的正确率为70%～90%，不同类型的胃癌，其X线表现也各不同，蕈伞型癌主要表现为突入胃腔内的不规则充盈缺损，黏膜破坏或中断；溃疡型癌表现为位于胃轮廓以内的溃疡龛影，溃疡边缘不整齐，附近胃壁僵直；浸润型癌表现胃壁僵硬，蠕动和黏膜皱襞消失，胃腔缩窄而不光滑，钡剂排出较快。如整个胃受侵则呈皮革样胃。

X线钡餐检查对早期胃癌的确诊率可达89%，但需要应用各种不同的检查法，包括不同充盈度的投照、黏膜纹显示、控制压力量的加压投照和双重对比等方法。早期胃癌隆起型，在适量钡剂充盈下加压或在中等量充气的双重对比下，能显示出小的充盈缺损。表浅型因有轻度的低洼，可见一小片钡剂积聚或在充盈相呈微小的突出。凹陷型在加压投照或双重对比时有钡剂积聚，其形态多不规则，邻近黏膜呈杆状中断。

3. 内窥镜检查

由于纤维内窥镜技术的发展和普遍应用，早期胃癌的诊断率和术后5年生存率明显升高。现今应用的电子内窥镜，其特点是直径较细、广角前视、高分辨率、高清晰度，包括内窥镜、电视显示和录像，还可摄像。最近又有超声内镜，胃癌可按5层回声带的改变来辨别其浸润深度，甚至发现胃外淋巴结转移。

胃癌的确诊有待于胃镜进行活组织检查。每次要多夹几处，在四周分点取材，不要集中于一点，以免漏诊。

4. 血管造影检查（DSA）

胃癌的术前诊断，主要依靠X线双重对比造影及胃镜检查，两者都是从胃的黏膜而来观察、发现病灶，对于定性诊断有较高的敏感性，但定量诊断则是粗略的，可靠性不大。利用DSA进行胃癌的定量诊断技术可清楚显示肿瘤浸润范围、深度、病灶数量、周围有无侵犯、病灶周围淋巴结及远隔脏器有无转移等情况，可为能否手术切除和切除范围提供影像学依据。有学者报道11例手术切除标本的病理改变与DSA所见相对照，其符合率为86.6%。其方法为：①患者仰卧位，常规消毒；②在局部麻醉下采用Seldinger法，经右侧股动脉穿刺插管；③分别行腹腔动脉、选择性胃左动脉及脾动脉（DSA）；④使用45%泛影葡胺3～6 mL/s，总量12～13 mL。

胃癌DSA所见：①肿瘤供血动脉二级分支以下血管增多、紊乱、迂曲、边缘不整、粗细不均；②二分支血管呈网状，边缘不整、毛糙；③不规则的肿瘤染色；④造影时见胃腔内有斑点状造影剂外渗，呈雪花状改变；⑤供血动脉主干血管增粗、僵硬，边缘不整呈锯齿状改变；⑥附近淋巴结染色（血管化）增大，肝内有转移灶。

5. 放射免疫导向检查

胃癌根治术成败的关键在于能否在术时确定胃癌在胃壁内的浸润及淋巴结转移的范围，发现可能存在的临床转移灶，从而彻底合理地切除，放射免疫导向检查使之成为可能。方法：选用高阳性反应率、高选择性及高亲和力的抗胃癌McAb ^{3}H11，将纯化后的McAb以Iodogen法标记^{131}I。将此^{131}I-^{3}H以

250～800 uc 及墨汁于术前经胃镜作胃局部多点注射。手术时应用手提式探测器作贴近组织的探测，该探测器的大小为12.7～25.4 cm，准直孔径 4 cm，探测的最小分辨距离为 1.8 cm，可探及 4×10^5 癌细胞，且有较好的屏蔽性，因此可探及小于 1 mm 的亚临床转移灶如淋巴结和可疑组织。

6. 四环素荧光试验

四环素试验的方法很多，但基本原理都是根据四环素能与癌组织结合这一特点。如四环素进入体内后被胃癌组织所摄取，因而可以在洗胃液的沉淀中找到荧光物质。方法是口服四环素 250 mg，每日 3 次，共 5 天，末次服药后 36 小时洗胃，收集胃冲洗液，离心后的沉渣摊于滤纸上，温室干燥，暗室中用荧光灯观察，有黄色荧光者为阳性。阳性诊断率为 79.5%。

7. 胃液锌离子测定

胃癌患者胃液中锌离子含量较高，胃癌组织内含锌量平均为健康组织含锌量的 2.1 倍。因在胃癌患者胃液内混有脱落的癌细胞，癌细胞锌经过胃酸和酶的作用，使其从蛋白结合状态中游离出来，呈离子状态而混入胃液中，所以胃癌患者的胃液中锌离子含量高。

8. 腹部 CT 检查

CT 检查可显示胃癌累及胃壁向腔内和腔外生长的范围、邻近的解剖关系和有无转移等。胃癌的 CT 表现大多为局限性胃壁增厚（>1 cm）。各型胃癌的 CT 上均可见胃内外缘轮廓不规则，胃和邻近器官之间脂肪层消失。当观察到小网膜、大网膜、脾门、幽门下区淋巴结肿大时，多提示淋巴转移。如有肝、肾上腺、肾、卵巢、肺等转移，均可在 CT 上清楚显示。

五、并发症

（1）出血，约 5% 的患者可发生大出血，表现为呕血和（或）黑便，偶为首发症状。

（2）幽门或贲门梗阻取决于胃癌的部位。

（3）穿孔比良性溃疡少见，多发生于幽门前区的溃疡型癌。

六、分期

临床病理分期是选择胃癌合理治疗方案的基本。国际上有关分期甚多，几经修改现今通用的是 1988 年由国际抗癌联盟（IUCC）公布的新 PTNM 分期。P 代表术后病理组织学证实，T 指肿瘤本身，N 指淋巴结转移，M 指远处转移。然后按照肿瘤浸润深度将 T 分为：①T_1，不管肿瘤大小，癌灶局限于黏膜或黏膜下层的早期胃癌；②T_2，癌灶侵及肌层，病灶不超过 1 个分区的 1/2；③T_3，肿瘤侵及浆膜或虽未侵及浆膜，但病灶已经超过一个分区的 1/2，但未超过 1 个分区；④T_4，肿瘤已穿透浆膜或大小已超过 1 个分区。根据淋巴结转移至原发癌边缘的距离，将 N 分为：①N_0，无淋巴结转移；②N_1，指 <3 cm 内的淋巴结转移；③N_2，指 >3 cm 的淋巴结转移，包括胃左动脉、肝总动脉、脾动脉和腹腔动脉周围的淋巴结。M 则分为：①M_0，即无远处转移；②M_1，有远处转移，包括 12～16 组淋巴结转移。

美国肿瘤联合委员会 AJCC 的 TNM 分类如下。

胃癌 TNM 分期

原发肿瘤（T）

T_x　原发肿瘤无法评估

T_0　无原发肿瘤的证据

T_{is}　原位癌：上皮内肿瘤，未侵及固有层

T_1　肿瘤侵犯固有层或黏膜下层

T_2　肿瘤侵犯固有肌层或浆膜下层

T_{2a}　肿瘤侵犯固有肌层

T_{2b}　肿瘤侵犯浆膜下层

T_3　肿瘤穿透浆膜（脏层腹膜）而尚未侵及邻近结构

T_4　肿瘤侵犯邻近结构

区域淋巴结（N）

N_x 区域淋巴结无法评估

N_0 区域淋巴结无转移

N_1 1~6个区域淋巴结有转移

N_2 7~15个区域淋巴结有转移

N_3 15个以上区域淋巴结有转移

远处转移（M）

M_x 远处转移情况无法评估

M_0 无远处转移

M_1 有远处转移

组织学分级（G）

G_x 分级无法评估

G_1 高分化

G_2 中分化

G_3 低分化

G_4 未分化

0期	T_{is}	N_0	M_0
ⅠA期	T_1	N_0	M_0
ⅠB期	T_1	N_1	M_0
	$T_{2a/b}$	N_0	M_0
Ⅱ期	T_1	N_2	M_0
	$T_{2a/b}$	N_1	M_0
	T_3	N_0	M_0
ⅢA期	$T_{2a/b}$	N_2	M_0
	T_3	N_1	M_0
	T_4	N_0	M_0
ⅢB期	T_3	N_2	M_0
Ⅳ期	T_4	$N_{1\sim3}$	M_0
	$T_{1\sim3}$	N_3	M_0
	任何T	任何N	M_1

七、诊断

胃癌晚期，根据胃痛、上腹肿块、进行性贫血、消瘦等典型症状及体征，诊断并不困难，但治愈可能性已经很小。胃癌的早期诊断是提高治愈率的关键，问题是胃癌的早期症状并不明显，也没有特殊性，容易被患者和医务人员所忽略。为了早期发现胃癌，做到下列两点是重要的：①对于胃癌癌前病变者，如胃酸减少或胃酸缺乏、萎缩性胃炎、胃溃疡、胃息肉等，应定期系统随诊检查，早期积极治疗；②对40岁以上，如以往无胃病史而出现早期消化道症状或已有长期溃疡病史而近来症状明显或有疼痛规律性改变者，切不可轻易视为一般病情，必须进行详细的检查，以做到早期发现。

八、鉴别诊断

1. 胃溃疡

胃溃疡与溃疡型胃癌常易混淆，应进行鉴别，以免延误治疗（表3-1）。

表 3-1 胃溃疡与胃癌鉴别

项目	胃溃疡	胃癌
年龄	好发于 40 岁左右	40 ~ 60 岁最常见
病史和症状	病程缓慢，有反复发作史；疼痛有规律性，抗酸剂可缓解，一般无食欲减退	病程短，发展快，疼痛不规律，持续性加重，食欲减退，乏力，消瘦
体征	无并发症时一般情况良好，上腹部可有轻压痛，无肿块，左锁骨上无肿大淋巴结	短期内出现消瘦、贫血，晚期可表现恶病质，上腹部可扪及包块或腹腔积液及左锁骨上淋巴结肿大
实验室检查	胃酸正常或偏低，查不到癌细胞，并发出血时大便隐血为阳性，治疗后可能转阴性	胃酸减低或缺乏，并可能查到癌细胞，大便隐血常持续阳性
X 线钡餐检查	胃壁不僵硬，蠕动波可以通过溃疡（直径一般小于 2.5 cm），为圆形或椭圆形龛影，边缘平滑也无充盈缺损	肿瘤处胃壁僵硬、蠕动波中断消失，溃疡直径大于 2.5 cm，龛影不规则、边缘不整齐；突出胃腔内肿块可呈充盈缺损
胃镜检查	溃疡呈圆形或椭圆形，边缘光滑、溃疡基底平坦	溃疡多不规则，边缘呈肿块状隆起，有时伴出血糜烂，溃疡底凹凸不平

2. 胃结核

多见于年轻人，病程较长，常伴有肺结核和颈淋巴结核。胃幽门部结核多继发于幽门周围淋巴结核，X 线钡餐检查显示幽门部不规则充盈缺损。胃镜检查时可见多发性匐行性溃疡，底部色黯，溃疡周围有灰色结节，应当取活检检查确诊。

3. 胃恶性淋巴瘤

胃癌与胃恶性淋巴瘤鉴别很困难，但其鉴别诊断有其一定的重要性。因胃恶性淋巴瘤的预后较胃癌好，所以更应积极争取手术切除。胃恶性淋巴瘤发病的平均年龄较胃癌早，病程较长而全身情况较好，肿瘤的平均体积一般比胃癌大，幽门梗阻和贫血现象都比较少见，结合 X 线、胃镜及脱落细胞检查可以帮助区别。但有时常需要病理检查才能确诊。

4. 胰腺癌

胰腺癌早期症状为持续性上腹部隐痛或不适，病程进展较快，晚期腹痛较剧。自症状发生至就诊时间一般平均 3 ~ 4 个月。食欲减低和消瘦明显，全身情况短期内即可恶化。而胃肠道出血症状则较少见。

九、治疗

目前综合治疗是提高胃癌生存率和生活质量的保证。综合治疗的目的有以下几点：去除或杀灭肿瘤，提高患者的生存率；使原来不能手术切除的病例得以接受手术治疗；减少局部复发和远处转移播散的机会，提高患者的治愈率；改善患者的一般状况及免疫功能，提高生活质量和延长生存期。

胃癌综合治疗的基本原则：胃癌根治术是目前唯一有可能将胃癌治愈的方法。胃癌诊断一旦确立，应力争早日手术切除；胃癌因局部或全身原因，不能行根治术也应争取做原发病灶的姑息性切除；进展期胃癌根治术后应辅以放疗、化疗等综合治疗；各种综合治疗方法应根据胃癌的病期、全身状况选择应用，而不是治疗手段越多越好；对不能手术者，应积极开展以中西药为主的综合治疗，大部分患者仍能取得改善症状、延长寿命之效。

第六节　胃、十二指肠良性肿瘤

胃良性肿瘤少见，占胃肿瘤的 1% ~ 5%，而十二指肠良性肿瘤更为少见，占所有小肠肿瘤的 9.9% ~ 29.8%。胃、十二指肠良性肿瘤按其发生组织的不同可分为两类：来自黏膜的上皮组织，包括息肉或腺瘤；来自胃、十二指肠壁的间叶组织，包括平滑肌瘤，脂肪瘤，纤维瘤以及神经、血管源性肿瘤等，以息肉和平滑肌瘤比较多见，约占全部胃、十二指肠肿瘤的40%。

一、息肉

（一）概述

胃、十二指肠息肉是一种来源于胃、十二指肠黏膜上皮组织的良性肿瘤，发病率占所有良性病变的5%以上。

根据息肉的组织发生、病理组织形态、恶性趋势可分为腺瘤性息肉、增生性息肉和炎性纤维样息肉等。

1. 腺瘤性息肉

为真性肿瘤，发病率占息肉的3%～13%，多见于40岁以上男性，60%为单发性。息肉外形常呈球形，部分有蒂或亚蒂，广基无蒂者可占63%，胃腺瘤直径通常在1.0～1.5 cm，部分可增大到4 cm以上，胃窦部多见，腺瘤表面光滑或呈颗粒状，甚至分叶状、桑葚状，色泽可充血变红，位于贲门、幽门区者经常形成糜烂或浅溃疡，息肉之间的黏膜呈现正常。若整个黏膜的腺体普遍肥大，使黏膜皱襞消失而呈现一片肥厚粗糙状，并伴多发性息肉者，称为胃息肉病。

腺瘤虽属良性，但腺上皮有不同程度的异常增生，重度者和早期癌不易鉴别，故称其为交界性病变。依据病理形态可分为管状腺瘤和乳头状腺瘤（或绒毛状腺瘤），前者是由被固有层包绕分支的腺管形成，腺管排列一般较规则，偶见腺体扩张成囊状，腺体被覆单层柱状上皮，细胞排列紧密；后者是由带刷状缘的高柱状上皮细胞被覆分支状含血管的结缔组织索芯组成，构成手指样突起的绒毛，有根与固有层相连。该两型结构可存在于同一息肉内（绒毛管状或乳头管状腺瘤），伴有不同程度异型增生是癌变的先兆。同一腺瘤内也可发生原位癌乃至浸润癌的变化。息肉性腺瘤的癌变率不一，管状腺瘤的癌变率约为10%，乳头状腺瘤癌变率则可高达50%～70%。息肉直径大于2 cm，息肉表面出现结节、溃疡甚或呈菜花状，息肉较周围黏膜苍白，息肉蒂部宽广，周围黏膜增厚，则常是恶性的征象。

2. 增生性息肉

较常见，约占胃良性息肉的90%。多为单发，无蒂或有蒂，表面光滑，色泽正常或稍红，突出黏膜表面，其表面是分泌黏液的柱状细胞，基质丰富。息肉直径通常<1 cm。常见于胃窦部，是慢性炎症引起黏膜过度增生的结果，该息肉是由增生的胃小凹上皮及固有腺组成，偶可观察到有丝分裂象和细胞的异型增生。间质以慢性炎症性改变为其特点，并含有起源于黏膜肌层的纤维肌肉组织条带，常见于萎缩性胃炎、恶性贫血以及胃黏膜上皮化生患者，其中90%患者胃酸缺乏。增生性息肉的癌变率很低（<5%），极少部分癌变系通过腺瘤样增生或继发性肠化生、异型增生发展而来。随访发现部分增生性息肉患者胃内除息肉外同时存在浸润癌，发生率约为2.3%，值得注意。

3. 炎性纤维样息肉

可能是一种局限形式的嗜酸性胃炎，可为单发或多发，无蒂或蒂很短，也好发于胃窦部。病变突向胃腔，组织学所见为纤维组织、薄壁的血管以及嗜酸性粒细胞、淋巴细胞、组织细胞和浆细胞的黏膜下浸润。其发病机制仍不清楚，可能是一炎性病变的过程。

（二）诊断

大多数胃、十二指肠息肉患者无明显临床症状，往往是在X线钡餐检查、胃镜检查或手术尸检中偶然发现。息肉生长较大时可出现上腹不适、疼痛、恶心、呕吐，若息肉表面糜烂、出血，可引起呕血和黑便。疼痛多发生于上腹部，为钝痛，无规律性与特征性。位于贲门附近的胃息肉偶可出现咽下困难症状，位于幽门区或十二指肠的较大腺瘤性息肉可有较长的蒂，可滑入幽门口，表现为发作性幽门痉挛或幽门梗阻现象。如滑入后发生充血、水肿，不能自行复位，甚至出现套叠时，部分胃壁可发生绞窄、坏死甚或穿孔，发生继发性腹膜炎。位于Vater壶腹部的肿瘤，可压迫胆管，出现梗阻性黄疸。部分腺瘤性息肉患者往往有慢性胃炎或恶性贫血的表现。大多数患者体格检查无阳性体征。

胃息肉因症状隐匿，临床诊断较为困难。约25%的患者大便隐血试验阳性。大多数息肉可由X线诊断，显示为圆形半透明的充盈缺损，如息肉有蒂时，此充盈缺损的阴影可以移动。无论是腺瘤性息肉还是增生性息肉，胃镜下的活组织检查是判定息肉性质和类型的最常用诊断方法。如息肉表面粗糙，有黏液、渗血或溃疡，提示有继发性炎症或恶变。对于小的息肉，内镜下息肉切除并回收全部息肉送病理活检诊断最可靠；对较大的息肉，细胞刷检对判断其良恶性可能会有些帮助。较大的胃息肉多是肿瘤样病变，钳夹活检可作为最基本的诊断方法，依据组织学结果决定进一步的诊疗方法。有些腺瘤性息肉恶变早期病灶小、浅，很少浸润，而胃镜下取材有局限性，不能反映全部息肉状态而易漏诊。所以对胃息肉患者，即使病理活检是增生性息肉或腺瘤性息肉，也需要在内镜下切除治疗。对于大息肉，镜下切除有困难者需手术治疗。胃息肉患者应行全消化道检查，以排除其他部位息肉的存在，因此类息肉患者更常见结直肠腺瘤。

（三）治疗

内镜下切除息肉是治疗胃息肉的首选方法。随着内镜技术的发展和广泛应用，镜下处理胃、十二指肠息肉已普遍开展，且方法较多。开腹手术的适应证：未能明确为良性病变的直径大于 2 cm 的有蒂息肉；直径大于 2 cm 的粗蒂或无蒂息肉；息肉伴周围胃壁增厚；不能用内镜圈套器或烧灼法全部安全切除的息肉；内镜切除的组织学检查持续为侵袭性恶性肿瘤。手术切除包括息肉周围一些正常组织。如果发现浸润癌或息肉数量较多时，可行胃大部切除。

二、平滑肌瘤

（一）概述

胃、十二指肠平滑肌瘤是最常见的起源于中胚层组织的良性肿瘤。胃平滑肌瘤占有临床症状的胃部病变的0.3%，占全部胃肿瘤的3%，占全部胃良性肿瘤的23.6%。本病多见于中年人，男女发病比为1.3 ：1。

对胃平滑肌瘤的组织来源目前仍有争议，最近随着电镜和免疫组化技术的应用，有些学者提出部分平滑肌瘤来自胃肠道肌间神经丛神经膜细胞或来自未分化的间叶细胞的观点。平滑肌瘤早期位于胃、十二指肠壁内，随着不断扩展，肿瘤可突入腔内成为黏膜下肿块（内生型），或向壁外发展成为浆膜下肿块（外生型），前者为常见的形式。偶有呈哑铃状肿瘤而累及黏膜下和浆膜下者。胃平滑肌瘤可发生于胃的任何部位，但以胃体部（40%）常见，其次为胃底、胃窦、贲门。有 2.1% 胃平滑肌瘤可发生恶变，十二指肠平滑肌瘤 5% ~20% 可发生恶变。平滑肌瘤表面光滑，或呈分叶状，没有包膜，在其边缘的肿瘤细胞与周围的胃壁细胞互相混合，易与恶性平滑肌瘤混淆。多形性细胞和有丝分裂象的存在提示为恶性病变，但决定恶性的唯一结论性证据是肿瘤的转移和胃内浸润性生长。所有胃平滑肌瘤应该怀疑恶性可能，直到随时间和行为表现提供了相反的证据。

（二）诊断

胃平滑肌瘤的临床表现差异较大，决定于肿瘤的大小、部位、发展形势。肿瘤小者可无症状，较大的向胃腔内生长的肿瘤可引起上腹部压迫感、饱胀和牵拉性疼痛。肿块伴有黏膜糜烂、溃疡者可导致反复上消化道出血，并可致缺铁性贫血。有的患者以呕血为首发症状，且呕血量较大，也有以消化不良或单纯黑便为症状者。20% 的胃平滑肌瘤位于幽门附近，但位于幽门部的巨大平滑肌瘤，偶可引起梗阻症状。发生于胃大弯向胃外生长的肿瘤，有时可以在上腹部触及肿块。

当胃平滑肌瘤肿块较小时缺乏临床症状，晚期并发溃疡时又易误诊为消化性溃疡或胃癌。文献报道其诊断符合率仅为21.1% ~42.9%。目前主要借助于 X 线和胃镜检查进行诊断。胃平滑肌瘤 X 线表现为突入胃腔内的球形或半球形肿物，边线光滑规整，界限清楚，多形成一个孤立的充盈缺损，胃壁柔软，周围正常黏膜可直接延伸到肿物表面，形成所谓的“桥形皱襞”。并发溃疡者肿物表面可形成典型的龛影，常较深，周围无黏膜聚集现象。腔外型平滑肌瘤由于肿瘤的牵拉和压迫，胃壁可有局限性凹陷，黏膜皱襞展开，或呈外在压迫样缺损。哑铃形平滑肌瘤，肿块向腔内外生长，既可见到胃内光滑块影，胃又有不同程度的受压及黏膜展平。但 X 线检查不能确定肿瘤的性质。通常胃镜由于取材表浅，对黏膜下肿瘤的确诊率不足50%。超声内镜检查有助于胃平滑肌瘤的诊断，CT及MRI也有帮助。

（三）治疗

胃平滑肌瘤的治疗以手术为主，切除范围应包括肿瘤周围2~3 cm的胃壁，肿瘤摘除手术是不恰当的治疗方法。切除标本必须送冰冻切片检查，如诊断为恶性，宜扩大切除范围或做胃大部切除术。

三、其他较少见的良性肿瘤

（一）神经纤维瘤及纤维瘤

多位于胃幽门侧近小弯部分，为多发性，一般比平滑肌瘤小，可带蒂而突入至胃腔内，也可以无蒂而位于胃壁黏膜下或浆膜下。生长缓慢，也可发生浅在的黏膜溃疡而有慢性小量出血。神经纤维瘤可恶化为肉瘤，也可合并全身性的神经纤维瘤病。

（二）脂肪瘤

多为单发，带蒂或无蒂，多数位于黏膜下，好发于胃幽门侧。肿瘤一般呈分叶状，大小不等。可发生黏膜溃疡，但多数无症状。

（三）血管瘤

可分为毛细血管瘤和海绵状血管瘤两种，前者色红，后者色青。一旦伴发黏膜溃疡，则引起出血和慢性贫血。

（四）畸胎瘤

胃畸胎瘤是一种少见的多发生于男性婴幼儿的良性肿瘤，由多种组织组成，为囊性或实质性，既可向胃内生长，也可向胃外生长，其发病率占畸胎瘤的1%以下。

第七节　十二指肠憩室

一、概述

（一）病因

憩室形成的基本原因是十二指肠肠壁的局限性薄弱和肠腔内压力升高。肠壁薄弱的原因可能为先天性肌层发育不全或缺乏内在的肌肉紧张力或随年龄增加，肠壁肌层发生退行性变。憩室也与十二指肠的特殊性有关。特别在乏特（Vater）壶腹周围，如胆管、胰管、血管穿过处，肠壁较易有缺陷，憩室也多发生在这些部位。憩室形成与肠内压长期增高有关。至于肠内压增高的机制尚不完全清楚。另外，憩室形成还可能与肠外病变所形成粘连牵扯、肠脂垂的脂肪积聚过多、局部神经学营养障碍等因素有关。

（二）病理

十二指肠憩室可分为原发性和继发性两种。原发性憩室又称先天性或真性憩室，憩室壁的结构与肠壁完全相同，含有黏膜、黏膜下层和浆肌层等肠壁的全层结构。憩室在出生时即存在，显然是一种先天性发育异常。

继发性憩室又称后天性或假性憩室，憩室形成初期，可能含有肌层，随着憩室增大，肌层逐渐消失，使憩室壁仅有黏膜、黏膜下肌层和浆膜层。憩室大多为单个，约占90%，但10%患者同时有两个以上憩室或胃肠道其他部分（如胃、空肠、结肠）也有憩室存在。

60%~70%的十二指肠憩室发生在十二指肠降部，其中多半集中在乳头附近2.5 cm以内，称为乳头旁憩室；其次为第3及第4段（水平部及上升部），占20%~30%；十二指肠第一段真性憩室很少见。

另有一类所谓十二指肠腔内憩室，是向肠腔内突出的、内外两面均有黏膜覆盖、并开口与十二指肠腔相通。此类憩室少见，实际上是肠管畸形，与前述的憩室性质不同，但也可以引起类似前述憩室的症状和并发症，在外科处理上，原则相同。

二、诊断与鉴别诊断

（一）临床表现与诊断

85%～90%的十二指肠憩室通常无任何症状，所以常在X线钡餐检查时或手术探查中偶尔发现。十二指肠憩室没有典型的临床表现，所发生的症状多是因并发症而引起，其诊断只有依靠胃肠钡餐检查。一些较小而隐蔽的憩室，尚需在低张十二指肠造影时始能发现。

上腹部饱胀是较常见的症状，系憩室炎所致。伴有嗳气和隐痛。疼痛无规律性，制酸药物也不能使之缓解。恶心和呕吐也常见。当憩室内充满食物而呈膨胀时，可压迫十二指肠而出现部分梗阻症状。呕吐物初为胃内容物，后为胆汁，甚至可混有血液，呕吐后症状可缓解。憩室内潴留的食物腐败或感染后可引起腹泻。

憩室并发溃疡或出血时，则分别出现类似溃疡病的症状或便血。憩室压迫胆总管或胰腺管开口时，可引起胆管炎、胰腺炎或梗阻性黄疸。憩室穿孔后，呈现腹膜炎症状或腹膜后严重感染。

（二）鉴别诊断

由于本病常无临床表现，即使出现症状，也缺乏特异性。确诊有赖于胃肠钡餐和内镜检查中发现憩室。常规上消化道钡餐X线发现率仅2.4%～3.8%，而低张造影可提高13倍，十二指肠内镜加胰胆管造影憩室的发现率达11.6%，乳头旁憩室大部分是在ERCP时发现。发现十二指肠憩室存在，是否是患者症状的原因，仍需全面分析，警惕把检查中无意发现的十二指肠憩室作为“替罪羊”而遗漏引起症状的真正病因，并需与溃疡病、慢性胃炎、慢性胆囊炎和慢性胰腺炎相鉴别。

三、治疗

1. 治疗原则

没有症状的十二指肠憩室无须治疗，更禁忌外科手术。有一定的临床症状而无其他的病变存在时，应先采用内科治疗，包括饮食调节，应用制酸剂、解痉药、抗生素等，并可采取侧卧位或更换各种不同的姿势，以帮助憩室内积食的排空。由于憩室多位于十二指肠第二部内侧壁，甚或埋藏在胰腺组织内，手术切除比较困难，故仅在内科治疗无效并屡发憩室炎、出血或压迫邻近脏器时才考虑手术治疗。

2. 手术治疗

（1）手术指征：①十二指肠憩室有潴留症状，钡餐进入憩室6小时后仍不能排空，且伴有疼痛者或出现十二指肠压迫梗阻症状者；②憩室坏疽或穿孔，出现腹膜炎或腹腔后蜂窝织炎及脓肿形成者；③憩室出现危及生命的大出血者；④经内科系统治疗无效或效果不稳定，仍有疼痛或反复出血或影响工作和生活者；⑤憩室直径>2 cm，有压迫附近器官（如胆管、胰管等）的症状者；⑥憩室伴有肿瘤，性质不能确定者。

（2）手术方法：原则上以单纯憩室切除术最为理想，并治疗憩室的并发症，同时要求十分注意保护和避免误伤胆总管和胰管，以及预防发生术后十二指肠瘘和胰腺炎。

手术时寻找憩室十分重要，憩室多位于胰腺后方或包围在胰腺组织内，术中可能不易发现憩室。手术前服少量钡剂，手术时注射空气至十二指肠内或切开肠壁用手指探查寻找憩室开口，可帮助确定憩室的部位。

十二指肠降部外侧和横部、升部的憩室，手术较为简单。憩室较小者可单作内翻术，颈部缝合结扎，既可避免肠瘘的并发症，也不致造成肠腔梗阻。有炎症、溃疡、结石的憩室以及大的憩室，以切除为宜，憩室切除后，应在与肠曲长轴相垂直的方向内翻缝合肠壁切口，以免发生肠腔狭窄。手术的主要并发症为十二指肠瘘。因此，术中可将鼻胃管放置于十二指肠内，术后持续减压数日；必要时，憩室切除部位可放置引流物。憩室的另一种切除方法是在切开十二指肠后，用纱布填塞憩室腔，然后将憩室内黏膜层完全剔除，再将肠壁黏膜缝合，此法如能成功可以避免缝合部位肠瘘的形成。

1）在十二指肠降部外侧切开腹膜，游离十二指肠并向内侧牵开，暴露憩室。

2）憩室切除后，横形（即与肠曲长轴相垂直的方向）内翻缝合肠壁切口。十二指肠乳头旁憩室的切除难度较大，有损伤胆总管和胰管的可能，损伤后并发胆瘘、胰瘘，后果较为严重。但如有胆管、胰腺疾病并发存在，又必须切除憩室，比较安全的方法是经十二指肠作胆总管括约肌切开成形术，胆总管和胰管内放置支架，再切除憩室，术后保持胆管和胰管的引流通畅。但有时胆管、胰管开口于憩室腔内，切除憩室需要切断和移植胆管和胰管，操作上很困难，术后发生胆瘘、胰瘘的可能性较大。若同时存在多个憩室并遇有显露、切除憩室困难时，可采用改道手术，即行毕罗Ⅱ式胃部分切除术。

憩室穿孔必须及早进行手术，术中如发现十二指肠旁腹膜后有炎性水肿、胆汁黄染或积气，即应考虑憩室穿孔的可能。此时须切开十二指肠侧腹膜，将肠管向左侧翻转，可发现穿孔的憩室和脓性渗液。如全身或局部条件许可，可做憩室切除，腹膜后放置引流物，否则可将导管插入十二指肠内做减压性的造口，并做空肠造口以供给营养，或缝合幽门做胃空肠吻合术。憩室溃疡出血，可按单纯性憩室予以切除。

四、并发症

1. 憩室炎

肠内容物潴留在憩室内，可能因排空不畅，经常刺激其内壁而发生急性或慢性炎症，或者引起憩室周围炎、十二指肠炎或胆管炎等。患者常有饱胀感或不适感，或有右上腹疼痛，并向背部放射，可伴有恶心、呕吐甚至呕血，壶腹区憩室炎可引起黄疸。查体在右上腹有压痛，其压痛点可低于胆囊压痛点。症状常在饱食后出现或加剧，呕吐后能缓解。

严重的憩室炎可引起坏疽、穿孔或腹膜炎，也可因黏膜溃疡侵蚀小动脉而引起大出血。

2. 梗阻

十二指肠肠腔外或肠腔内憩室膨胀均可压迫十二指肠，引起部分梗阻。位于十二指肠乳头附近的憩室也可压迫胆总管或胰管，引起继发性的胆管或胰腺病变。

3. 结石

憩室内形成胆石和粪石较为多见，由于十二指肠憩室反复引起逆行性胆总管感染，造成胆总管下段结石。

4. 与肿瘤并存

少数憩室壁内可生长腺癌、肌瘤、肉瘤或憩室壁癌变，应引起重视。

第四章

小肠疾病

第一节　克罗恩病

一、概述

克罗恩病病变可以侵及从食管至肛门的整个消化道，但以末端回肠、结肠及肛门较为常见。1932年，Crohn 首先报道本病为回肠末端的炎症性病变，称为“局限性回肠炎”，以后该病称为克罗恩病（CD）。克罗恩病在欧美国家报道较多，其发病率约为溃疡性结肠炎的一半，在女性中发生率较高。与溃疡性结肠炎一样，克罗恩病的发病机制不明，可能与心理因素、感染因素、免疫因素等有关。

二、病因

1. 感染因素

克罗恩病患者的特征性非干酪化肉芽肿导致细菌学研究寻找致病的感染因素，但迄今未能肯定引起 CD 的致病因素。各种病毒和细菌病原体曾被认为可传播克罗恩病，仅两种分枝杆菌接近符合要求，副结核分枝杆菌可引起反刍动物肉芽肿性回肠炎，用 DNA 探针方法在少数 CD 患者小肠组织中发现鸟分枝杆菌，移植至其他动物可发生回肠炎，但抗结核治疗无效。由于研究技术的限制，尚不能作出肯定的结论。麻疹病毒在克罗恩病的发病中可能起作用，瑞典的流行病学研究发现，在 30 岁前发生克罗恩病的患者与那些出生后至 3 个月内感染过麻疹的人群之间有相关性。

2. 免疫因素

克罗恩病显示有免疫障碍，但仍不清楚它在疾病的发病机制中起什么作用，是原因还是结果，或偶发症状。研究发现克罗恩病患者的体液免疫和细胞免疫均有异常。半数以上患者血中可检测到抗结肠抗体和循环免疫复合体（CIC），补体 C2、C4 也升高。利用免疫酶标法在病变组织中能发现抗原抗体复合物和补体 C3。克罗恩病患者出现的关节痛，也与 CIC 沉积于局部而引起的损害有关。组织培养时，患者的淋巴细胞具有毒性，能杀伤正常结肠上皮细胞；切除病变肠段后这种细胞毒作用将随之消失。克罗恩病肠壁固有层有丰富的 $CD25^+$ 细胞，其中 58% ~88% 为 $CD3^+$、$CD4^+$ 和 $CD8^+$，提示这些细胞为 T 细胞。患者末梢血中 T 细胞经微生物抗原刺激后可产生增殖反应而引起慢性炎症。这种反应最初由 IL-1 诱导，但在病情活动期则难以测到，并发现血清对 IL-1α 比 IL-1β 的诱导活化作用受到明显抑制。

将克罗恩病肠固有层淋巴细胞进行培养，发现有自发性诱导干扰素 γ（IFN-γ）的释放，这种局部释放的 IFN-γ 有助于肠道局部发生免疫反应，包括增加上皮细胞组织相容性抗原Ⅱ的表达。电镜下发现克罗恩病回肠上皮含有吞噬溶酶体和薄层脂质，这些物质可成为抗原的刺激物，对免疫反应可能有辅助作用。患者的巨噬细胞也有协同 T 细胞和抗体介导的细胞毒作用，攻击靶细胞而损害组织，白细胞移动抑制试验也呈异常反应，说明有细胞介导的迟发超敏现象；结核菌素试验反应低下；二硝基氯苯试验常为阴性，均支持细胞免疫功能低下。有人认为克罗恩病也属自身免疫性疾病。P 物质和 VIP 是神经性炎症的强效介质，同时也是免疫功能调节物，当肠道含有大量此激素时就具有高度免疫反应性，可能在克罗恩病病理生理中起作用。

3. 遗传因素

近年来十分重视遗传因素在克罗恩病发病中的作用。根据单卵性和双卵性双胎的调查，双生子共患克罗恩病者较共患溃疡性结肠炎者为多。犹太人较黑人患病高，具有阳性家族史者达10%以上。当然，家庭成员中同患本病时尚不能排除相同环境、饮食和生活方式对发病的影响。近来有人认为本病患者染色体有不稳定现象。总之，医学遗传学的研究有待深入进行。

4. 吸烟

吸烟者较非吸烟者易患克罗恩病。克罗恩病的复发与是否吸烟有关，提示烟草中可能含有某种物质能诱发克罗恩病，机制尚不清楚。

三、病理

1. 病变部位

为一种非特异性炎症，最常累及回肠末段，并常蔓延波及盲肠，有时累及结肠和直肠，孤立性局限性结肠炎较少见，据统计只占3%。

2. 大体病理和组织特点

克罗恩病常呈节段性分布，病变肠段全层发生水肿，淋巴管扩张，淋巴细胞、单核细胞和中性粒细胞浸润及纤维组织增生，累及结肠的病例80%以上出现裂缝状溃疡。由类上皮细胞、多核巨细胞形成的肉芽肿可分布在肠壁各层，但多见于黏膜下层，往往需多处取材切片才易查见。近年来，有利用肛门活检以诊断克罗恩病，特别是在瘘管及肛裂的附近，以期发现肉芽肿性改变，这可提供小肠及大肠克罗恩病的初步诊断依据。在结肠克罗恩病时，75%的病例有肛门病变，甚至有时出现在肠道症状之前。病变累及直肠时，可形成由直肠隐窝到直肠周围脂肪组织的瘘管，也可形成肛周脓肿和瘘管。直肠出血在结肠的局限性肠炎时，比回肠或回、结肠的局限性肠炎多见。少数结肠克罗恩病可并发结肠癌。

四、临床表现

本病临床表现比较复杂多样，与肠内病变部位、范围、严重程度、病程长短以及有无并发症有关。多数人在青年期发病，起病缓慢隐袭。早期常无症状，易被忽视。从发现症状到确诊平均1～3年，病程数月至数年以上。活动期和缓解期持续时间长短不一，常相互交替出现，反复发作中呈渐进性进展。少数患者急性起病，伴有高热、毒血症状和急腹症等表现，整个病程短促，腹部症状明显，多有严重并发症。偶有以肛周脓肿、瘘管形成或关节痛等肠外表现为首发症状者，腹部症状反而不明显。本病主要有下列表现。

1. 腹泻

70%～90%的患者有腹泻，小肠广泛病变可致水样便或脂肪便。一般无脓血或黏液，如无直肠受累多无里急后重感。肠内炎症、肠道功能紊乱和肠道吸收不良是腹泻的主要原因，少数由于瘘管形成造成肠道短路。

2. 腹痛

50%～90%的患者有程度不同的腹痛。腹痛可在排便或排气后缓解。因胃肠反射可引发餐后腹痛，为避免腹痛，有的患者不愿进食。

3. 发热

活动性肠道炎症及组织破坏后毒素的吸收等均能引起发热，一般为中度热或低热，常间歇出现。急性重症病例或伴有化脓性病灶时，多可出现高热、寒战等毒血症状。

4. 营养缺乏，低于机体需要量

广泛病变所致肠道吸收面积减少、频繁腹泻、摄食减少等可导致不同程度的营养障碍，表现为贫血、消瘦、低蛋白血症、维生素缺乏及电解质紊乱等。钙质缺乏可出现骨质疏松，躯干四肢疼痛。青少年发病者因营养不良而出现发育迟缓，成熟期后移。妊娠期发病对母婴均产生不良影响，易发生死胎、流产、早产、胎儿畸形等。

5. 腹块

约1/3病例出现硬块，大小不一，与病变部位有关，以右下腹和脐周多见。

6. 肛周表现

部分克罗恩病患者可以并发肛周表现，特别是对于有结肠病变的克罗恩病患者，50%患者可并发肛周病变。肛周病变包括肛周皮肤病变如糜烂、浸软、溃疡、肛门狭窄、肛门脓肿及肛瘘，严重者可以发生直肠阴道瘘。

克罗恩病肛门部的脓肿和肛瘘病情复杂，容易复发，处理比较困难，特别是当肛门部脓肿和肛瘘作为克罗恩病的首发症状时，诊断常较为困难。

五、辅助检查

1. 影像学检查

X线钡剂检查呈现增生性和破坏性病变的混合。主要表现为肠壁增厚和肠腔狭窄（“细线征”），初起时纵行溃疡较浅，以后变为深的和潜行的溃疡，深的横形裂口呈鹅卵石样形成。

2. 内镜检查

有助于发现微小和各期病变，如黏膜充血、水肿、溃疡，肠腔狭窄，肠袋改变，假息肉形成以及卵石状黏膜像。有时肠黏膜外观正常，但黏膜活检或可发现黏膜下微小肉芽肿。做小肠黏膜活检对确诊十二指肠和高位空肠克罗恩病有重要意义，内镜检查时必须做黏膜活检，有助于明确诊断。内镜检查对了解瘘管、肠管狭窄的性状和长度，较X线检查逊色。

3. 病理检查

病理检查对克罗恩病的确诊有重要意义，可见裂隙状溃疡，可以穿透整个肠壁，结节病样肉芽肿，固有膜底部和黏膜下层淋巴细胞聚集，而隐窝结构正常，杯状细胞不减少，固有膜中量炎症细胞浸润及黏膜下层增宽。

六、诊断

1. 国内克罗恩病的诊断标准（2002，中华医学会消化学会）

临床标准：具备（1）为临床可疑；若同时具备（1）和（2）或（3），临床可诊断为本病。

（1）临床表现：反复发作的右下腹或脐周疼痛，可伴有呕吐、腹泻或便秘；阿弗他样口炎偶见；有时腹部可出现相应部位的肿块。可伴有肠梗阻、瘘管、腹腔或肛周脓肿等并发症。可伴有或不伴有系统性症状，如发热、多关节炎、虹膜睫状体炎、皮肤病变、硬化性胆管炎、淀粉样变、营养不良、发育阻滞等。

（2）X线钡剂造影：有胃肠道的炎性病变，如裂隙状溃疡、卵石征、假息肉、单发或多发性狭窄、瘘管形成等，病变呈节段性分布。CT可见肠壁增厚，盆腔或腹腔脓肿。

（3）内镜检查：可见跳跃式分布的纵行或匐行性溃疡，周围黏膜正常或增生呈鹅卵石样，或病变活检有非干酪坏死性肉芽肿或大量淋巴细胞聚集。

2. 世界卫生组织（WHO）推荐诊断要点

世界卫生组织（WHO）结合克罗恩病的临床、X线、内镜和病理表现，推荐了6个诊断要点(表4-1)。

表4-1 WHO推荐的克罗恩病诊断要点

项目	临床表现	X线	内镜	活检	切除标本
非连续性或节段性病变		+	+		+
铺路石样表现或纵行溃疡		+	+		+
全壁性炎症病变	+（腹块）	+（狭窄）	+（狭窄）		+

续表

项目	临床表现	X线	内镜	活检	切除标本
非干酪性肉芽肿				+	+
裂沟、瘘管	+	+			+
肛门部病变	+			+	+

3. 克罗恩病的活动度

CD活动指数（CDAI）可正确估计病情及评价疗效。临床上采用较为简便实用的Harvey和Bradshow标准（表4-2）。

表4-2 克罗恩病活动指数计算法

一般情况	0：良好；1：稍差；2：差；3：不良；4：极差
腹痛	0：无；1：轻；2：中；3：重
腹泻	稀便每日1次计1分
腹块（医师认定）	0：无；1：可疑；2：确定；3：伴触痛
并发症（关节痛、虹膜炎、结节性红斑、坏疽性脓皮病、阿弗他溃疡、裂沟、新瘘管及脓肿等）	每个1分

注：<4分为缓解期；5~8分为中度活动期；>9分为重度活动期。

七、鉴别诊断

除与上述溃疡性结肠炎的所有疾病鉴别外，CD尚须与肠结核、肠道淋巴瘤、憩室炎及贝赫切特综合征（白塞病）等疾病鉴别。

1. 小肠恶性淋巴瘤

常以腹痛、腹泻、发热与腹部肿块为主要临床表现。最初的症状常为腹痛，多位于上腹部或脐周。体重下降，疲劳感更为明显，更易发生肠梗阻。症状多为持续性，恶化较快。腹部肿块硬，边界清楚，一般无压痛。浅表淋巴结和肺门淋巴结肿大。多数病例肝、脾明显增大。X线检查或CT检查可发现肠腔肿物。小肠活检有助于诊断。

2. 肠结核

CD与本病不易鉴别，X线表现也很相似。在其他部位如肺部或生殖系统有结核病灶者，多为肠结核。结肠镜检查及活检有助鉴别，如仍不能鉴别，可试用抗结核治疗。如疗效不明显，常需开腹探查，经病理检查才能诊断。病理检查中，结核病可发现干酪性肉芽肿，而克罗恩病则为非干酪性肉芽肿。

3. 肠型贝赫切特综合征

本病累及结肠时可有腹痛、腹泻以及脓血便，全身表现有发热、乏力、关节痛，肠镜检查可见肠黏膜溃疡或隆起性病变，易与炎症性肠病混淆。但本病通常有阿弗他口炎、外生殖器疱疹与溃疡、眼部病变及皮肤损害等。

八、治疗

1. 治疗原则

目的是控制急性发作，维持缓解。治疗原则可参照溃疡性结肠炎，但通常药物疗效稍差，疗程更长。由于克罗恩病的严重度和活动性的确定不如溃疡性结肠炎明确，病变部位和范围差异也较大，因此，在决定治疗方案时应根据疾病严重程度（轻、中、重）、病期（活动期、缓解期）及病变范围不同，掌握分级、分期、分段治疗的原则。

克罗恩病的基本治疗是内科性的，外科手术主要用于致命性并发症，并应尽量推迟手术时间、缩小手术范围，术后也需维持治疗。

2. 内科治疗

（1）5-ASA 缓释制剂：用于轻度患者。美沙拉嗪缓释剂，2～4.8 g/d，治疗反应在服药4周时较明显，维持治疗可用3 g/d长期用药。SASP在维持治疗中无效。

（2）抗生素：5-ASA制剂无效或不能耐受时，可试用抗生素治疗。

环丙沙星：500 mg，每天2次；有效者用药6周后，减量至500 mg，每天1次，维持6周。

克拉霉素：500 mg，每天2次，有效者维持该剂量至6个月。

其他：多种广谱抗生素均有效，如第三代头孢菌素。几种抗生素交替使用疗效可能更佳。

（3）糖皮质激素：用于重度或5-ASA和抗生素无效的轻度病例。泼尼松40～60 mg/d，有效后逐渐减量至停用。

（4）肠内营养：肠内营养可使60%～80%的克罗恩病急性症状得到缓解，其治疗效果与糖皮质激素相近，二者具有协同作用。一般主张用糖皮质激素和营养支持缓解临床症状，而用肠内营养进行维持治疗。青少年克罗恩病患者由于生长发育的需要，治疗时应首选肠内营养。可根据患者的情况选择给予途径。

（5）其他：上述治疗后仍腹泻者，可用止泻药，首选洛哌丁胺。慢性水样泻患者，也可以试用考来烯胺（消胆胺），开始剂量4 g/d，根据需要可增加剂量至12 g/d，分3次服。

3. 外科治疗

克罗恩病手术的目的仅仅是解除症状。外科治疗是处理病变导致的各种并发症，而不能改变其基本病变进程。患者往往需要进行多次手术，因此保留肠管十分重要。

（1）手术指征。

1）急诊手术指征：急性肠梗阻者；并发中毒性巨结肠，保守治疗无效者；腹腔脓肿；急性肠穿孔、肠内外瘘、严重肠出血，保守治疗无效者；顽固性感染。

2）择期手术指征：内科治疗效果不佳，仍有肠梗阻而持续腹痛者，或一般情况未见改善者；儿童期发病，影响发育者；肠腔狭窄；有明显全身并发症（如关节炎、肝脏损害、脓皮病、虹膜睫状体炎）经内科治疗无效者；有癌变者。

（2）手术方式：包括肠切除术，狭窄成形术和病变旷置术。对于绝大多数患者，肠切除仍是解除症状的首选办法。如病变广泛，大量肠切除可能造成短肠综合征者，则应采取狭窄成形术，由于狭窄成形时病变肠管没有切除，因此不适用于病变出血或并发感染的患者。对于十二指肠克罗恩病，应采用胃空肠吻合术，避免切除十二指肠。此外，尚须采用适当术式处理腹腔脓肿及肛瘘。

第二节　急性出血性肠炎

急性出血性肠炎是一种病因不明的肠管急性炎性病变，好发于小肠，以局限性病变较为多见，偶见全小肠受累甚至波及胃或结肠；起病急、进展快是本病的特点之一。

一、流行病学调查

急性出血性肠炎可发生在任何年龄组，最多见于儿童和青少年，男性病例为女性的2～3倍。国内研究显示其发病具有地域性和季节性的特点，贵州、辽宁、广东、四川等省报道病例较多，夏季和秋季为高发季节。

二、病因病理

1. 病因

急性出血性肠炎的病因至今不明，目前认为感染和过敏发挥作用的可能性较大。急性出血性肠炎发病的地域性和季节性倾向、部分患者发病前存在肠道或呼吸道感染史、患者粪便中细菌培养阳性结果（大肠埃希菌或产气荚膜杆菌等）以及发病时出现发热和白细胞计数增高等一系列特点均提示感染可能是重要的发病因素。但多数急性出血性肠炎病例无法分离出单一致病菌，并且病理检查可以发现病变肠壁内大量嗜酸性粒细胞浸润和小动脉纤维蛋白性坏死，提示本病有可能是变态反应的结果。

2. 病理

急性出血性肠炎主要累及小肠，以空肠下段或回肠末段较为多见，也往往最为严重；胃和结肠受累较少见。呈节段性分布的炎症、出血、坏死病变是本病的特征，病变肠段与正常肠段间分界明显；严重时炎症病变融合成片，甚至累及全部小肠，病变肠段肠壁充血、水肿、肥厚、僵硬，严重时发展至肠壁缺血，因坏死所致穿孔最常发生于肠壁系膜缘。病变肠管的黏膜层水肿明显，可见炎症细胞和嗜酸性粒细胞浸润，存在黏膜脱落形成的散在溃疡灶；黏膜下层也常表现为显著水肿、血管扩张充血、炎症细胞浸润；肌层除肿胀和出血外，还可见肌纤维断裂，肠壁肌层神经丛细胞有营养不良性改变；浆膜层附有纤维素样或脓性渗出物。黏膜及黏膜下层病变范围往往超过浆膜层病变范围。受累肠段的系膜通常水肿、充血，伴有多发淋巴结肿大、坏死。

三、临床表现

急性出血性肠炎缺乏特异性症状，主要临床表现包括腹痛、腹泻、发热等。根据患者的临床特点和病程演进不同，可归纳为血便型、中毒型、腹膜炎型和肠梗阻型 4 种临床类型。

急性出血性肠炎起病急骤，脐周或上中腹出现急性腹痛，疼痛多呈阵发性绞痛或持续性疼痛阵发加剧，严重者蔓延至全腹，常伴有恶心、呕吐。随之出现腹泻症状，由稀薄水样便发展至血水样或果酱样便，偶有紫黑色血便或脓血便，部分病例以血便为主要症状。多数病例体温中等程度升高，至 38 ~ 39 ℃，可伴有寒战；重症患者、部分儿童和青少年患者体温可超过 40 ℃，并出现中毒症状，甚至发生中毒性休克。

腹部查体有不同程度的腹胀、腹部压痛、腹肌紧张，肠鸣音通常减弱或消失，部分病例可以触及炎性包块；肠管坏死穿孔时，可有明显的腹膜刺激征。行腹腔穿刺可抽到浑浊或血性液体。

四、诊断及鉴别诊断

1. 诊断

在多发地区和高发季节，结合年龄、病史和腹痛、腹泻、血便、发热等症状，应考虑急性出血性肠炎的诊断。腹腔穿刺检查获得血性穿刺液者提示肠坏死的可能。实验室检查常有血白细胞计数升高，大便隐血试验阳性。粪便普通培养可有大肠埃希菌、副大肠杆菌或铜绿假单胞菌生长，厌氧菌培养可有产气荚膜杆菌生长。腹部 X 线片具有一定的诊断价值，早期病例可见到小肠积气扩张、肠间隙增宽和气液平面存在，病程进展后可见到肠壁内气体，X 线片出现不规则的致密阴影团提示发生肠段坏死，出现膈下游离气体则表明并发肠穿孔。

2. 鉴别诊断

急性出血性肠炎应与细菌性痢疾、肠套叠、急性阑尾炎、急性肠梗阻、克罗恩病、中毒性菌痢等相鉴别。

五、治疗

急性出血性肠炎的治疗以内科治疗为主，50% ~70% 的病例经非手术治疗后可以痊愈。内科治疗的主要措施包括：加强全身支持，纠正水、电解质与酸碱平衡紊乱；积极预防休克的发生，对已经出现中毒性休克的患者积极行抗休克治疗；禁食并放置胃肠减压；抗感染治疗，应用广谱抗生素和甲硝唑等以抑制肠道细菌特别是厌氧菌的生长；如便血量较大导致血容量不足，在静脉补液的基础上可以采取输血治疗；应用肠外营养支持治疗等。

急性出血性肠炎由于病情严重、发展迅速、内科治疗无效而持续加重或出现严重并发症时需考虑实施手术治疗，其指征为：①经腹腔穿刺检查发现脓性或血性液，考虑发生肠坏死或肠穿孔；②怀疑发生肠穿孔或肠坏死，导致明显腹膜炎；③经非手术治疗无法控制的消化道大出血；④经非手术治疗肠梗阻不能缓解、逐渐严重；⑤腹部局部体征逐渐加重；⑥全身中毒症状经内科治疗仍继续恶化，出现休克倾向者；⑦诊断不明确，无法排除需手术处理的其他急腹症。

剖腹探查明确为急性出血性肠炎的病例，应根据病变的范围和程度选择不同的手术方式。对于病变肠段尚未发生坏死、穿孔或大量出血的病例，可应用普鲁卡因做肠系膜根部封闭以改善肠段血液供应，不做其他外科处理，术后继续内科治疗。对于已发生坏死、穿孔或大量出血的病例，则应切除病变肠段；如病变较局限，可行肠管的切除吻合手术；病变广泛者可行肠管切除，近侧和远侧肠管外置造口，以后再行二期吻合。由于急性出血性肠炎的黏膜病变通常超过浆膜病变范围，手术切除的范围应达出现正常肠黏膜的部位才可行一期吻合。

第三节　肠梗阻

一、概述

肠梗阻是一种常见而且严重的疾病，在腹部外科中有其特殊的重要性，由于它变化快，需要早期做出诊断、处理。诊治的延误可使病情发展加重，甚至出现肠坏死、腹膜炎等严重的情况。

（一）分类

肠梗阻的分类比较复杂，从不同角度着眼，可有不同的分类法。它们在临床工作中都有一定的指导作用，不仅在某种程度上能反映病变的严重程度，并常可作为治疗原则的选择依据，因而具有重要意义。

1. 常见分类

根据肠梗阻发生的基本原因，肠梗阻可以分为4大类，如下所述。

（1）机械性肠梗阻：由于多种原因引起肠腔狭窄、腹膜粘连、绞窄性疝、肠套叠、肠扭转等，以致肠内容物因机械原因而不能通过者，均称为机械性肠梗阻。

机械性肠梗阻依据病因又可归纳为3类。

1）肠壁内的病变：这些病变通常是先天性的，由炎症、新生物或是创伤引起。先天性肠扭转不良、梅克尔憩室炎症、克罗恩病、结核、放线菌病甚至嗜伊红细胞肉芽肿、原发性或继发性肿瘤等都可以发生梗阻。创伤后肠壁内血肿，可以产生急性梗阻，也可以因缺血产生瘢痕而狭窄、梗阻。

2）肠壁外的病变：肠粘连是常见的产生肠梗阻的肠壁外病变，在我国，疝也是产生肠梗阻的一个常见原因，其中以腹股沟疝为最多见，其他如股疝、脐疝以及一些少见的先天性疝如闭孔疝、坐骨孔疝也可产生肠梗阻。先天性环状胰腺、腹膜包裹、小肠扭转也都可产生梗阻。肠壁外的肿瘤、局部软组织肿瘤转移、腹腔炎性肿块、脓肿、肠系膜上动脉压迫综合征，均可引起肠梗阻。

3）肠腔内的病变：相比之下，这一类病变较为少见，如寄生虫（蛔虫）、粗糙食物形成的粪石、发团、胆结石等在肠腔内堵塞导致肠梗阻。

（2）动力性肠梗阻：又分为麻痹性肠梗阻与痉挛性肠梗阻两类，是由于神经抑制或毒素刺激以致肠壁肌肉运动紊乱引发。麻痹性肠梗阻较为常见，多发生在腹腔手术后、腹部创伤或急性弥散性腹膜炎患者，由于严重的神经、体液与代谢（如低钾血症）改变所致。痉挛性较为少见，痉挛性肠梗阻是由于交感神经麻痹或副交感神经兴奋，致肠管肌肉强烈痉挛收缩而肠腔变得很细小，肠内容物不能向下运行。可在急性肠炎、肠道功能紊乱或慢性铅中毒患者发生。

（3）血运性肠梗阻：也可归纳入动力性肠梗阻之中，是因肠系膜血管有血栓形成或发生栓塞，致肠管的血运发生障碍，因而失去蠕动能力；肠腔本身并无狭窄或阻塞。

（4）原因不明的假性肠梗阻：假性肠梗阻与麻痹性肠梗阻不同，无明显的病因可查。它是一种慢性疾病，表现有反复发作肠梗阻的症状，有肠蠕动障碍、肠胀气，但十二指肠与结肠蠕动可能正常。患者有腹部绞痛、呕吐、腹胀、腹泻甚至脂肪泻，体检时可发现腹胀、肠鸣音减弱或正常，腹部X线片不显示有机械性肠梗阻时出现的肠胀气与气液面。假性肠梗阻的治疗主要是非手术方法，仅有些因并发穿孔、坏死等而需要进行手术处理，而重要的是认识这一类型肠梗阻，不误诊为其他类型肠梗阻，更不宜采取手术治疗。

不明原因的假性肠梗阻可能是一种家族性疾病，但不明了的是肠平滑肌及肠壁内神经丛是否有异常。近年来，有报道认为肠外营养是治疗这类患者的一种方法。

2. 其他分类

如下所述。

（1）根据肠壁的血供有无障碍，分为单纯性和绞窄性肠梗阻。无血液循环障碍者为单纯性肠梗阻，如有血液循环障碍则为绞窄性肠梗阻。绞窄性肠梗阻因有血液循环障碍，其病理生理改变明显有别于单纯性肠梗阻，改变快，可以导致肠壁坏死、穿孔与继发腹膜炎，可发生严重的脓毒症，对全身的影响甚大，如处理不及时，病死率甚高。因此单纯性肠梗阻与绞窄性肠梗阻的鉴别，在临床上有极重要的意义。

（2）根据梗阻的程度分为完全性肠梗阻与部分肠梗阻。无疑完全性肠梗阻的病理生理改变与症状均较部分肠梗阻明显，需要及时、积极处理，如果一段肠袢的两端均有梗阻，形成闭袢，称闭袢型肠梗阻，虽属完全性肠梗阻，但因有其特殊性，局部肠袢呈高度膨胀，局部血液循环发生障碍，容易发生肠壁坏死、穿孔，结肠梗阻尤其是升结肠、横结肠肝曲部有梗阻也会出现闭袢型肠梗阻的症状，因回盲瓣为防止逆流而关闭。

（3）根据梗阻的部位分为高位、低位和小肠、结肠梗阻；也可根据发病的缓急分为急性和慢性梗阻。

上述的肠梗阻分类只表示某一特定病例在某一特定时间内的病变情况，而并不能说明病变的全部过程。任何一种肠梗阻的病理过程不是不变的，而是在一定的条件下可能转化的。要重视早期诊断，适时给予合理治疗。

（二）病理生理

肠梗阻可引起局部和全身的病理和生理变化，急性肠梗阻随梗阻的类型及梗阻的程度而有不同的改变，概括起来有下列几方面。

1. 全身病理生理改变

（1）水、电解质和酸碱失衡：肠梗阻时，吸收功能发生障碍，胃肠道分泌的液体不能被吸收返回全身循环系统而积存在肠腔内。同时，肠梗阻时，肠壁继续有液体向肠腔内渗出，导致体液在第三间隙的丢失。如为高位小肠梗阻，出现大量呕吐，更易出现脱水、电解质紊乱与酸碱失衡。

（2）休克：肠梗阻如未得到及时适当的治疗，大量失水、失电解质可引起低血容量休克。另外，由于肠梗阻引起肠黏膜屏障功能障碍，肠道内细菌、内毒素易位至肝门静脉和淋巴系统，继发腹腔内感染或全身性感染，也可因肠壁坏死、穿孔而有腹膜炎与感染性休克。

（3）脓毒症：肠梗阻时，肠内容物淤积，细菌繁殖，因而产生大量毒素，可直接透过肠壁进入腹腔，致使肠内细菌易位，引起腹腔内感染与脓毒症，在低位肠梗阻或结肠梗阻时更明显。

（4）呼吸和心脏功能障碍：肠腔膨胀时腹压增高，膈肌上升，腹式呼吸减弱，可影响肺内气体交换，同时，血容量不足、下腔静脉受压迫及下肢静脉血回流量减少，均可使心排出量减少。腹腔内压力 >20 mmHg，可产生系列腹腔间室综合征，累及心、肺、肾与循环障碍。

2. 局部病理生理改变

（1）肠腔积气、积液：在肠梗阻的情况下，梗阻以上的肠腔内将有明显的积气和积液，造成肠膨胀之现象；一般梗阻性质愈急者肠内积气较多，梗阻时间愈长者肠内积液较多。梗阻部位以上肠腔积气来自：①吞咽的空气；②重碳酸根中和后产生的 CO_2；③细菌发酵后产生的有机气体。吞咽的空气是肠梗阻时很重要的气体来源，它的含氮量高达70%，而氮又是一种不被肠黏膜吸收的气体。

（2）肠蠕动增加：正常时肠管蠕动通过自主神经系统、肠管本身的肌电活动和多肽类激素的调节来控制。在发生肠梗阻时，各种刺激增强而使肠管活动增加。在高位肠梗阻时肠蠕动频率较快，每3～5分钟即可有1次，低位肠梗阻间隔时间较长，可10～15分钟1次，但如梗阻长时间不解除，肠蠕动又可逐渐变弱甚至消失，出现肠麻痹。

（3）肠壁充血水肿、通透性增加：正常小肠腔内压力为0.27～0.53 kPa，发生完全性肠梗阻时，梗阻近端压力可增至1.33～1.87 kPa，强烈蠕动时可达4 kPa以上。在肠内压增加时，肠壁静脉回流受阻，毛细血管及淋巴管淤积，引起肠壁充血水肿，液体外渗。同时由于低氧，细胞能量代谢障碍，致使肠壁通透性增加，液体可自肠腔渗透至腹腔。在闭袢型肠梗阻中，肠内压可增加至更高点，使小动脉血流受阻，引起点状坏死和穿孔。

（三）临床表现

各种不同原因所致的肠梗阻各有其特殊的表现，但肠道有梗阻致肠内容物不能顺利通过时，某些临床表现总是一致存在的，因此，有程度不同的腹痛、呕吐、腹胀和停止排便排气等症状。

1. 症状

（1）腹痛：肠道的正常蠕动受到阻挡而不能通过时，必致蠕动加剧而发生绞痛；因肠蠕动有节律性，故蠕动加剧时引起的绞痛也为阵发性。阵痛往往骤然来临，但开始时较轻，逐渐加重达高峰，持续1～3分钟后再逐渐减轻以至消失；间歇一定时间后绞痛又重新发作，一般是有增无减。

在有机械性肠梗阻时，肠绞痛几乎经常存在；此外，患者还常自觉有“气块”在腹内窜动，到达一定部位受阻时腹痛最为剧烈，至感觉气块能够通过并随后有少量气体自肛门排出时，则腹痛可以立即减轻或完全消失。此种“气块”的出现，也为肠梗阻患者所特有，更是慢性不完全性梗阻急性发作时所常见。如为绞窄性肠梗阻，因肠系膜的牵扯或肠曲之高度痉挛，其腹痛可为持续性并有阵发性加剧；发作突然，疼痛剧烈，阵发、频繁，但剧痛消失后一般仍有隐痛；至后期因腹腔内积存有渗脓，腹痛将为持续性，并有局部压痛。在麻痹性肠梗阻时，腹痛不是显著的症状；但在腹部高度膨胀时，患者也有腹部胀满不适。

（2）呕吐：呕吐是肠梗阻的一个主要症状，但和其他急腹症患者的呕吐有所不同。在梗阻的早期，呕吐为反射性，吐出物为发病前所进食物；以后呕吐则将按梗阻部位的高低而有所不同。高位的小肠梗阻可引起频繁呕吐，呕吐的容量甚多，主要为胃液、十二指肠液以及胰液和胆汁。低位小肠梗阻除初期的反射性呕吐以外，可以有一段时间没有呕吐，而要等到肠腔膨胀显著，肠内充满积气和积液，至引起肠袢逆蠕动时才将肠内容物反流入胃，然后引起反逆性的呕吐；这时吐出物往往先为胆性液体，然后即为具有臭味的棕黄性肠液，即所谓“呕粪”的症状。结肠梗阻时一般并无明显呕吐症状，虽然患者腹胀得很厉害，但往往很少呕吐，用胃管抽吸时胃内也多无积气、积液。

（3）腹胀：腹胀为肠梗阻患者出现较晚的一个症状，其程度与梗阻的部位有关。高位空肠梗阻时由于呕吐频繁，肠腔内积气、积液甚少，一般无明显腹胀感；低位小肠梗阻的腹胀主要是在腹中部或小腹部；而结肠梗阻则常为全腹胀，但以上腹部最为明显。麻痹性肠梗阻的影响往往累及全部小肠，故其腹胀也是全腹性的。闭袢性肠梗阻时因受累的肠袢胀得最为明显，因此临床上常表现为不对称的腹胀，有时能扪到该高度膨胀的肠袢，在确定诊断上有重大价值。

（4）停止排气排便：停止排气排便是完全性肠梗阻的主要症状。该症状将视梗阻的程度和部位而异；梗阻程度愈完全影响愈大，梗阻部位愈低者停止排便的情况也愈显著。另外，在梗阻发生的早期，由于肠蠕动增加，梗阻部位以下肠内积存的气体或粪便可以排出，当早期开始腹痛时即可出现排气排便现象，容易误认为肠道仍通畅，故在询问病史时，应了解在腹痛再次发作时是否仍有排气排便。在肠套叠、肠系膜血管栓塞或血栓形成时，可自肛门排出血性黏液或果酱样粪便。

2. 体征

在单纯性肠梗阻的早期，患者一般情况无明显变化。生命体征均正常；除腹痛和呕吐外，其他症状并不严重。唯至晚期，由于脱水和全身消耗，将表现为病情虚弱、脉搏微细、眼眶深陷、四肢冰冷发绀等现象。如属绞窄性梗阻，在早期全身情况虽无显著变化，但腹痛程度较单纯性为重，随着病情进展因肠壁坏死而致腹膜感染和毒素吸收，患者全身情况将迅速恶化。

腹部检查可观察到腹部有不同程度的腹胀，在腹壁较薄的患者，尚可见到肠型及肠蠕动波，肠型及肠蠕动波多随腹痛的发作而出现，肠型是梗阻近端肠袢胀气后形成，有助于判断梗阻的部位。触诊时，单纯性肠梗阻的腹部虽胀气，但腹壁柔软，按之有如充气的球囊，有时在梗阻的部位可有轻度压痛，特别是腹壁切口部粘连引起的梗阻，压痛点较为明显。当梗阻上部肠管内积存的气体与液体较多时，稍加振动可听到振水声。腹部叩诊多呈鼓音。听诊时有高亢的蠕动音；此肠蠕动音在肠道有大量积气时呈高调的金属音，有时作“叮玲”声；如气体与液体同时存在时，则其音为鼓泡音，或呈气过水声。

当绞窄性肠梗阻或单纯性肠梗阻的晚期，肠壁已有坏死、穿孔，腹腔内已有感染、炎症时，则表现为腹膜炎的体征，腹部膨胀，有时可叩出移动性浊音，腹壁有压痛，肠鸣音微弱或消失。因此，在临床观察治疗中，体征的改变应与临床症状相结合，警惕腹膜炎的发生。

3. 实验室检查

常规实验室检查对肠梗阻的诊断并无特殊价值。反复呕吐所致之脱水现象和血液浓缩，可以引起血红蛋白、红细胞和白细胞数值增加，血 K^+、Na^+、Cl^- 与酸碱平衡都可发生改变。高位梗阻，呕吐频繁，大量胃液丢失可出现低钾、低氯与代谢性碱中毒。在低位肠梗阻，则可有电解质普遍降低与代谢性酸中毒。腹胀明显，膈肌上升影响呼吸时，也可出现低氧血症与呼吸性酸中毒或碱中毒，可随患者原有肺部功能障碍而异。因此，动脉血气分析应是一项重要的常规检查。此项测定可以作为脱水是否纠正，水和电解质的平衡是否恢复正常的指标，并不具有重大的诊断意义。

4. X 线检查

临床诊断有疑问时，X 线检查具有重要的诊断价值。从肠道充气的程度、范围和部位上，可以找出许多证据来帮助确定诊断。在正常情况下，腹部 X 线片上仅见胃和结肠中有气体。一旦肠内容物因肠道的机械性或麻痹性梗阻而不能运行时，气体与液体就可分离而易于在 X 线片上显示出来。因此，如 X 线透视或摄片检查发现小肠内有气体或气液面存在时，即为肠内容物有运行障碍，即有肠梗阻的证据。

为了确定肠梗阻的诊断，无论透视还是拍片，都应在直立位（或侧卧位）和平卧位同时进行。如有肠梗阻存在时，于直立位（或侧卧位）片上可以看到肠腔内有多个肠袢内含有气液面呈阶梯状。平卧位片上能确切地显示出胀气肠袢的分布情况和扩大程度，从而决定梗阻的部位所在，并根据肠袢扩大情况推测出梗阻的严重程度；钡剂灌肠可用于疑有结肠梗阻的患者，可显示结肠梗阻的部位与性质。但在小肠梗阻时忌用胃肠造影的方法，以免加重病情。

（四）诊断

在肠梗阻的诊断过程中，实际上需要解决下列一系列的问题：①是否有肠梗阻存在；②梗阻的性质是单纯性还是绞窄性；③梗阻的类型是机械性还是动力性；④梗阻的部位是在高位、低位小肠，还是在结肠；⑤梗阻是急性、完全性的，还是慢性、部分性的；⑥引起梗阻的可能原因是什么。就上述问题依次分别讨论如下。

1. 是否有肠梗阻存在

这是一个根本性问题。但解决这个问题并无捷径可循，和其他疾病的诊断步骤一样，从询问病史和体格检查入手，详细分析临床表现，再结合实验室和 X 线检查，方能获得正确答复。

2. 梗阻的性质是单纯性还是绞窄性

在肠梗阻的诊断初步确立以后，首先应确定梗阻的病理性质是单纯性还是绞窄性。因从治疗角度看，绞窄性梗阻必须手术，且应尽早手术；而单纯性梗阻即使是机械性的，有时也可不必手术，即使需要手术也可以在一定时期内准备治疗或非手术治疗（包括胃肠减压和输液等）以后，再行手术。

绞窄性梗阻与单纯性梗阻比较有如下的特点：①腹痛发作急骤，起始即甚剧烈，无静止期；②呕吐出现较早，频繁发作，可有血性呕吐物；③除晚期的肠系膜血管栓塞性肠梗阻外，其他的绞窄性梗阻腹胀一般不甚显著，即使存在也常为不对称性；④患者常有明显的腹膜刺激体征，表现为腹壁的压痛和强直；⑤腹腔穿刺时常可抽得血性浆液；⑥早期即出现休克现象，经抗休克治疗改善不显著；⑦腹部 X 线片可显示有孤立扩大的肠袢；⑧绞窄性梗阻用各种非手术治疗如输液及胃肠减压等措施大多无效。

3. 梗阻的类型是机械性还是动力性

对肠梗阻除了首先要鉴别是单纯性还是绞窄性的以外，几乎同等重要的是须确定其究竟为机械性还是麻痹性（或痉挛性），因为机械性梗阻多数需要手术治疗，而麻痹性（或痉挛性）梗阻通常仅适用非手术疗法。机械性肠梗阻是常见的肠梗阻类型，具有典型的腹痛、呕吐、肠鸣音增强、腹胀等症状，与麻痹性肠梗阻有明显的区别；后者是腹部持续腹胀，但无腹痛，肠鸣音微弱或消失，且多是与腹腔感染、外伤，腹膜后感染、血肿、腹部手术、肠道炎症、脊髓损伤等有关。虽然，机械性肠梗阻的晚期因腹腔炎症而出现与动力性肠梗阻相似的症状，但在发作的早期其症状较为明显。腹部X线片对鉴别这两种肠梗阻甚有价值，动力型肠梗阻全腹、小肠与结肠均有明显充气。体征与X线片能准确地分辨这两类肠梗阻。

4. 梗阻的部位是在高位小肠、低位小肠还是在结肠

不同部位的梗阻往往须采用不同的治疗方法，故辨认梗阻的部位在临床上也很重要。可依据以下情况进行判定：临床上高位小肠梗阻有剧烈的呕吐而腹胀不明显症状，腹绞痛的程度也比较缓和；低位小肠梗阻则呕吐的次数较少，但可能有吐粪现象，腹胀一般比较显著，而腹绞痛的程度也较严重；结肠梗阻的原因多为肿瘤或乙状结肠扭转，在治疗方法上也有别于小肠梗阻，及早明确是否为结肠梗阻有利于制订治疗计划。结肠梗阻以腹胀为主要症状，腹痛、呕吐、肠鸣音亢进均不及小肠梗阻明显。体检时可发现腹部有不对称的膨隆，借助腹部X线片上出现充气扩张的一段结肠袢，可考虑为结肠梗阻。钡剂灌肠检查或结肠镜检查可进一步明确诊断。

5. 梗阻是急性、完全性的，还是慢性、部分性的

肠道完全梗阻者其临床表现必然呈急性，不完全梗阻者多属慢性，二者的区别可从临床症状方面得一梗概，并可以肠曲膨胀的大小作为梗阻程度的一种标准，其诊断比较正确，但也非绝对可靠。

6. 引起梗阻的可能原因是什么

解决了以上几个问题以后，基本上可确定处理的方针，如能对梗阻原因有正确的诊断，则对于决定手术的方式也能有进一步的帮助。

病因的诊断可根据以下几方面进行判断。

（1）病史：了解详细的病史有助于病因的诊断，腹部手术史提示有粘连性肠梗阻的可能。腹股沟疝可引起绞窄性肠梗阻。腹部外伤可致麻痹性梗阻。慢性腹痛伴有低热并突发肠梗阻可能是腹内慢性炎症如结核所致。近期有大便习惯改变，继而出现结肠梗阻症状的老年患者应考虑肿瘤。饱餐后运动或体力劳动出现梗阻应考虑肠扭转。心血管疾病如心房纤颤、瓣膜置换后应考虑肠系膜血管栓塞等。

（2）体征：腹部检查提示有腹膜刺激症状者，应考虑为腹腔内炎症改变或是绞窄性肠梗阻引起。腹部有手术或外伤瘢痕应考虑腹腔内有粘连性肠梗阻。直肠指诊触及肠腔内肿块，是否有粪便，直肠膀胱凹有无肿块，指套上是否有血液，腹部触及肿块，在老年人应考虑是否为肿瘤、肠扭转。在幼儿右侧腹部有肿块应考虑是否为肠套叠。具有明显压痛的肿块多提示为炎性病变或绞窄的肠袢。

（3）影像学检查：B超检查虽简便，但因肠袢胀气，影响诊断的效果；CT诊断的准确性虽优于B超，但仅能诊断出明显的实质性肿块或肠腔外有积液。腹部X线片除能诊断是结肠、小肠，完全与部分梗阻外，有时也能提示病因，如乙状结肠扭转时，钡灌肠检查，可出现钡剂中止处呈鸟嘴或鹰嘴状。蛔虫性肠梗阻可在充气的肠腔中出现蛔虫体影。结肠显示粪块，结合病史提示粪便梗阻。

（五）治疗

急性肠梗阻的治疗包括非手术治疗和手术治疗，治疗方法的选择根据梗阻的原因、性质、部位以及全身情况和病情严重程度而定。无论采用何种治疗方法均应首先纠正梗阻带来的水、电解质与酸碱平衡紊乱，改善患者的全身情况。

1. 非手术治疗

（1）胃肠减压：胃肠减压是治疗肠梗阻的主要措施之一，胃肠减压的目的是减少胃肠道积留的气体、液体，减轻肠腔膨胀，有利于肠壁血液循环的恢复，减少肠壁水肿，使某些原有部分梗阻的肠袢因肠壁肿胀而致的完全性梗阻得以缓解，也可使某些扭曲不重的肠袢得以复位，症状缓解。胃肠减压还可减轻腹内压，改善因膈肌抬高而导致的呼吸与循环障碍。有效的胃肠减压在机械型或麻痹型的肠梗阻病例可能恢复肠腔通畅，即使需要手术的病例用减压的方法使腹胀减轻后也可以大幅减少手术时的困难，增加手术的安全性。

（2）矫正水、电解质紊乱和酸碱失衡：无论采用手术和非手术治疗，纠正水、电解质紊乱和酸碱失衡是极重要的措施。输液所需容量和种类须根据呕吐情况、缺水体征、血液浓缩程度、尿排出量和比重，并结合血清 K^+、Na^+、Cl^- 和血气分析监测结果而定。单纯性肠梗阻，特别是早期，上述生理紊乱较易纠正；而在单纯性肠梗阻晚期和绞窄性肠梗阻，还须输给血浆、全血或血浆代用品，以补偿丧失至肠腔或腹腔内的血浆和血液。

（3）防治感染和中毒：应用抗肠道细菌，包括抗厌氧菌的抗生素。一般单纯性肠梗阻可不应用，但对单纯性肠梗阻晚期，特别是绞窄性肠梗阻以及手术治疗的患者，应该使用。常用的有杀灭肠道细菌与肺部细菌的广谱头孢菌素或氨基糖苷类抗生素，以及抗厌氧菌的甲硝唑等。

（4）其他治疗：腹胀后如影响肺的功能，患者宜吸氧。为减轻胃肠道膨胀，可给予生长抑素以减少胃肠液的分泌量。降低肠腔内压力，改善肠壁循环，使水肿消退，使部分单纯肠梗阻患者的症状得以改善。乙状结肠扭转可试用纤维结肠镜检查、复位。回盲部肠套叠可试用钡剂灌肠或充气灌肠复位。

采用非手术方法治疗肠梗阻时，应严密观察病情的变化。绞窄性肠梗阻或已出现腹膜炎症状的肠梗阻，经过2～3小时的非手术治疗，实际上是术前准备，纠正患者的生理失衡状况后即进行手术治疗。单纯性肠梗阻经过非手术治疗24～48小时，梗阻的症状未能缓解，或在观察治疗过程中症状加重，或出现腹膜炎症状，或有腹腔间室综合征出现，应及时改为手术治疗，以解除梗阻与减压。

2. 手术治疗

手术大体可归纳为下述4种。

（1）解决引起梗阻的原因：如粘连松解术、肠切开取出异物、肠套叠或肠扭转复位术等。

（2）肠切除肠吻合术：如肠管因肿瘤、炎症性狭窄等，或局部肠袢已经失活坏死，则应做肠切除肠吻合术。

对于绞窄性肠梗阻，应争取在肠坏死以前解除梗阻，恢复肠管血液循环，正确判断肠管的生机十分重要。如在解除梗阻原因后有下列表现，则说明肠管已无生机：①肠壁已呈黑色并塌陷；②肠壁已失去张力和蠕动能力，肠管呈麻痹、扩大、对刺激无收缩反应；③相应的肠系膜终末小动脉无搏动。

如有可疑，可用等渗盐水纱布热敷，或用0.5%普鲁卡因溶液做肠系膜根部封闭等。倘若观察10～30分钟，仍无好转，说明肠已坏死，应做肠切除术。若肠管生机一时实难肯定，特别当病变肠管过长，切除后会导致短肠综合征的危险，则可将其回纳入腹腔，缝合腹壁，于18～24小时后再次行剖腹探查术。但在此期间内必须严密观察，一旦病情恶化，即应随时行再次剖腹探查术。

（3）肠短路吻合：当梗阻病灶不可能解除，如肿瘤向周围组织广泛侵犯，或是粘连广泛难以剥离，而梗阻部位上、下端肠袢的生机属于良好时，可以考虑在梗阻部位上、下肠袢之间做短路吻合以解除梗阻现象；这种短路手术可以作为治疗肠梗阻的一种永久性手术，也可以视为第二期病灶切除术前的准备手术。但应注意旷置的肠管尤其是梗阻部的近端肠管不宜过长，以免引起盲袢综合征。

（4）肠造口术或肠外置术：肠造口术对单纯性机械性肠梗阻有时仍不失为一种有效的外科疗法。不顾患者的一般情况及病变的局部性质，企图在任何情况下努力解除梗阻的病因并重建肠管的连续性，其结果往往造成病变肠袢穿破，故应予以避免。唯病变在高位小肠，特别是梗阻属完全性时，因造口后肠液丧失极为严重，不宜行肠造口术；即使小肠上部已发生坏死，也不宜将肠袢外置，最好行一期切除吻合术。

肠梗阻部位的病变复杂或患者情况差，不允许行复杂的手术，可在膨胀的肠管上，即在梗阻部的近端肠管做肠造口术以减压，解除因肠管高度膨胀而带来的生理紊乱。小肠可采用插管造口的方法，造口的部位应尽量选择梗阻附近（上端）的膨胀肠袢；肠造口术成功的关键是细致的操作，应努力防止腹腔为肠内容物所污染。术后应注意保持导管的通畅，必要时可用温盐水冲洗。一般在造口后1～2周，导管即自行松脱；此时导管即可拔去，而所遗瘘管大都能迅速愈合。

结肠则宜做外置造口，结肠内有粪便，插管造口常不能达到有效的减压目的，因远端有梗阻，结肠造口应采用双口术式。有时，当有梗阻病变的肠袢已游离或是肠袢已有坏死，但患者的情况差，不能耐受切除吻合术，可将该段肠袢外置，关腹。立即或待患者情况复苏后再在腹腔外切除坏死或病变的肠袢，远、近两切除端固定在腹壁上，近端插管减压、引流，以后再行二期手术，重建肠管的连续性。

二、粘连性肠梗阻

粘连性肠梗阻是肠梗阻最常见的一种类型，占肠梗阻的40% ~60%。

（一）病因病理

腹腔内粘连或索带的来源有两类：一类为先天性，多由发育异常或胎粪性腹膜炎所致，前者多为粘连带，常位于回肠与脐或回肠与盲肠之间；而后者为胎粪所致无菌性腹膜炎的结果，常为部位不定的广泛粘连。另一类为后天性，多因腹膜受手术、炎症、创伤、出血、异物、肿瘤等刺激而产生，可以为广泛的粘连，也可以呈索带状。临床上所见的粘连性肠梗阻绝大多数是后天性的，且多数是继手术后发生的；尤其是在阑尾切除术后（特别是继发穿孔性阑尾炎的切除和腹腔引流后）或盆腔手术后（例如子宫及其附件的切除术），并发粘连性肠梗阻的机会最多；其他结肠、胃与十二指肠、胆道等手术后也可以并发粘连性肠梗阻。

粘连形成是机体的一种纤维增生的炎性反应，粘连起到血管桥的作用。腹膜含有大量的吞噬细胞，当腹腔内有任何损害，将释放大量细胞因子、介质，出现炎症反应，大量纤维素渗出并沉积在浆膜面上，形成一网格状物。如纤维素性网络能被迅速吸收，纤维增生将停止而无粘连形成，反之，成纤维细胞将产生胶原束，成为纤维粘连的基础。同时，许多毛细血管伸入其中，成纤维细胞在胶原网中增殖，数周或数月后粘连形成。Ellis 认为是局部组织缺血延缓了纤维素的吸收而产生粘连。除此，滑石粉、淀粉、纱布、棉花、肠内容物、缝合材料及其他异物均能引起粘连的发生。

粘连的产生是机体创伤、缺血、感染、异物所做出的炎性反应。因此，在许多情况下，腹腔内均可发生粘连，粘连组织的存在是引起粘连性肠梗阻的根本原因，但粘连的存在却不等于必然会发生梗阻现象，事实上常需在一定的条件下方产生急性梗阻症状。广泛的粘连与纤维束带所致的肠梗阻也是不同的，前者一般为单纯性梗阻，而后者往往引起绞窄性梗阻。

粘连性肠梗阻除粘连这一因素外，还有其他因素，故有时并无症状或仅有部分梗阻的现象。当附加有其他因素时则出现症状，如：①肠腔已变窄，在有炎症时，肠壁、肠黏膜水肿，使变窄的肠腔完全阻塞不通；②肠腔内容物过多过重，致肠膨胀，肠下垂加剧了黏着部的锐角而使肠管不通；③肠蠕动增加，或是肠腔内食物过多，体位的剧烈变动，产生扭转。因此，有些患者粘连性肠梗阻的症状可反复发作，经非手术治疗后又多可以缓解。而另一些患者以往并无症状，初次发作即为绞窄性肠梗阻。

（二）症状与诊断

粘连性急性肠梗阻的症状与一般小肠的机械性梗阻表现基本相似。由于患者多有腹腔手术或感染的病史，诊断在大多数的情况下并无困难。患者有腹痛，伴恶心、呕吐，腹部膨隆，但无压痛；过去有过同样的发作史，且于多年前曾行阑尾切除或妇科手术，这是粘连性梗阻的典型病史。已经确定为粘连性梗阻时，还应仔细辨别是广泛粘连所致的单纯性梗阻，还是粘连束带所引起的绞窄性梗阻。

过去未做过腹部手术的，同样可发生肠粘连性梗阻；粘连的发生可能是先天性的，或是继发于炎症、外伤等。有结核性腹膜炎、肠系膜淋巴结炎和腹部外伤等病史者，如诊断为单纯性的机械性肠梗阻，也应考虑到可能有腹内粘连存在。

继手术后并发的粘连性肠梗阻可能在手术后任何时候发生，但临床上基本可分两种类型：一种是继手术后近期发生的，大多数发生在术后的1 ~2 周，有的甚至在术后3 ~4 天即可发生。这种术后早期发生的粘连性肠梗阻，必须与手术后的肠蠕动共济失调以及手术后的麻痹性肠梗阻等相鉴别。另一种是粘连性肠梗阻是发生在手术后的远期，自术后2 周至十余年不等，多数在手术后2 年左右发生。这种继手术或腹膜炎后并发的远期粘连性梗阻，一般诊断并不太困难：患者过去有手术或腹膜炎史，术后曾有多次轻度发作，表现为轻度的腹绞痛或腹胀，短期的呕吐或便秘，往往服轻泻药或灌肠排便后即行缓解；以后发作的次数愈加频繁，症状也渐趋严重，终至形成完全性梗阻。

（三）预防

目前，多数肠粘连是继手术后发生的，手术后粘连是发生肠梗阻的重要原因，因此，多年来，人们试图采用一些方法来防止粘连的产生，概括起来有以下两种。

1. 手术中的注意事项

在手术时应注意严格的无菌术和严密的止血法，手法轻柔，尽量避免腹内组织受到不必要的损害，操作仔细。最主要的措施可概括为两个方面：①防止任何腹内组织形成缺血状态；②防止各种异物污染或刺激腹腔。

2. 防止粘连的其他方法

（1）清除手套上的淀粉、滑石粉，不遗留丝线头、纱布、棉花纤维、切除的组织等异物于腹腔内，减少肉芽组织的产生。

（2）减少缺血的组织，不做大块组织的结扎，有缺血可疑的部分，以大网膜覆盖，即使有粘连产生，也已有大网膜相隔。

（3）注意无菌操作技术，减少炎性渗出。

（4）保护肠浆膜面，防止损伤与干燥。

（5）腹膜缺损部分任其敞开，不做有张力的缝合。

（6）清除腹腔内的积液、积血，必要时放置引流。

（7）关腹前将大网膜铺置在切口下。

（8）及时治疗腹膜内炎性病变，防止炎症扩散。

（四）治疗

治疗粘连性肠梗阻，首要是区别是单纯性还是绞窄性，是完全性还是部分性。因为手术治疗并不能消除粘连，相反地，术后还可能形成新的粘连，所以对单纯性肠梗阻，部分肠梗阻特别是广泛性粘连者，一般选用非手术治疗。又如术后早期炎性肠梗阻，除新形成的纤维素性粘连以外，与术后早期腹腔炎症反应有关，既有肠壁水肿、肠腔梗阻，又存在炎症引起的局部肠动力性障碍，一般应采用非手术治疗。

粘连性肠梗阻如经非手术治疗不见好转甚至病情加重，或怀疑为绞窄性肠梗阻，手术须及早进行，以免发生肠坏死。对反复频繁发作的粘连性肠梗阻也应考虑手术治疗。

应视粘连的具体情况采用以下手术方法：①粘连带和小片粘连可施行简单的切断和分离；②广泛粘连不易分离，且容易损伤肠壁浆膜和引起渗血或肠瘘，并再度引起粘连，所以对那些并未引起梗阻的部分，不应分离；③为了防止粘连性肠梗阻在手术治疗后再发，或预防腹腔内大面积创伤后虽有粘连发生但不致有肠梗阻发生，可采取肠排列的方法，使肠袢呈有序的排列、黏着，而不致有肠梗阻；④如一组肠袢紧密粘连成团引起梗阻，又不能分离，可将此段肠袢切除，做一期吻合术；倘若无法切除，则做梗阻部分近、远端肠侧侧吻合的短路手术，或在梗阻部位以上切断肠管，远断端闭合，近断端与梗阻以下的肠管做端侧吻合。

手术后早期发生的肠梗阻，多为炎症、纤维素性粘连所引起，在明确无绞窄的情况下，经非手术治疗后可望吸收，症状消除。尤其近代有肠外营养支持，可维持患者的营养与水、电解质平衡，生长抑素可减少胃肠液的分泌，减少肠腔内液体的积蓄，有利于症状的减轻与消除。

三、肠扭转

在我国，肠扭转是常见的一种肠梗阻类型，是一段肠管甚至几乎全部小肠及其系膜沿系膜轴顺时针向或逆时针向扭转 360°～720°，因此，既有肠管的梗阻，又有肠系膜血管的扭折不通，血循环中断。受其供应的肠管将迅速发生坏死、穿孔和腹膜炎，是肠梗阻中病情凶险、发展迅速的一类。如未能得到及时处理，将有较高的病死率（10%～33%）。

（一）病因

肠扭转可分为原发性与继发性两类。

原发性的肠扭转肠管并无解剖上的异常，病因不很清楚，可能是饱餐后，肠腔内有较多尚未消化的内容物，当体位改变，有明显的运动时，小肠因有重量下垂而不能随之同步旋转造成。

继发性肠扭转是由于先天性或后天获得的解剖上的改变，出现一固定点形成肠袢扭转的轴心。但是，扭转的产生常是下列 3 个因素同时存在。

1. 解剖因素

如手术后粘连，梅克尔憩室，乙状结肠冗长，先天性中肠旋转不全，游离盲肠等都是发生肠扭转的解剖因素。

2. 物理因素

在上述的解剖因素基础上，肠袢本身有一定的重量，如饱餐后，特别有较多不易消化的食物涌入肠腔内；肠腔有较多的蛔虫团；肠管有较大的肿瘤；在乙状结肠内存积着大量干涸的粪便等：以上都是造成肠扭转的潜在因素。

3. 动力因素

强烈的蠕动或体位的突然改变，使肠袢产生了不同步的运动，使已有轴心固定位置，且有一定重量的肠袢发生扭转。

（二）临床表现

肠扭转是闭袢型肠梗阻加绞窄性肠梗阻，发病急且发展迅速。起病时腹痛剧烈，腹胀明显，早期即可出现休克，症状继续发展，逐渐加重，且无间歇期，肠扭转的好发部位是小肠、乙状结肠和盲肠。临床表现在不同部位的肠扭转也有不同。

小肠扭转可发生在任何年龄，小肠扭转多数是顺时针向扭转。小肠的扭转在临床上主要表现为一种急性机械性梗阻，腹绞痛很剧烈，多位于脐周围或小腹部，为持续性，有阵发性加剧；由于肠系膜的牵扭，腰背部也可能感到疼痛。如扭转累及全部小肠，则呕吐可能很剧烈而腹胀反而不显著；如扭转仅累及一个肠袢，则该肠袢可有高度膨胀且局限于一处，有时可扪及稍有压痛的肿块。叩诊呈鼓音，但有时可叩得移动性浊音。腹膜刺激症状时常存在，至晚期常出现休克状态。

乙状结肠扭转最多见于乙状结肠冗长的老年人。患者多有便秘的习惯，或以往曾有多次腹痛、经排便排气后腹痛消失的病史。乙状结肠扭转一般可分 3 类：急性、短期的急性复发性、慢性非典型性。呈急性发作的患者，腹部有剧痛，呕吐，按诊有压痛、肌紧张，显示扭转重，肠管充血、缺血明显，如不及时处理可发生肠坏死。慢性患者有腹部持续胀痛，逐渐隆起，患者有下腹坠痛感但无排气排便。左腹部明显膨胀，可见肠型，叩之呈鼓音，压痛及肌紧张均不明显。X 线片可见巨大双腔充气的肠袢，且有液平面，这一类乙状结肠扭转较为常见，且可反复发作。

盲肠扭转较少见，多发生在盲肠可移动的患者，常有饮食过多、用力过度以及腹内粘连等诱因，尤其是腹腔手术更常为诱发盲肠扭转的直接原因。可分为急性与亚急性两型。盲肠急性扭转不常见，起病急，有剧痛及呕吐，右下腹有肿块可触及，有压痛，可产生盲肠坏死、穿孔。亚急型起病稍缓，患者主诉右下腹部绞痛，腹部很快隆起，不对称，上腹部可触及一弹性包块。X 线片可见巨大的充气肠袢，伴有多个肠充气液面。

当疑有乙状结肠或盲肠扭转，而尚无腹膜炎症状时，可考虑应用钡剂灌肠以明确诊断。结肠出现阻塞，尖端呈鸟嘴样或锥形，可明确为乙状结肠扭转。盲肠扭转则显示钡剂在横结肠或肝区处受阻。

（三）治疗

肠扭转是一种较严重的机械性肠梗阻，常在短期内发生肠绞窄、坏死，病死率较高。死亡的主要原因常为就诊过晚或治疗延误，所以应及时进行手术治疗。早期手术可降低病死率，更可减少小肠扭转坏死大量切除后短肠综合征的发生机会，后者将给患者终身健康带来影响。

1. 扭转复位术

将扭转的肠袢按其扭转的相反方向回转复位。复位后应细致观察血液循环恢复的情况，如肠系膜血液循环恢复良好，肠管未失去生机，则还需要解决预防复发的问题，如为移动性盲肠引起的盲肠扭转，可将其固定于侧腹壁；过长的乙状结肠可将其平行折叠，固定于降结肠内侧，也可行二期手术将过长的乙状结肠切除。小肠扭转复位后，少有再扭转者，不需做固定手术。

早期乙状结肠扭转，可在乙状结肠镜明视下，将肛管通过扭转部进行减压，并将肛管保留 2～3 天。但这些非手术疗法必须在严密的观察下进行，一旦怀疑有肠绞窄，就必须及时改行手术治疗。

2. 肠切除术

适用于已有肠坏死的病例，小肠应做一期切除吻合。乙状结肠一般切除坏死肠段后将断端做肠造口术，以后再二期手术做肠吻合术。

对保留的有疑问小肠应在 24 小时后行再次观察手术，切除坏死的肠段。坏死的乙状结肠、盲肠，可行切除，切除端应明确有良好的活力。可以做一期吻合术，也可做外置造口，然后再做二期手术。

四、肠套叠

肠的一段套入其相连的肠管腔内称为肠套叠，以小儿最多见，其中以 2 岁以下者居多。

（一）病因与分类

原发性肠套叠绝大部分发生于婴幼儿，主要由于肠蠕动正常节律紊乱，肠壁环状肌持续性痉挛引起，而肠蠕动节律的失调可能由于食物性质的改变所致。继发性肠套叠多见于成年人，肠腔内或肠壁部器质性病变使肠蠕动节律失调，近段肠管的强力蠕动将病变连同肠管同时送入远段肠管中。

根据套入肠与被套肠部位，肠套叠分为小肠小肠型、小肠结肠型、结肠结肠型、回肠结肠型，在小儿多为回肠结肠型。套叠的结构可分为 3 层，外层为鞘部，中层为回返层，内层为进入层。后两者合称套入部。套入部的肠系膜也随肠管进入，结果不仅发生肠腔梗阻，而且由于肠系膜血管受压，肠管可以发生绞窄而坏死。

（二）临床表现

肠套叠的 3 大典型症状是腹痛、血便和腹部肿块。表现为突然发作剧烈的阵发性腹痛，患儿阵发哭闹不安，有安静如常的间歇期。伴有呕吐和果酱样血便。腹部触诊常可在腹部扪及腊肠形、表面光滑、稍可活动、具有压痛的肿块。常位于脐右上方，而右下腹扪诊有空虚感。随着病程的进展逐步出现腹胀等肠梗阻症状。钡剂胃肠道造影对诊断肠套叠有较高的准确率，灌肠检查可见钡剂在结肠受阻止，阻端钡影呈“杯口”状或“弹簧状”阴影；小肠套叠钡剂可显示肠腔呈线状狭窄而至远端肠腔又扩张。

慢性复发性肠套叠多见于成人，其发生原因常与肠息肉、肿瘤、憩室等病变有关。多呈不完全梗阻，故症状较轻，可表现为阵发性腹痛发作，而发生便血的不多见。由于套叠常可复位，所以发作过后检查可为阴性。

（三）治疗

治疗初期可用空气（或氧气、钡剂）灌肠复位，疗效可达 90% 以上，一般空气压力先用 60 mmHg，经肛管灌入结肠内，在 X 线透视下明确诊断后，继续注气加压至 80 mmHg 左右，直至套叠复位。如果套叠不能复位，或病期已超过 48 小时，或怀疑有肠坏死，或空气灌肠复位后出现腹膜刺激征及全身情况恶化，都应行手术治疗。手术方法包括手术复位以及肠切除吻合术。对手术复位失败，肠壁损伤严重或已有肠坏死者，应行一期肠切除吻合术。如果患儿全身情况严重，可将坏死肠管切除后两断端外置造口，以后再行二期肠吻合术。成人肠套叠多有引起套叠的病理因素，一般主张手术治疗。

五、肠堵塞

肠堵塞是由于肠腔内容物堵塞肠腔而引起肠梗阻，在我国，尤其在农村并不罕见。这是一种单纯性机械性肠梗阻，常见的诱因是寄生虫、粪石、胆石、吞食的异物、毛粪石、植物粪石、药物等。

（一）肠蛔虫堵塞

由于蛔虫团引起肠堵塞在我国较多见，特别是儿童，蛔虫感染率高，蛔虫在肠道大量繁殖，当蛔虫受到某些因素影响产生强烈的活动致扭结成团堵塞肠管，加之肠管受刺激后出现痉挛加重了梗阻。患者有阵发性剧烈腹部绞痛，伴有呕吐，并可呕吐出蛔虫。这类患者多消瘦，腹壁薄，故体检时常可触及包块并随触揉而变形，也可在触诊时感到肠管有痉挛收缩。由于蛔虫梗阻多为部分性，腹部一般无明显膨胀，肠鸣音虽有增高但不高亢。根据临床症状与体征常可明确诊断。腹部X线片偶可见小肠充气及液平面，有时还可显示肠腔内有蛔虫团块阴影。

治疗单纯性蛔虫堵塞采用非手术疗法效果较好，除禁食、输液外，可口服生植物油，也可口服枸橼酸哌嗪等驱虫；如腹痛剧烈，可用解痉剂，或配以针刺、腹部轻柔按摩等。症状缓解后行驱虫治疗。如经非手术治疗无效或并发肠扭转，或出现腹膜刺激征时，应施行手术切开肠壁取虫，但应尽量取尽，以免残留的蛔虫从肠壁缝合处钻出，引起肠穿孔和腹膜炎。术后应继续驱虫治疗。

（二）粪石梗阻

在堵塞性肠梗阻发生原因中，次于寄生虫性梗阻者，以粪便堵塞引起的梗阻较为常见。粪便堵塞常见于瘫痪、重病等身体虚弱而无力排便的患者，也可见于习惯性便秘的患者，积存的粪便变干成团块状堵塞在结肠造成肠梗阻。患者出现腹胀，伴阵发性腹痛。体检时，可沿左侧结肠摸到粪块，直肠指检可触及填满直肠肠腔的干硬粪块。在这类患者，症状可反复出现，因此，应及时清除直肠内积存的粪便，以防粪便堵塞。如有症状发生时可反复灌肠软化粪便，加以清洗，必要时可用器械或手指将干涸的粪块取出。值得警惕的是下端结肠肿瘤也可发生粪便梗阻。

（三）胆石堵塞

在国外文献中，胆石引起的肠堵塞占肠梗阻的1%～2%，且多为老年妇女，但在我国较为少见。胆石堵塞多是先有胆囊结石，但仅有30%～60%的患者有胆绞痛史。梗阻的部位多在回肠，占60%～80%，因回肠是肠管中较窄的部位，其次是空肠（10%～15%），十二指肠与结肠胆结石堵塞者较少见。

胆石肠堵塞的症状是强烈的肠绞痛，胆结石得以下行时，疼痛可有缓解，当肠强烈蠕动时又可引起腹痛，临床症状表现为单纯的机械性肠梗阻。腹部X线片除见小肠胀气外，还可能看到肠腔内有胆石阴影。如发现胆道内有气体充盈（占10%～40%患者），而以往又无接受过胆道与肠道吻合或胆道括约肌成形术的患者，对这一诊断的可能性给予有力的佐证。

胆石堵塞的肠梗阻一般是在做好术前准备后行手术治疗，可以试行将结石挤入宽大的结肠，但不易成功。可行肠切开取石，如有肠坏死则需行肠切除吻合术。并且要注意探查有无第二处堵塞部位。

（四）其他

含有鞣酸的食物如柿子、黑枣进食过多，遇胃酸后成为胶状物，可与其他高植物纤维物如竹笋等凝聚成块状物；经常服用氢氧化铝凝胶、考来烯胺（阴离子交换树脂）；胃肠道检查时吞服过量的钡剂；有精神障碍的女性患者吞食长发等，均可产生不能消化的团状物，出现肠堵塞的症状。一般表现为单纯性肠梗阻，可先用非手术治疗，必要时可剖腹切开肠管取出异物。

六、慢性假性肠梗阻

慢性假性肠梗阻是一种以肠道不能推动肠内容物通过未阻塞肠腔为特征的胃肠动力疾病，常发生于小肠、结肠，可累及整个消化道和所有受自主神经调节的脏器和平滑肌，是一组具有肠梗阻症状和体征，但无肠道机械性梗阻证据的临床综合征。本病常反复发作。慢性假性肠梗阻虽不是常见病，但如被忽视，患者可能遭受不必要的手术，甚至使病情的诊治更加复杂化。

（一）病因及分类

慢性假性肠梗阻可分为原发性和继发性两类。原发性是由肠平滑肌异常（肌病型）或肠神经系统异常（神经元病型）造成。继发病因主要有结缔组织病，如系统性红斑狼疮（SLE）、硬皮病、内分泌紊乱以及帕金森病、副癌综合征、巨细胞病毒或EB病毒感染等。某些药物如三环抗抑郁药等也可诱发。

（二）临床表现

小肠假性肠梗阻有恶心、呕吐、腹胀和腹痛等表现，继发细菌过度生长时则可能引起腹泻。结肠病变时常表现为便秘。随着疾病自然进展，可累及消化道其他部位，在若干年内症状还可能发生变化，如食管受累可发生吞咽困难或胃食管反流，胃部受累时则出现和胃轻瘫相符的餐后早饱、腹痛、恶心、呕吐症状。慢性假性肠梗阻还可有肠外表现，主要为膀胱及输尿管扩张，继发于自主神经疾病的假性肠梗阻常有直立性低血压、异常发汗和视觉异常等伴随症状。病史中有大量且频繁的呕吐、体重下降，几乎很少有无症状期，伴有自主神经功能紊乱和排尿困难表现，曾经多次剖腹探查等，可帮助医师考虑诊断假性肠梗阻。家族史中有类似疾病提示遗传性假性肠梗阻的可能。体格检查可发现严重的腹胀和中腹部的振水音。还应进行全面的神经系统检查及对直立性低血压的评价，并注意引起继发性假性肠梗阻的系统性疾病的体征。

本病无特征，诊断较为困难。当临床有怀疑时，应设法排除其他肠梗阻的可能性来确诊。腹部X线片有类似机械性肠梗阻之处，但病史不相符。胃肠道造影检查，无梗阻发现，可观察到节段性巨食管、巨十二指肠、巨结肠或小肠扩张。纤维内镜可证实无梗阻。胃肠道转运试验和动力检查可以帮助诊断；剖腹手术或腹腔镜取的小肠或结肠全层组织活检可确诊。

（三）治疗

给予最佳的营养，保持水、电解质平衡，同时止痛，并防止肠道症状恶化。主要采用非手术治疗，目前尚缺乏特效药物。对症治疗，如胃肠减压、营养支持等。特别是全肠外营养支持对解除症状甚为有效，但为防止全肠外营养带来的一些不良后果如肠黏膜萎缩、肠道细菌易位等，仍应给予适量的肠内营养。如诊断明确，应避免外科手术治疗，即使是剖腹探查、肠壁组织活检也应慎重考虑，以免术后的肠粘连混淆诊断，增加诊断的困难性。慢性肠假性梗阻可累及整个食管、胃与肠道。即使当时暂无症状的部分，将来也会可能被波及。因此，外科治疗无确定性效果。

七、肠系膜血管缺血性疾病

本病是一种绞窄性动力性肠梗阻，以老年人居多。由于肠管可能在短时间内广泛坏死，术前诊断困难，病情较一般绞窄性机械性肠梗阻更为严重。

（一）病因与病理

发生于肠系膜动脉，特别是肠系膜上动脉者多于肠系膜静脉。动脉阻塞多数是栓塞的结果，栓子的来源：①心内膜炎患者左心瓣膜上赘生物的脱落，或心房纤维性颤动患者左心房中先有血栓形成，均可引起肠系膜动脉的栓塞；②肺脓肿或脓毒症患者带菌的栓子可通过肺而进入循环；③动脉硬化、动脉粥样变等患者的动脉栓塞脱落；④在手术中可来自内脏或腹壁的血管。

静脉阻塞几乎完全是由于血栓形成，血栓常继发于：①肝硬化或肝外压迫引起的肝门静脉阻塞或血液淤滞；②肝门静脉系统所支配的内脏感染，如阑尾炎、溃疡性结肠炎、绞窄性疝、痔疮等；③外伤引起的肠系膜血肿或脾切除等手术引起的静脉损伤；④有时肠系膜静脉之血栓形成不能查出其发病诱因，故可称为原发性的肠系膜静脉血栓。

（二）临床表现和诊断

患者以往多有冠心病史或有心房纤颤，多数有动脉硬化表现。临床表现因血管阻塞的部位、性质和发生的缓急不同而各有不同。血管阻塞发生过程越急，范围越广，表现越严重。动脉阻塞的症状又较静脉阻塞急而严重。

多数病例起病急骤，剧烈的腹部绞痛是最开始的症状，用一般药物难以缓解，可以是全腹性或局限性。早期由于肠痉挛所致，此后有肠坏死，疼痛转为持续。伴有频繁呕吐，呕吐物多为血性。休克常在早期出现，是失血的结果，故脉搏常细速而不规则，体温则正常或略低，但有时在疾病的早期即有发热。

发病初期可无明显体征，腹部平坦、柔软，肠鸣音存在，至肠袢已有坏死时，腹部可逐日膨隆，但程度一般不太严重，而范围则比较广泛，仅至病程的晚期腹胀乃趋显著。腹壁压痛、腹肌强直等腹膜刺激症状在肠袢已坏死后可能出现，但程度轻重不一。肠鸣音一般减弱，有时可完全消失。血常规往往有白细胞增加及血液浓缩表现。X 线平片上可见小肠和结肠均有扩大胀气的现象。

少数亚急性或慢性肠系膜血管阻塞病例的发病过程比较缓和，一般要经过 1 周左右方逐渐显示病变的严重性。这些发展较慢的病例早期仅有不全阻塞，往往仅表现有轻度的机械性肠梗阻的症状，可有不明显的腹痛和轻度腹胀，至后期方有坏死，可能出现某种程度的虚脱现象。

（三）治疗

应及早诊断，及早治疗，包括支持疗法和手术治疗。肠系膜上动脉栓塞可行取栓术。血栓形成则可行血栓内膜切除或肠系膜上动脉腹主动脉“搭桥”手术。如果已有肠坏死，应做肠切除术。肠系膜上静脉血栓形成需施行肠切除术，切除范围应包括全部有静脉血栓形成的肠系膜，否则术后静脉血栓有继续发展的可能，术后应继续行抗凝治疗。

急性肠系膜血管缺血性疾病，临床常因认识不足而误诊，一旦发生广泛的肠梗死、预后凶险、病死率很高。

第四节　肠结核

肠结核是结核杆菌侵犯肠道引起的慢性特异性感染，好发部位为回肠末端和回盲部。肠结核多继发于肺结核，原发性肠结核较少见，不足 10%。结核病曾是我国的常见传染病，随着中华人民共和国成立后结核病防治工作的快速发展及抗结核药物的合理应用，肠结核的发病率显著降低。但在 20 世纪 90 年代以后，由于耐药菌株的产生，结核病发病率有轻度升高的趋势。

一、病因病理

（一）病因

肠结核多数继发于肺结核，继发性肠结核最常见的感染方式为肺结核患者吞咽自己的痰液，未被消化而进入肠道，有尸检资料表明，65% ~95% 的肺结核患者同时伴有肠结核。原发性肠结核少见，饮用被结核杆菌污染的牛奶是原发性肠结核的主要感染原因。此外，结核菌经血液循环进入肝脏后随胆汁进入肠道、急性粟粒性结核经血行弥散、由邻近结核病灶直接蔓延、淋巴途径等则是比较少见的感染途径。

（二）病理

肠结核病变可以分布于消化道自十二指肠到直肠的各处，其中回盲部受累的比例 80%。肠内容物在回盲部停留时间较长，肠道内的结核杆菌有较多的机会经过肠黏膜上皮进入黏膜腺体；回盲部有丰富的淋巴组织，结核杆菌易于经吞噬细胞进入淋巴结与淋巴组织。

肠结核在病理形态上可表现为溃疡型和增生型两类，也可以两种病变并存。

1. 溃疡型肠结核

溃疡型肠结核较为多见，继发性肠结核多属此型；其受累部位多在回肠，特别是末端回肠。早期病变见于肠壁的集合淋巴结和孤立淋巴滤泡，出现含有上皮样组织和淋巴组织的结核结节；继而发生干酪样坏死，因常伴发闭塞性动脉内膜炎导致血供受限，造成黏膜水肿、局灶性坏死和脱落，因而形成大小不等、深浅不一、边缘不规则的溃疡。病变常沿肠壁淋巴管方向、依肠管的横轴发展，容易造成肠管的环形瘢痕狭窄；多处狭窄的病变肠段之间存在不同程度扩张的肠管，形似一串腊肠。病变常可累及周围腹膜及邻近的肠系膜淋巴结，伴发腹膜和肠系膜淋巴结核。病变肠管多有肠壁纤维组织增生导致与周围组织形成紧密粘连，因此发生急性穿孔造成弥散性腹膜炎的情况较少见，而发生慢性穿孔、局限成为腹腔脓肿或形成内瘘或外瘘则相对较多见。溃疡型肠结核引起消化道大出血的机会较少。

2. 增生型肠结核

增生型肠结核在继发性肠结核中相对少见，而原发性肠结核中约 70% 的病例为这一类型。增生型肠结核可以发生在肠道的任何部位，多见于回盲部。其特点是肠壁明显增厚变硬，黏膜下层存在大量结核性肉芽肿，中心有干酪样坏死；黏膜下层纤维组织高度增生。黏膜隆起形成大小不等的假性息肉，可伴有浅表小溃疡。由于肠壁的显著增厚和病变肠段与周围组织粘连，常导致肠腔狭窄并发生肠梗阻，穿孔较少见。

肠结核的病理类型划分不是绝对的，溃疡型和增生型可以是肠结核不同病理阶段的表现，可同时存在于同一患者的不同病变肠段。

二、临床表现

肠结核多见于青年和中年，女性发病略多于男性，缺少特异性的体征和症状。由于大多数肠结核属于继发性，因此多有虚弱、食欲缺乏、消瘦、不规则发热、盗汗、乏力等结核病的全身症状。腹部症状则因病变类型不同而存在差异。

腹痛和腹泻为溃疡型肠结核的主要症状。腹部疼痛的性质为慢性隐痛或痉挛性绞痛，以右下腹、脐周围或中上腹为著，有时疼痛可波及全腹。腹痛常于进食后加重，在排气或排便后减轻。腹泻多为稀便或水泻，腹泻和便秘交替出现也很多见，少数患者的症状以便秘为主；肉眼血便或脓血便少见。腹部查体右下腹可有轻压痛，肠鸣音较活跃。

当病变发展到肠管环形瘢痕狭窄时可出现低位机械性不完全肠梗阻的症状和体征，腹部阵发性绞痛的程度更为剧烈，腹部查体可见肠型、右下腹压痛、肠鸣音亢进等表现。发生慢性肠穿孔形成腹腔脓肿后多有中等发热、腹痛加重和腹部出现明显压痛的肿块等症状，腹部检查常可于右下腹扪及固定的肿块；脓肿穿破腹壁还可形成肠外瘘。

增生型肠结核病程较长，其早期症状常为腹部隐痛或不适，而全身症状相对较轻。随着病程进展，逐步出现慢性不完全性低位肠梗阻的症状，腹痛类型转变为阵发性绞痛，可伴有恶心、呕吐，腹部查体可见肠型，右下腹可触及触痛明显的包块，肠鸣音活跃。发生完全性肠梗阻时会有典型的腹胀、阵发性腹痛，恶心呕吐、停止排便排气等症状。

三、辅助检查

1. 实验室检查

可有血红蛋白下降、红细胞沉降率增快。并发肺结核的患者痰找结核杆菌可以呈阳性。粪便浓缩找结核杆菌及结核杆菌培养，尽管阳性率不高，但对痰找结核杆菌阴性的患者具有诊断意义。

2. 影像学检查

胸部 X 线片有助于发现肺内可能存在的活动性或陈旧性结核病灶。

消化道钡剂造影有助于肠结核的诊断，溃疡型肠结核的典型表现为肠管运动加快、痉挛收缩，甚至持续性痉挛产生激惹现象，造成肠管无法被钡剂充盈，而病变的上下肠段均充盈良好，出现所谓的跳跃征。增生型肠结核的典型表现为盲肠和升结肠近段肠腔狭窄、僵硬、黏膜紊乱、结肠袋正常形态消失，可见息肉样充盈缺损，升结肠缩短致回盲部上移，伴有末端回肠扩张时提示回盲瓣受累。

四、诊断及鉴别诊断

根据以上临床表现，特别是肺部或身体其他部位有结核病灶的青壮年患者，应考虑肠结核的可能。粪便找抗酸杆菌对诊断有一定帮助，X 线钡剂或钡剂灌肠检查具有重要的诊断价值，纤维结肠镜检查可观察到结肠乃至回肠末端的典型病变，加以活组织病理检查可以确定诊断。

肠结核应与克罗恩病、溃疡性结肠炎、肠道恶性肿瘤（包括结肠癌和淋巴瘤等）相鉴别。

五、治疗

肠结核的治疗以内科治疗为主，主要采用全身支持治疗和抗结核药物治疗。肠结核的手术指征为：①回盲部增生型肠结核、病变局限者；②急性肠穿孔导致弥散性腹膜炎；③慢性肠穿孔形成局限性脓肿或肠外瘘；④溃疡型病变伴有瘢痕形成或是增生型病变导致肠梗阻；⑤伴发消化道大出血、经非手术治疗无法控制者；⑥诊断不明确，难以排除恶性诊断者。肠结核患者的围术期处理甚为重要，手术前和手术后均需进行抗结核治疗。对于开放性肺结核患者，必须经彻底抗结核治疗，使肠道不再继续受到结核杆菌感染时才能保证手术疗效。全身治疗和营养支持治疗有助于改善患者对手术的耐受性。

手术原则是尽可能切除病变肠段。对小肠结核应行病变肠段切除和吻合术，如为小肠多发病变，可行分段切除吻合术，但应尽量保留足够长度的小肠；回盲部结核应行右半结肠切除及回肠横结肠吻合术。如果由于患者全身因素或局部因素不允许行肠切除吻合术时，可先行解痉手术以解除肠梗阻；选择病变肠段的近端切断肠管，远侧断端闭合，近侧断端与病变远端的正常肠管吻合，避免实施病变远近端肠管的单纯袢式侧侧吻合的短路手术。急性肠穿孔时应根据患者全身状况和局部情况，进行病变肠切除术或腹腔引流术。单纯的穿孔修补术往往是在存在活动性结核病灶的肠壁上进行，失败率较高，通常应慎重采用。慢性肠穿孔形成的局限性脓肿，其周围多有紧密粘连，宜行脓腔切开引流术，待病情好转，形成瘘管后再进一步处理。肠外瘘要根据病变部位，按一般治疗肠瘘的原则，维持水和电解质平衡及营养状况，更换敷料保护瘘口周围皮肤，最后多需切除病变肠段才能治愈。残留的腹膜和肠系膜淋巴结结核病灶，宜在术后行抗结核药物治疗。

第五节　短肠综合征

短肠综合征是指因小肠广泛切除或误被短路导致吸收面积不足，进而引发的以消化吸收功能障碍和营养不良为主的临床综合征。小肠广泛切除的主要原因包括系膜根部肠扭转导致绞窄、肠系膜上血管的外伤性断裂、肠系膜血管栓塞或血栓形成、病变范围较广的坏死性小肠炎、小肠恶性肿瘤以及克罗恩病。短肠综合征患者由于营养吸收障碍，临床表现为早期出现的腹泻、电解质紊乱和后期的严重营养不良、贫血、体重下降等一系列病症，部分患者甚至要终身依靠胃肠道外营养。

一、病理生理

小肠的整体长度和肠功能的代偿能力个体之间差异较大，肠切除的范围达到何种程度不致引起短肠综合征，并不以切除小肠的长度作为依据，而是主要取决于保留肠段的长度及其代偿能力。普遍认为，如术中回盲部和结肠完整，且术后能获得良好的代偿，保留 100 cm 的小肠即可避免出现短肠综合征；也有报道认为，保留 70 cm 肠管（甚至 50 cm 以上）的患者在术后可以通过肠内营养支持来维持营养需求。回盲瓣的存在对肠道消化吸收功能有重要意义，它既可延缓肠内容物输入结肠的速度，使其在小肠内的消化、吸收更完全，又能阻止结肠内细菌的反流，保持小肠内环境的稳定；结肠对于水和电解质的吸收具有重要作用，如术中回盲部与部分结肠被切除，则保留小肠的长度至少应达 150 cm 左右。

不同营养物质的吸收是在小肠不同节段完成的，通常状况下，水、电解质、糖类、蛋白质、脂肪及各种维生素在空肠和回肠皆可被吸收，其中蛋白质和脂肪在回肠内吸收更完全，铁、钙和叶酸主要在十二指肠和上段空肠吸收，胆盐、胆固醇、维生素 B_{12} 等只在回肠吸收。由于多种原本在空肠吸收的营养物质可以在回肠代偿吸收，而回肠切除后空肠难以完全替代其吸收功能，因此回肠切除后产生的营养物质吸收障碍较空肠切除后为重。

小肠被大量切除后，残留的肠段将逐步进行代偿，表现为肠管增粗、延长，肠壁增厚；肠黏膜绒毛变长、皱襞增多，肠腺凹加深。小肠的代偿改变有助于增强小肠的消化、吸收功能，但上述代偿的发生需要以肠黏膜与肠腔内食物相接触为前提。如长期接受全胃肠外营养支持，则肠黏膜将发生萎缩。

短肠综合征的主要病理生理改变包括以下几方面。

1. 水、电解质丧失和酸碱平衡紊乱

机体消化道内每天有 4 000 mL 左右的内生性分泌液，其中绝大部分均经重吸收；小肠广泛切除后产生了一系列胃肠动力的变化，包括肠腔过短、吸收面积减少，回肠和回盲瓣对肠蠕动的限制作用消失引起肠蠕加快，部分病例还伴有结肠长度减少导致的水和电解质重吸收受限，而胃内液体排空则基本正常；多数病例在广泛肠切除术后的早期即出现严重的腹泻症状，每日经腹泻丧失的液体量可以多达

5 000 mL以上，进而导致水、电解质紊乱的发生，随之产生的酸碱平衡紊乱大多是代谢性碱中毒。

2. 营养物质吸收障碍

短肠综合征患者因蛋白质吸收障碍和热能严重不足，可出现严重消瘦、体质虚弱症状；回肠切除后导致胆盐吸收障碍，容易刺激结肠分泌液体，使液体分泌量增加而加重腹泻，并导致脂溶性维生素吸收障碍；胆盐吸收障碍还可以影响肠肝循环，引起胆汁中胆盐浓度不足，使胆石症的发生率升高；维生素 B_{12}、铁、叶酸缺乏造成贫血；维生素 C 缺乏使毛细血管壁脆性增加，导致出血倾向加重；钙吸收减少可致乏力，甚至引起搐搦；镁缺乏产生搐搦、运动失调、眩晕、肌无力、震颤，甚至出现神经精神症状；锌缺乏可引起皮炎、内分泌异常和胶原代谢紊乱。

3. 胃酸分泌亢进

接近半数的短肠综合征患者会出现一过性的胃酸分泌亢进，其主要原因是小肠正常分泌的肠抑胃素受到抑制，使促胃液素呈高水平状态。高胃酸状态可以导致溃疡病的发生，可能加重腹泻症状，并使钙、铁等物质吸收发生障碍。

4. 尿路结石形成

正常情况下，草酸盐在肠道中与钙形成沉淀从而防止被过度吸收。发生短肠综合征后脂肪吸收不良，脂肪酸与钙形成沉淀，竞争性抑制了草酸盐与钙形成沉淀，导致草酸盐从肠道的吸收量和从尿中的排出量均增多，进而引起泌尿系草酸钙结石的发生。

5. 小肠内细菌过度繁殖

小肠解剖和生理功能的紊乱易引起小肠内细菌繁殖，回盲瓣有防止结肠内容物反流进入小肠的作用，回盲部切除的短肠综合征患者更易于出现结肠内细菌进入小肠和细菌在小肠内的过度繁殖。细菌过度繁殖，大量分解胆盐而加剧脂肪泻、加重热量和脂溶性维生素的丧失；过度繁殖的细菌既可大量摄取维生素 B_{12}以满足本身的代谢需要，又可损害小肠上皮的完整性，造成液体渗出增多，以及电解质和营养物质吸收进一步受限。

二、治疗

尽量避免过多切除小肠是预防短肠综合征发生的关键。随着对短肠综合征病理生理认识的逐步深入，以及营养支持治疗手段的日益丰富和广泛应用，短肠综合征的治疗效果较以往已有很大改善。对接受广泛小肠切除患者的治疗通常经历以下 3 个阶段。

1. 第一阶段

为静脉营养支持阶段，需 4 ~ 8 周。患者手术后早期即可出现严重腹泻症状，每日腹泻量常超过 2 500 mL，甚至为 5 000 ~ 10 000 mL，多并发水、电解质紊乱和酸碱平衡失调，病情危重。

此时首先需要重点治疗的是由于严重腹泻导致的脱水、低血容量、电解质紊乱及酸碱失调。应根据患者的生命体征、动脉血血气分析及血电解质测定结果，通过静脉合理补充晶体溶液、胶体溶液及电解质，并积极纠正已存在的酸碱平衡紊乱。待患者生命体征稳定后应尽早放置中心静脉插管，开展全肠外营养支持治疗，以补充患者所必需的营养物质，包括能量物质、蛋白质合成原料、各种电解质及维生素等，这是挽救患者生命最重要的措施。此外，对于高胃酸者可给予碳酸钙以中和胃酸或应用 H_2 受体拮抗药；可以酌情给予肠动力抑制药物，如口服阿片酊、可待因或洛哌丁胺等抑制肠蠕动；口服考来烯胺可消除胆盐对结肠的刺激，也能减轻腹泻。通过静脉营养支持治疗和控制腹泻，使肠道获得休息，将有助于肠道功能的恢复。当患者水、电解质平衡和酸碱代谢平衡初步稳定、腹泻量显著下降后可开始尝试口服少量等渗液体。

2. 第二阶段

为混合营养治疗阶段，可延续数月至 1 年以上。依靠全肠外营养支持治疗后，患者情况逐步稳定，腹泻量多已降至 2 000 mL/d 以下，水和电解质的丢失量也相应减少。患者逐步表现出营养吸收障碍引起的一系列病症。此时应尽早开始尝试经口摄食，以利于肠道功能的代偿。口服饮食必须根据残留小肠与结肠的长度、部位与活力情况加以调整，使之个体化，并且注重缓慢进行、逐步递增的原则。初期可选择要素饮食，营养与液体量不足的部分仍需从肠外加以补充；此后根据经口摄入饮食的实际进展情况，逐渐调整静脉营养支持治疗的补充量，逐渐将热能、蛋白质、必需脂肪酸、维生素、电解质、微量元素与液体量由肠外途径供给过渡为肠内途径供给，某些维生素与无机盐可改用肌内注射。

3. 第三阶段

为口服营养阶段。随着患者剩余小肠吸收消化功能的逐步代偿和改善，腹泻已基本控制，机体营养状况日益改善，逐步调整到依靠口服摄入营养。理想状态下，多数患者已经能从肠道获得足够的营养，不再需要静脉营养的补充。需要注意的是由于储备耗尽可出现维生素 B_{12} 缺乏而引起贫血，可通过肌内注射途径长期补充维生素 B_{12}。但仍有部分患者不能达到这一状态，需要长期依赖肠外营养以维持生命，此类患者一方面需要密切注意预防和治疗长期肠外营养支持治疗可能存在的并发症，另一方面可以考虑实施外科手术治疗。

短肠综合征的手术治疗一般不可在肠切除的同时实施，通常是经长期非手术治疗后患者仍旧无法脱离全胃肠外营养支持时才考虑应用。最常用的手术方式是肠管倒置手术，利用倒置肠管的逆蠕动来减慢肠内容物的通过速度，通过延长肠道内滞留的时间以增加营养物质的吸收量。倒置肠段的长度以 7 ~ 10 cm为宜，过短将不能达到延缓排空的目的，过长则将产生梗阻症状。此外还有肠管环形吻合、环形倒置吻合、肠袢改细成形术、肠袢改细延长术、结肠间置术等多种手术方式应用效果的报道。普遍认为理想的治疗方法是小肠移植术，但由于肠袢含有大量的淋巴结，有很高的排斥发生率及严重感染的发生率，目前尚在实验阶段，未获大样本病例长期生存的报道。

第六节　小肠肿瘤

小肠肿瘤的发病率较胃肠道其他部位低，仅占全部胃肠道肿瘤的3% ~7%。造成这一现象的原因可能是：小肠的内容物为碱性，且通过速度较快，减少了肠黏膜受致癌物质和机械刺激的影响；小肠内细菌相对较少，并存在保护性酶和高浓度免疫球蛋白，使得肠道内的潜在致癌物质产生较少、被分解和中和的较多；中肠在胚胎发育过程中形成较晚，不典型性组织植入的机会较低。原发性小肠肿瘤可来自小肠壁的各层和各类组织，如上皮组织、结缔组织、血管组织、淋巴组织、肌组织、神经组织、脂肪组织等。小肠良性肿瘤以腺瘤最为多见，恶性肿瘤则以腺癌和恶性淋巴瘤较多见。此外，小肠是胃肠道间质瘤（GIST）的第二好发部位。不同类型的原发性小肠肿瘤的发生部位也有所不同。

一、临床表现

小肠肿瘤多发生于青年和中年人，两性间发病率无显著区别。相当一部分小肠肿瘤缺乏显著的临床症状和体征，仅在体检过程或手术探查中偶然被发现。小肠肿瘤除类癌外，一般缺乏特异性症状，病程进展后可出现出血、腹痛、腹部包块、肠梗阻、肠穿孔等症状。

（1）腹痛是最为常见的症状，疼痛部位与肿瘤的发生位置有关，疼痛性质可以为隐痛、胀痛乃至剧烈绞痛。腹痛可以是肿瘤表面溃烂、刺激肠管引起肠痉挛所致，也可因存在不同程度的肠梗阻所致，并发肠梗阻时疼痛尤为剧烈。

（2）消化道出血是常见的首发症状，通常由肿瘤表面溃烂引起，多数表现为粪便隐血试验阳性，也可表现为间断发生的柏油样便或血便，甚至大量便血。短时间内出血量较大或长期少量失血可以出现不同程度的贫血症状。

（3）腹部包块常在肿瘤体积较大、患者较消瘦时易于被触及，肿块活动度较大，位置常不固定。

（4）小肠肿瘤患者可伴有食欲缺乏、消化不良、消瘦乏力、低热等全身症状。

（5）小肠肿瘤引起肠梗阻的原因包括肠套叠、恶性肿瘤造成的肠腔挛缩和狭窄、内生型较大肿块导致肠腔阻塞、肿瘤造成邻近肠管粘连或受压迫；一旦肠梗阻发生，临床上即可出现典型的消化道梗阻症状和体征。

（6）少肠肿瘤引起肠穿孔比较少见，多数为小肠恶性肿瘤发展到晚期所致。急性穿孔导致弥漫性腹膜炎，慢性穿孔则形成腹腔脓肿或肠瘘。

（7）少部分小肠类癌患者可出现类癌综合征，主要表现为阵发性头面部皮肤潮红、腹泻、支气管痉挛、心力衰竭等。

（8）其他症状：十二指肠肿瘤若压迫胆总管则产生梗阻性黄疸。

二、辅助检查

1. X 线检查

上消化道造影是小肠肿瘤的首选检查方法，对怀疑十二指肠肿瘤的患者可行十二指肠低张造影。因小肠内容物通过较快且口服大量钡剂会造成冗长的小肠影像彼此重叠，因此空回肠钡剂检查较为困难，分次口服少量钡剂逐段连续仔细观察有可能提高检出率。向腔外生长的小肠肿瘤很少有明显的 X 线征，较小腔内型的肿瘤也常不易被发现。较大的腔内生长型小肠肿瘤可见充盈缺损，肿瘤浸润肠壁引起肠腔狭窄时可见到黏膜破坏、环状狭窄、钡剂通过受阻、近端小肠扩张等，小肠肿瘤引起肠套叠者可见“杯口征”。部分病例接受钡剂灌肠检查过程中，造影剂有时可以逆行进入回肠而发现小肠肿瘤。

2. 内镜检查

内镜检查有助于提高部分小肠肿瘤的诊断率。十二指肠镜可以直接观察病变部位，病灶大小、形态，并可以做活组织检查，对诊断十二指肠部肿瘤的正确率甚高；内镜下超声检查还可显示肿瘤的浸润深度及其与周围组织的关系。行结肠镜检查过程中少数患者可以进入末端回肠，有可能发现局部病灶并可取活检。小肠镜和胶囊内镜检查均已问世多年，但应用范围有限，因技术和设备需求所限，尚不能推广。

3. 选择性肠系膜血管造影

此造影有助于发现正在活动出血、血管丰富和部分体积巨大的病变。当消化道出血量超过 3 ~ 5 mL/min，选择性肠系膜上动脉造影检出率高且能确定病变部位。

4. CT 检查

腹部 CT 检查有助于显示体积较大的小肠肿瘤的大致部位、体积及其与邻近脏器的关系，以及有无肝脏转移及周围淋巴结肿大等。但当肿瘤直径小于 1. 5 cm 时则难以发现。

三、诊断

小肠肿瘤发生率较低，缺少典型的临床症状，术前诊断率低于 50%。当患者以反复发作的柏油样便和不明原因的腹痛就诊时，经初步排查常见的病因后仍未能做出明确诊断时，应考虑到小肠肿瘤的可能，并安排进一步检查。但很多小肠肿瘤经过以上各种辅助检查仍难以明确诊断，必要时可考虑行剖腹探查或腹腔镜探查。

四、治疗

良性小肠肿瘤也可以引起消化道出血、肠套叠、肠梗阻、肠穿孔等一系列严重并发症，并且有恶变可能，因此无论是诊疗过程中发现还是手术探查中偶然发现均应实施外科手术切除。体积较小或带蒂的肿瘤可以实施连同周围肠壁组织在内的局部切除手术；体积较大或区段内多发的小肠肿瘤宜实施小肠部分切除吻合手术。

高度怀疑或业已证实的小肠恶性肿瘤，则应实施切除范围到达安全界限、连同肠系膜及区域淋巴结清扫在内的根治性切除术。十二指肠恶性肿瘤多数需行胰头十二指肠切除，根据术后病理诊断和分期结果进行化疗或放疗。如病变广泛，无法根治，可行姑息性切除手术；如小肠肿瘤已与周围组织浸润固定，无法切除，可做短路手术以解除或预防梗阻。

第五章

阑尾疾病

第一节　阑尾的解剖和生理

阑尾以及盲肠通常在右下腹位置，和胚胎发育的关系较为密切，因为结肠旋转期间情况有一定的区别，造成阑尾以及盲肠异位情况以多元化呈现。阑尾为一细长的盲管，其内腔与盲肠相通，开口于回盲瓣远侧1.5~2.5 cm处。阑尾管腔狭小（0.2~0.3 cm），直径约0.5 cm，平均长8~9 cm，长短粗细变异较大。沿结肠带向回盲部追溯常可找到阑尾基底部。盲肠以及阑尾基底部具有相对固定的位置关系，阑尾尖端位置往下列不同方向指向：①于盲部后面或者前面往左上腹指向；②于盲肠下方往盆腔或者髂窝等位置指向；③于升结肠、盲肠等位置往上方指向。部分盲肠后阑尾会全部或者少数在腹膜外发现。

回结肠动脉的终末分支为阑尾动脉，在阑尾系膜游离缘发现，分支后在阑尾壁进入，阑尾的血液循环有障碍时，极易出现穿孔以及坏死症状。结肠静脉、回肠静脉终末分支属于阑尾静脉，该静脉血流在肝门静脉、肠系膜上静脉、回结肠静脉之后进入肝内，一旦阑尾出现化脓性炎症时细菌栓子会顺着静脉上行，造成化脓性肝脓肿以及肝门静脉炎等症状，阑尾的淋巴管、神经等与静脉一样顺着动脉分布。肠系膜上动脉周边存在的交感神经丛是阑尾神经，和脊髓第10胸节相互连接，淋巴回流之后会在肝曲前、十二指肠前、右结肠动脉的肠系膜上动脉周边淋巴结、结肠系膜淋巴结等位置抵达。

阑尾可对水、电解质进行吸收，且能加快蠕动速度，阑尾蠕动之后在管腔内进入，并排出管腔内存在的食物碎屑以及粪便，阑尾组织还可发挥免疫作用。阑尾壁内淋巴组织较为丰富，有研究指出联合回肠末端Peyer淋巴滤泡能够构成淋巴抗体以及淋巴细胞，对防止病毒等感染有一定的作用。所以，腹部开展其他手术或者预防性阑尾切除术治疗期间切除没有病灶的阑尾是错误的手术方法。

第二节　急性阑尾炎

腹部外科疾病中急性阑尾炎具有极高的发病率，属于一种常见的外科急腹症，其发病率约为1∶10 000，各年龄段（不满1岁至90岁，甚至90岁以上）人群及妊娠期妇女均可发病，但以青年最为多见。阑尾切除术也是外科最常施行的一种手术。急性阑尾炎临床表现变化较多，需要与许多腹腔内外疾病相鉴别。早期明确诊断，及时治疗，可使患者在短期内恢复健康。若延误诊治，则可能出现严重后果。因此对本病的处理须予以重视。

一、病因

阑尾管腔较细且系膜短，常使阑尾扭曲，内容物排出不畅，阑尾管腔内本来就有许多微生物，远侧又是盲端，很容易发生感染。一般认为急性阑尾炎是由下列几种因素综合作用而发生的。

1. 梗阻

梗阻为急性阑尾炎发病最常见的基本因素，常见的梗阻原因有：①粪石和粪块等；②寄生虫，如蛔虫堵塞；③阑尾系膜过短，造成阑尾扭曲，引起部分梗阻；④阑尾壁的改变，以往发生过急性阑尾炎后，肠壁可以纤维化，使阑尾腔变小，也可减弱阑尾的蠕动功能。

2. 细菌感染

阑尾炎的发生也可能是细菌直接感染的结果。细菌可通过直接侵入、经由血运或邻接感染等方式侵入阑尾壁，从而形成阑尾的感染和炎症。

3. 其他

与急性阑尾炎发病有关的因素还有饮食习惯、遗传因素和胃肠道功能障碍等。阑尾先天性畸形，如阑尾过长、过度扭曲、管腔细小、血供不佳等都是易于发生急性炎症的条件。便秘、腹泻等胃肠道功能障碍性疾病会造成内脏神经反射症状，造成阑尾血管痉挛等改变，一旦强度大于正常值，会造成黏膜损害、血供障碍、阑尾管腔狭窄等病变，被细菌入侵而出现急性炎症症状。

二、病理

通过分析急性阑尾炎病理解剖学改变以及临床过程可将急性阑尾炎分为 4 种，这些不同类型可以是急性阑尾炎在其病变发展过程中不同阶段的表现，也可能是不同的病因和发病原理所产生的直接结果。

1. 急性单纯性阑尾炎

阑尾组织肿胀程度较轻，浆膜表面出现充血的情况，阑尾壁不同层组织间出现炎性细胞浸润，以黏膜和黏膜下层为最显著；黏膜上可能出现小的溃疡和出血点，阑尾腔内可能有少量渗出液，患者全身反应与临床症状不明显，若立即处理干预，炎症可全部吸收且感染症状消退，阑尾组织恢复正常状态。

2. 急性化脓性阑尾炎

阑尾肿胀程度较为显著，壁内炎性细胞浸润的情况较为明显，脓肿以大小不一致的体积呈现；浆膜充血情况较为明显，且脓性渗出物较多，是机体炎症局限化、防御的主要表现。该类型的阑尾炎患者阑尾组织破坏的情况以不同程度呈现，虽然通过保守方式进行治疗可基本恢复，但阑尾壁还可出现瘢痕挛缩的情况，造成阑尾腔狭窄，所以，炎症在恢复后还会出现多次复发的情况。

3. 坏疽性及穿孔性阑尾炎

是阑尾炎类型中较为严重的一种，累及整个阑尾或者一部分阑尾。阑尾管壁出现部分坏死或者全部坏死，以黑色或者黯紫色呈现。阑尾腔内存在脓液，压力升高，阑尾壁血液循环异常，常在阑尾尖端或者根部出现穿孔症状。若没有包裹穿孔部位，感染则会持续扩散，造成急性弥漫性腹膜炎。

4. 阑尾周围脓肿

急性阑尾炎出现穿孔或者化脓坏疽等，若进展不快，大网膜会往右下腹部转移，包裹阑尾组织形成粘连症状，构成阑尾周边脓肿或者炎性肿块疾病。阑尾穿孔并发弥散性腹膜炎最为严重，常见于坏疽穿孔性阑尾炎。妇女妊娠期间子宫对大网膜下移产生妨碍，婴幼儿具有较短的大网膜，因此，容易在阑尾穿孔之后出现弥漫性腹膜炎症状。由于阑尾炎症严重，进展迅速，肠袢粘连或者局部大网膜不能够限制其进展，因此若出现穿孔症状，感染会在全腹腔内快速蔓延。患者有全身性感染、中毒和脱水等现象，有全腹性的腹壁强直和触痛，并有肠麻痹的腹胀、呕吐等症状。如果不通过合理的方式进行治疗，则会产生死亡等严重后果，即便通过针对性的治疗干预已经基本控制全身性感染症状，也会由于出现多发性腹腔脓肿、膈下脓肿、盆腔脓肿等需要再次开展手术治疗，甚至遗留腹腔窦道、肠瘘、粘连性肠梗阻等并发症而使病情复杂、病期迁延。

三、临床表现

急性阑尾炎不论其病因如何，也不论其病理变化为单纯性、化脓性或坏疽性，在阑尾未穿孔、坏死或并发局部脓肿以前，临床表现大致相似。多数急性阑尾炎都有较典型的症状和体征。

1. 症状

一般表现在以下 3 个方面。

（1）腹痛：急性阑尾炎临床症状中腹痛是较为常见的一种，急性阑尾炎患者大概有超过 98% 以上首发临床症状是腹痛不适。典型的急性阑尾炎腹痛开始时多在上腹部或脐周围，有时为阵发性，并常有轻度恶心或呕吐；通常在6～36小时内持续，一旦阑尾炎症在壁腹膜位置发生时，腹痛会以持续性呈现且往右下腹部转移，在一定程度上加重疼痛症状，少数患者会合并发热、呕吐等表现，上述临床症状对临床明确诊断至关重要。但也应该指出，不少患者的腹痛可能开始时即在右下腹，不一定有转移性腹痛，这和阑尾炎病理过程的关系较为密切。一开始的腹痛即以右下腹炎性持续性疼痛为主，虽然临床在确诊异位阑尾炎时也会出现后期炎症性腹痛、初期梗阻性腹痛等症状，但由于阑尾位置不同而存在区别。

腹痛的轻重程度与阑尾炎的严重性之间并无直接关系。虽然腹痛的突然减轻一般显示阑尾腔的梗阻已解除或炎症在消退，但有时因阑尾腔内压过大或组织缺血坏死，神经末梢失去感受和传导能力，腹痛也可减轻；有时阑尾穿孔以后，由于腔内压随之减低，自觉的腹痛也可突然消失。故腹痛减轻，必须伴有体征消失，方可视为病情好转的证据。

（2）胃肠道症状：恶心、呕吐、便秘、腹泻等胃肠道症状在急性阑尾炎患者的临床症状中较为常见，在阑尾管腔炎症程度、梗阻程度较为严重的状态下上述临床症状较为明显。疾病发生之前，呕吐和是否进食有密切的关系。若患者在空腹状态下出现阑尾炎，只会出现恶心症状，在饱腹状态下发生阑尾炎，患者会出现呕吐症状；偶然于病程晚期出现恶心、呕吐者，则多由腹膜炎所致。当阑尾感染扩散至全腹时，恶心、呕吐可加重，同时还会发生腹泻、便秘、食欲不好等消化道症状。因为阑尾炎症在盆腔内扩散出现脓肿症状，对直肠产生刺激造成肠功能亢进，从而导致患者出现腹泻，还会合并便中带黏液、里急后重、排便次数增多、排便不顺畅等情况。

（3）全身反应：急性阑尾炎患者的全身症状一般不显著。一旦出现阑尾化脓坏疽且合并扩散性腹腔内感染症状时，会出现烦躁不安或者反应迟钝、高热、寒战等显著的全身症状；若出现严重的弥漫性腹膜炎，会合并脓毒血症、血容量不足等临床表现，部分患者还会导致肾、肝、肺、心等重要脏器功能衰竭的情况。

2. 体征

急性阑尾炎的体征在诊断上较自觉症状更具重要性。它的表现决定于阑尾的部位、位置的深浅和炎症的程度，常见的体征有下列几类。

（1）特殊体位：不少患者来诊时常见弯腰行走，且往往以双手按在右下腹部。在床上平卧时其右髋关节常呈屈曲位。

（2）压痛和反跳痛：最主要和典型的是右下腹压痛，其存在是诊断阑尾炎的重要依据，具有相对典型的明显压痛症状，并在阑尾点周边或者麦氏点发生。若阑尾炎患者没有合并其他并发症，可以通过一个手指按压在腹部上时发现压痛点较为明显；等到合并腹膜炎症状时，可扩大压痛区域，或者出现全腹压痛的症状，阑尾位置仍然为压痛最明显的位置。压痛点具有重大诊断价值，即便患者在肚脐周边或者上腹部出现自觉腹痛症状，通常在体检时会发现右下腹的压痛点较为显著，常借此可获得早期诊断。

若患者反应差、年老体弱，即便出现严重的炎症，也许只会出现轻微的压痛症状，或者需要用力按压才会感到疼痛。阑尾炎症的位置以及是否存在主要依靠压痛来表示，与转移性腹痛对比，其诊断意义更高。

反跳痛在阑尾炎诊断中至关重要，在体检期间突然松开局部按压的双手，患者感受到疼痛较为剧烈，与压痛相比更重要，通常是因为腹膜受到刺激引起的，表示可能出现局部炎症症状。与单个临床症状对比，若同时出现反跳痛和阑尾位置压痛的临床诊断价值更高。

（3）右下腹肌紧张和强直：肌紧张属于一种反应性痉挛症状，通常是腹壁受到炎症刺激引起的。强直属于一种不由自主、持续性的保护性腹肌收缩症状，若阑尾炎症已经侵犯周围组织或者脏器且已经高出浆膜组织时，会出现此症状。对腹腔是否存在强直或者紧张进行检查时，需要确保具有轻柔的动作，并叮嘱患者维持平和的心态，防止出现腹肌痉挛或者过度反应等症状，造成临床诊断不正确的情况。

（4）疼痛试验：部分急性阑尾炎患者在开展以下疼痛试验时会以阳性呈现，通常是由于深处位置的阑尾组织存在炎症且在闭孔肌或者腰大肌位置黏附，在行以下各种试验时，局部受到明显刺激而出现疼痛。①直肠内触痛：直肠指检时对右前壁进行按压会出现疼痛的感觉。②闭孔内肌试验：患者在做内旋右膝、右髋等动作时会发现阑尾位置出现疼痛的感觉。③腰大肌试验：患者取左侧卧位时，过度伸直右腿的状态下会导致阑尾位置发生疼痛。④结肠充气试验（Rovsing 征）：对患者左下腹部降结肠位置进行深深按压，患者会感觉到阑尾位置出现疼痛感觉。

3. 实验室检查

急性阑尾炎患者开展尿常规检查、血常规检查至关重要，超过 90% 的患者会出现白细胞计数增多的情况，为临床确诊疾病奠定良好的基础。通常情况下，白细胞计数以（10 ~ 15）$\times 10^9$/L 作为参考值。若炎症得不到有效控制，白细胞计数会显著增加，部分患者会出现超过 20×10^9/L 的情况。若患者为免疫功能异常或者年老体弱类型，在出现急性阑尾炎时，白细胞计数并不会提高，部分患者会出现降低的情况。大部分白细胞计数增多患者会并发核左移。急性阑尾炎患者开展尿液检查结果显示，改变情况并不多见，但是为了排除阑尾炎引起输尿管结石等泌尿系统疾病，对尿液进行常规检查也是非常重要的一项工作。

四、诊断

多数急性阑尾炎的诊断依据以白细胞数值升高、阑尾位置压痛、转移性右下腹痛等为主。典型的急性阑尾炎（约占 80%）均有上述症状、体征，易于据此做出诊断。对于临床表现不典型的患者，尚需考虑借助其他一些诊断手段，以做进一步肯定。

五、鉴别诊断

典型的急性阑尾炎一般诊断并不困难，但在另一部分病例，由于临床表现并不典型，诊断难度较大，部分出现诊断不准确的情况，造成治疗时机延误或者治疗方法错误的情况。出现的并发症较为严重，会导致死亡等严重后果。要与急性阑尾炎相鉴别的疾病很多，常见的为以下 3 类。

1. 内科疾病

临床上，不少内科疾病具有急腹症的临床表现，常被误诊为急性阑尾炎而施行不必要的手术探查，将无病变的阑尾切除，甚至危及患者生命，故诊断时必须慎重。常见的需要与急性阑尾炎鉴别的内科疾病有以下几种。

（1）急性胃肠炎：通常急性胃肠炎患者在出现该疾病时会存在食用不卫生饮食、饮食不合理等情况，虽然会同时出现腹泻、呕吐以及腹痛等临床症状，但腹泻或者呕吐等症状较为明显，有时在腹痛之前即已有呕吐及腹泻。急性阑尾炎患者即使有呕吐及腹泻，一般也不严重，且多发生在腹痛以后。急性胃肠炎的腹痛有时虽很剧烈，但其范围较广，部位较不固定，更无转移至右下腹的特点。

（2）急性肠系膜淋巴结炎：儿童是常见的发病人群，在上呼吸道感染后会出现此病症，以往患者会存在腹痛症状，且常在上呼吸道感染后发作。起病初期于腹痛开始前后往往即有高热，此与一般急性阑尾炎不同；腹痛初起时即位于右下腹，而无急性阑尾炎之典型腹痛转移史。其腹部触痛的范围也较急性阑尾炎广，部位较阑尾的位置高，并较靠近内侧。腹壁强直不甚明显，反跳痛也不显著。Rovsing 征和肛门指检都是阴性。

（3）Meckel 憩室炎：Meckel 憩室炎往往无转移性腹痛，局部压痛点也在阑尾点之内侧，多见于儿童，由于 1/3 Meckel 憩室中有胃黏膜存在，患者可有黑便史。Meckel 憩室炎穿孔时成为外科疾病。临床上如诊断为急性阑尾炎而手术中发现阑尾正常者，应即检查末段回肠至少约 100 cm，以视有无 Meckel 憩室炎，免致遗漏而造成严重后果。

（4）局限性回肠炎：典型局限性回肠炎和急性阑尾炎鉴别较为容易。与急性阑尾炎对比，局限性回肠炎急性发作同样存在白细胞升高、压痛、右下腹痛等症状，需要给予全方位的临床观察，需明确由于局限性回肠炎造成可触及条状肿胀肠袢、阵发性绞痛等肠梗阻临床体征以及临床症状后，才可明确诊断。

（5）心胸疾病：若患者有心包炎、右下肺炎、右侧胸膜炎等疾病，会出现反射性右侧腹痛或者右侧腹肌反射性紧张等症状，上述疾病主要存在循环系统功能变化、呼吸系统功能变化等，而缺乏急性阑尾炎明显的右下腹压痛以及转移性右下腹痛等表现。

（6）其他：如过敏性紫癜、铅中毒等，均可有腹痛，但腹软无压痛。详细的病史、体检和辅助检查可予以鉴别。

2. 外科疾病

（1）胃、十二指肠溃疡急性穿孔：为常见急腹症，发病突然，临床表现可与急性阑尾炎相似。属于临床发病率较高的急腹症，由于起病急骤，与急性阑尾炎对比，具有基本相同的临床表现。溃疡病穿孔患者多数有慢性溃疡史，穿孔大多发生在溃疡病的急性发作期。溃疡穿孔造成的腹痛症状，尽管上腹部是主要起源位置且累及右下腹，但是会在极短的时间内累及全腹，与急性阑尾炎仅在右下腹部局限对比有一定的区别。腹痛发作速度较为突然，且有着相对剧烈的程度，常可引致患者休克。虽然对右下腹进行体检时压痛症状较为显著，但是存在压痛症状较为明显的位置仍然是上腹部溃疡穿孔位置，且存在明显的腹肌强直症状，常呈“板样”强直。腹内因有游离气体存在，肝浊音界多有缩小或消失现象；X线透视如能确定膈下积气，有助于诊断。

（2）急性胆囊炎：总体上急性胆囊炎的症状与体征均以右上腹为主，常可扪及肿大和有压痛的胆囊，Murphy 征阳性，辅以 B 超检查不难鉴别。

（3）右侧输尿管结石：有时表现与阑尾炎相似。但输尿管结石以腰部酸痛或绞痛为主，可有向会阴部放射痛，右肾区叩击痛（+），肉眼或镜检尿液有大量红细胞，B 超检查和肾、输尿管、膀胱 X 线片（KUB）可确诊。

3. 妇科疾病

（1）右侧异位妊娠破裂：这是育龄妇女最易与急性阑尾炎相混淆的疾病，尤其是未婚怀孕女性，诊断时更要细致。异位妊娠患者常有月经过期或近期不规则史，于出现腹痛之前发生，阴道出血以不规则形式呈现，具有相对突然的腹痛发作，下腹部是常见的疼痛位置，且合并阴部垂痛症状。经检查，全身没有发现炎症反应，但出血性休克以不同程度呈现。通过妇科检查可以发现血液在阴道内遗留，子宫颈触痛明显且相对柔软，一侧附件有肿大且有压痛；如阴道后穹隆或腹腔穿刺抽出新鲜不凝固血液，同时妊娠试验阳性可以确诊。

（2）右侧卵巢囊肿蒂扭转：突然发生右下腹痛，囊肿绞窄坏死对腹膜产生刺激后导致局部压痛症状，和急性阑尾炎相比基本相同。一旦发生急性扭转症状时，具有较为突然、剧烈的疼痛症状，坏死囊肿造成局部压痛的位置不高，部分能够扪到的囊肿相对肿大，和阑尾炎有一定的区别，通过 B 超检查或者妇科双合诊的方式可确定诊断。

（3）其他：如急性盆腔炎、右侧附件炎、右侧卵巢滤泡或黄体破裂等，可通过病史、月经史、妇科检查、B 超检查、阴道后穹隆或腹腔穿刺等做出正确诊断。

六、治疗

急性阑尾炎临床主要是通过手术进行切除治疗，但是由于阑尾炎症具有相对复杂的病例改变，通过非手术治疗干预也有一定的意义。

1. 非手术治疗

如下所述。

（1）适应证：①患者一般情况差或因客观条件不允许，如并发严重心、肺功能障碍时，也可先行非手术治疗，但应密切观察病情变化；②急性单纯性阑尾炎早期，药物治疗多有效，其炎症可吸收消退，阑尾能恢复正常，也可不再复发；③当急性阑尾炎已被延误诊断超过 48 小时，病变局限，已形成炎性肿块，也应采用非手术治疗，待炎症消退、肿块吸收后，再考虑择期切除阑尾；当炎性肿块转成脓肿时，应先行脓肿切开引流，以后再进行择期阑尾切除术；④急性阑尾炎诊断尚未明确，临床观察期间可采用非手术治疗。

（2）方法：非手术治疗具体包括静脉补充热量、水及电解质，禁食，卧床等，并联合有效抗生素治疗，根据患者的实际情况，采用止吐、止痛、镇静等进行治疗。

2. 手术治疗

绝大多数急性阑尾炎诊断明确后均应采用手术治疗，以加快患者康复速度以及去除病灶。急性阑尾炎需要通过分析患者的实际情况，根据患者不同阶段、不同时期的改变情况，通过有效的手术方法开展治疗干预。

第三节 慢性阑尾炎

一、病因和病理

1. 病因

慢性阑尾炎的患病因素主要体现如下：①阑尾周边由于存在急性炎症史而导致出现慢性病变；②亚急性阑尾炎或者轻度阑尾炎出现多次复发的情况，因为以上两种致病因素进展为慢性阑尾炎。

2. 病理

慢性阑尾炎之阑尾壁一般有纤维化增生肥厚，阑尾粗短坚韧，表面灰白色，能够以蜷曲状态呈现，四周纤维粘连较为严重，管腔可发现其他异物或者粪石；阑尾系膜也可增厚、缩短和变硬；有时由于阑尾壁纤维化而致管腔狭窄，甚至闭塞。远端管腔内可充盈黏液，形成黏液囊肿。

二、临床表现

1. 反复发作的亚急性阑尾炎

患者过去大多有过一次较典型的急性阑尾炎发作史，此后平时多无明显症状，却常有间歇性的发作，但以后的发作往往不如初次剧烈，多表现为一种亚急性阑尾炎的症状。患者在亚急性阑尾炎发作时最主要的症状是右下腹疼痛，而腹痛转移的情况往往不明显。体检常可发现右下腹有较明显的压痛。多次发作后，右下腹偶可扪及索状的阑尾，质硬伴压痛。

2. 经常发作的慢性阑尾绞痛

该种类型患者以往急性发作史并不明显，右下腹的疼痛症状以反复发作或者经常性发作呈现。疼痛的轻重程度不同，可以是较轻但明显的绞痛，也可以是持续性的隐痛或不适。此种慢性阑尾绞痛，多为阑尾腔内有粪石、异物等所致的慢性梗阻存在之故，偶尔也可能是过去的急性发作或其他病变引起阑尾腔慢性狭窄的结果。

三、诊断和鉴别诊断

反复发作性阑尾炎曾有急性阑尾炎发作史，以后症状、体征也比较明显，诊断并不困难。无急性阑尾炎发作史的慢性阑尾炎，不易确诊。通过胃肠钡剂 X 线检查有助于提升诊断的准确性，而阑尾固定、间断充盈、扭曲、不规则、狭窄变细等是最明显的临床表现，阑尾位置显影位置压痛情况较为明显，有些患者阑尾组织出现部分充盈或者不充盈，按压局部也会出现疼痛症状，若患者出现以上表现，则应综合其他临床表现判定是否为慢性阑尾炎疾病。同时，若阑尾处于充盈状态，需要延长排空时间 > 48 小时，有助于临床诊断。

总之，慢性阑尾炎的临床表现如为右下腹疼痛和压痛以及胃肠道功能紊乱等，并不具有诊断上的特征，X 线钡剂检查也不易得出肯定结论，故慢性阑尾炎的诊断在很大程度上需借助于除外阑尾以外的疾患。需要对患者开展实验室检查、全方位体格检查以及询问病史等，如疑有其他脏器病变时尚应做进一步的特种检查，方能避免误诊。

四、治疗

慢性阑尾炎诊断明确者，仍以手术切除阑尾为宜。手术既作为治疗手段，也可作为最后明确诊断的措施。如手术发现阑尾增生变厚、系膜缩短变硬，阑尾扭曲，四围严重粘连，则可证实术前慢性阑尾炎的诊断。若阑尾外观正常，应尽可能检查附近器官（盲肠、末段回肠、小肠系膜、右侧输卵管等），必要时还可以另做一右旁正中切口，以探查胃、十二指肠和胆囊、胆管等有无其他疾病，并做相应的处理。因此，对术前诊断不明确者，以右侧旁正中切口为佳，以便发现异常时做进一步探查。

第六章

肝脏疾病

第一节　肝脓肿

肝脏继发感染后，未及时处理而形成的脓肿，称为肝脓肿。临床上常见的有细菌性肝脓肿和阿米巴性肝脓肿，少见的肝脓肿类型包括棘球蚴病、分枝杆菌、真菌性肝脓肿。总体来讲，肝脓肿的发生与下列因素有关：疫区旅游或长期居住史、腹部感染史、糖尿病、恶性肿瘤、AIDS、移植免疫抑制药物使用史、慢性肉芽肿病、炎性肠病史等。下面主要以临床常见的肝脓肿类型为例，阐述其发病机制、诊断、治疗及预防措施。

一、细菌性肝脓肿

（一）概述

细菌性肝脓肿指由化脓性细菌引起的肝内化脓性感染，也称化脓性肝脓肿。由于肝脏接受肝动脉和门静脉双重血液供应，并通过胆管与肠道相通，当人体抵抗力弱时，入侵的化脓性细菌会引起肝脏感染而形成脓肿。最常见的致病菌是大肠杆菌和金黄色葡萄球菌，其次为链球菌、类杆菌属，偶有放射菌和土壤丝菌感染。胆管源性以及经门静脉播散者以大肠杆菌最为常见，最后为厌氧性链球菌。经肝动脉播散以及“隐源性”者，以葡萄球菌尤其是金黄色葡萄球菌最为常见。

病原菌可经下列途径侵入肝脏。

1. 胆管系统

是最主要的入侵途径，是细菌性肝脓肿最常见的原因。如胆囊炎、胆管炎、胆管结石（特别是泥沙样结石）、胆管狭窄、肿瘤、蛔虫或华支睾吸虫等所致的胆管梗阻并发急性化脓性胆管炎，细菌可沿胆管上行，感染肝脏形成脓肿。对恶性肿瘤所致的梗阻性黄疸患者行内镜逆行胆管内放置支撑管引流，也易发生急性化脓性胆管炎。细菌性肝脓肿中肝胆管结石并发肝脓肿者最为常见，且多发于左外叶。

2. 门静脉系统

腹腔感染（如坏疽性阑尾炎、憩室炎、化脓性盆腔炎等）、肠道感染（如溃疡性结肠炎、细菌性痢疾）、痔核感染及脐部感染等可引起门静脉属支的化脓性门静脉炎，病原菌随血液回流进入肝脏引起肝脓肿。临床广泛应用抗生素以来，这种途径的感染已少见。

3. 肝动脉

体内任何部位的化脓性感染，如急性上呼吸道感染、亚急性细菌性心内膜炎、化脓性骨髓炎和痈等并发菌血症时，病原菌可由肝动脉入肝。如患者全身抵抗力低下，细菌在肝内繁殖，可形成多发性肝脓肿。

4. 淋巴系统

与肝脏相邻部位的感染，如化脓性胆囊炎，急性胃、十二指肠穿孔，膈下脓肿，肾周围脓肿等，病原菌可经淋巴系统侵入肝脏。

5. 肝外伤后继发感染

开放性肝损伤时，细菌从创口直接侵入肝脏发生肝脓肿。有时闭合性肝损伤形成肝内血肿时，易导致内源性细菌感染，特别是合并有肝内小胆管断裂时，更易发生细菌感染而形成肝脓肿。

6. 其他

一些原因不明的肝脓肿，如隐源性肝脓肿，可能与肝内已存在隐匿病变有关。在机体抵抗力减弱时，病原菌在肝内繁殖，发生肝脓肿。

化脓性细菌侵入肝脏后，发生炎症改变，或形成许多小脓肿，在适当的治疗下，散在的小脓肿能吸收机化，但在病灶较密集部位，小脓肿可融合成一个或数个较大的脓肿。细菌性肝脓肿可多发，也可单发。血源性感染者常多发，病灶多见于右肝或全肝；如为胆源性感染，由于炎症反复发作后纤维增生，很少成为巨大脓肿或脓肿穿破。肝胆管蛔虫在化脓早期易发生穿破形成多个脓肿；肝外伤血肿感染和隐源性脓肿，多单发。肝脓肿形成过程中，大量毒素被吸收后呈现较严重的毒血症，患者可发生寒战、高热、精神萎靡，病情重笃。当转为慢性后，脓腔四周肉芽组织增生、纤维化，此时毒血症状也可减轻或消失。肝脓肿可向膈下、腹腔或胸腔穿破，甚至引起胆管出血等严重并发症。

（二）诊断

1. 临床表现

肝脓肿一般起病较急，全身毒性反应明显。临床上常于某种先驱性疾病（如胆管蛔虫病）以后突发寒战、高热和肝区疼痛等，患者在短期内即呈现严重病容。

（1）寒战和高热：最常见，多为最早的症状。往往寒热反复发作，多呈一日数次的弛张热，体温为 38～40 ℃，最高可达 41 ℃。

（2）肝区疼痛：由于肝脏肿大，肝被膜呈急性膨胀，肝区常出现持续性钝痛。因炎症刺激横膈或感染向胸膜、肺扩散，而引起胸痛或右肩牵拉痛及刺激性咳嗽和呼吸困难等。

（3）乏力、食欲不振、恶心和呕吐：由于脓毒性反应及全身消耗，患者短期内即出现严重病容，少数患者还出现腹泻、腹胀以及难以忍受的呃逆等症状。

2. 查体要点

肝区压痛和肝肿大最常见，肝区有叩击痛，有时出现右侧反应性胸膜炎或胸腔积液；如脓肿移行于肝表面，相应部位可有皮肤红肿、凹陷性水肿；若脓肿位于右肝下部，常见到右季肋部或上腹部饱满，甚至见局限性隆起，且能触及肿大的肝脏或波动性肿块，并有明显触痛及腹肌紧张等。左肝脓肿时，上述体征则局限在剑突下。并发胆管梗阻的患者，常见黄疸，其他原因的化脓性肝脓肿，一旦出现黄疸，提示病情严重，预后不良。

细菌性肝脓肿如得不到及时、有效的治疗，脓肿向各个脏器穿破可引起严重的并发症，表现出相应的症状和体征。右肝脓肿可向膈下间隙穿破而形成膈下脓肿；也可再穿破膈肌而形成脓胸；甚至能穿破肺组织至支气管，脓液从气管排出，形成支气管胸膜瘘；如脓肿同时穿破胆管，则形成支气管胆瘘。左肝脓肿可穿入心包，发生心包积脓，严重者可引起心脏压塞。脓肿可向下穿破入腹腔而引起腹膜炎。少数病例脓肿可穿破胃、大肠，甚至门静脉、下腔静脉等；若同时穿破门静脉或胆管，可表现为上消化道大出血。细菌性肝脓肿一旦发生并发症，死亡率成倍增加。

3. 辅助检查

（1）常规检查。

1）血常规及肝功能检查：大部分细菌性肝脓肿白细胞计数明显升高，总数为（10～20）$\times 10^{12}$/L，中性粒细胞在 90% 以上，有核左移现象或中毒颗粒；血清丙氨酸氨基转移酶、碱性磷酸酶、胆红素升高等。

2）血培养：急性期约有 1/3 患者血培养阳性。

3）X 线检查：可见肝脏阴影增大，右膈肌抬高和活动受限；位于肝脏表面的大脓肿，可见到膈肌局限性隆起，并伴有右下肺受压、肺段不张、胸膜反应或胸腔积液甚至脓胸等。少数产气性细菌感染或与支气管穿通的脓肿内可见到气液平面。

4）B 超检查：可测定脓肿部位、大小及距体表深度、液化程度等，阳性率可达 96% 以上，且操作简单、安全、方便，为目前首选检查方法。

（2）其他检查：CT、磁共振成像（MRI）和肝动脉造影对多发性肝脓肿的定位诊断有帮助。放射性核素肝扫描对较大脓肿的存在与定位有诊断价值。

4. 诊断标准

在急性肠道与胆管感染病例中，突发寒战、高热、肝区疼痛、肝肿大且有触痛和叩击痛等，应想到肝脓肿可能，应做进一步详细检查。本病诊断并不困难，根据病史、临床表现和辅助检查可以做出诊断。

5. 鉴别诊断

（1）阿米巴性肝脓肿：阿米巴性肝脓肿常有阿米巴性肠炎和脓血便病史；发生脓肿后，病程较长，全身状况较轻，但贫血、肝肿大明显，肋间水肿，局部隆起及压痛较明显。如粪便中找到阿米巴包囊或滋养体，可确诊。

（2）胆囊炎、胆石症：常有反复发作病史，全身反应较轻，可有右上腹绞痛且放射至右背或肩胛部，并伴有恶心、呕吐；右上腹肌紧张，胆囊区压痛明显，或触及肿大的胆囊；X 线检查膈肌不抬高，运动正常；B 超检查无液性暗区。

（3）右膈下脓肿：一般膈下脓肿常有先驱病变，如胃、十二指肠溃疡穿孔后弥漫性或局限性腹膜炎史，或有阑尾炎急性穿孔史以及上腹部手术后感染史等。膈下脓肿全身反应和肝区压痛、叩击痛等局部体征都没有肝脓肿显著，主要表现为胸痛和深呼吸时疼痛加重，肝脏多不肿大，也无压痛；X 线检查膈肌普遍抬高、僵硬，运动受限明显，或膈下出现气液平。当肝脓肿穿破并发膈下脓肿时，鉴别有时颇难，可结合病史、B 超、CT 等加以鉴别。

（4）原发性肝癌：巨块型肝癌中心区液化坏死、继发感染，易与孤立性肝脓肿相混淆。炎症型肝癌可有畏寒、发热，有时与多发性化脓性肝脓肿相似，但肝癌患者的病史、体征均与肝脓肿不同，详细询问病史，仔细查体，再结合甲胎蛋白（AFP）检测和 B 超、CT 等影像学检查可明确。

（5）肝囊肿并发感染：肝包虫病和先天性肝囊肿并发感染时，其临床表现与肝脓肿相似，不易鉴别，需详细询问病史和做特异性检查。

（6）右下肺炎：有时也可与肝脓肿混淆。但其寒战、发热、右侧胸痛、呼吸急促、咳嗽，肺部可闻及啰音，白细胞计数增高等均不同于细菌性肝脓肿，胸部 X 线检查有助于诊断。

（三）治疗

1. 非手术治疗

（1）对急性期但尚未局限的肝脓肿和多发性小脓肿，宜采用非手术治疗。在治疗原发病灶的同时，使用大剂量有效抗生素和全身支持疗法，以控制炎症，促使脓肿吸收自愈。在应用大剂量抗生素控制感染的同时，应积极补液，纠正水与电解质紊乱，给予 B 族维生素、维生素 C、维生素 K，必要时可反复多次输入小剂量新鲜血液和血浆，改善肝功能和增强机体抵抗力。由于病原菌以大肠杆菌和金黄色葡萄球菌、厌氧菌多见，在未确定致病菌以前，可首先选用广谱抗生素，如氨苄西林或头孢类加氨基糖苷类抗生素（如链霉素、卡那霉素、庆大霉素、妥布霉素等），再根据细菌培养及抗生素敏感试验结果，选用针对性药物。同时加以中医、中药辅助治疗。

（2）单个较大的脓肿可以在 B 超引导下行长针穿刺吸脓，尽可能吸尽脓液，并注入抗生素，将脓液送细菌培养和抗生素敏感试验，此法可反复使用；也可穿刺置管引流，冲洗脓腔和注入抗菌药物，而不需手术切开引流。

（3）多发小脓肿全身抗生素治疗不能控制者，可以考虑肝动脉或门静脉内置导管滴注抗生素治疗，但此种方法极少使用。

2. 手术治疗

（1）脓肿切开引流术：对于较大的脓肿，估计有穿破可能，或已有穿破并发腹膜炎、脓胸以及胆源性肝脓肿或慢性肝脓肿，在应用抗生素治疗的同时，应积极进行脓肿切开引流术。常用的手术途径有以下几种。

1）经腹切开引流术：这种方法引流充分有效，不仅可明确诊断，还可探查确定原发灶，予以及时处理。如对伴有急性化脓性胆管炎患者，可同时进行胆总管切开引流术。

2）经前侧腹膜外脓肿切开引流术：适用于位于肝右叶前侧和左外叶的脓肿，与前腹膜发生紧密粘连者。方法是：做右肋缘下或右腹直肌切口，不切开前腹膜，用手指在腹膜外推开肌层，直达脓肿部位。穿刺吸到脓液后，切开脓腔，处理方法与经腹切开引流相同。

3）经后侧腹膜外脓肿切开引流术：适用于肝右叶后侧脓肿。

（2）肝叶切除术：适用于慢性厚壁脓肿、脓肿切开引流后脓壁不塌陷、留有无效腔或窦道长期流脓不愈者以及肝内胆管结石并发左外叶多发性脓肿，且该肝叶已严重破坏、失去正常功能者。急诊肝叶切除术，因有使炎症扩散的危险，一般不宜施行。但对部分肝胆管结石并发左叶脓肿、全身情况较好、中毒症状不严重的患者，在应用大剂量抗生素的同时，可急诊行左外叶肝切除。

（四）预后

细菌性肝脓肿为继发病变，多数病例可找到原发病灶，如能早期确诊，早期治疗，可防止其发生；即使在肝脏感染早期，如能及时合理应用抗生素，加强全身支持，结合中西医结合治疗，也可防止脓肿形成或促进脓肿的吸收消散。一旦形成大的脓腔，应及时引流。合理充分的引流加合理的抗生素治疗，肝脓肿预后较好，多能治愈。

二、阿米巴性肝脓肿

（一）概述

阿米巴性肝脓肿是肠阿米巴病最常见的并发症，多见于温、热带地区。多数在阿米巴痢疾期间形成，部分发生在痢疾愈后数周或数月，甚至个别长达二三十年之久，发病率农村高于城市。

溶组织阿米巴是人体唯一致病型阿米巴。阿米巴包囊随被污染的食物或饮水进入胃，在小肠被碱性肠液消化，虫体脱囊而出，经二次分裂即形成 8 个小滋养体。机体或肠道局部抵抗力低，则滋养体侵入肠壁，寄生在黏膜或黏膜下层，并分泌溶组织酶，使肠黏膜形成溃疡。常见部位为盲肠、升结肠，其次为乙状结肠和直肠。阿米巴滋养体可经由破损的肠壁小静脉或淋巴管进入肝脏；大多数滋养体到达肝脏后即被消灭。少数存活者在门静脉内迅速繁殖而阻塞门静脉小分支，造成肝组织局部缺血坏死，加之阿米巴滋养体不断分泌溶组织酶、破坏静脉壁、溶解肝组织，致使肝组织呈点状或斑片状坏死，周围充血，以后坏死斑点逐渐融合成团块状病变，此即阿米巴性肝炎或脓肿前期。此时如能及时有效地治疗，坏死灶吸收；如得不到适时治疗，病变继续发展，使变性坏死的肝组织进一步溶解液化形成肝脓肿。

阿米巴性肝脓肿多单发，脓腔多较大，多位于肝右叶，约占 94%，右肝顶部常见。脓肿分 3 层：外层早期为炎性肝细胞，随后有纤维组织增生形成纤维膜；中间层为间质；内层为脓液。脓液内充满溶解和坏死的肝细胞碎片和血细胞。典型的阿米巴肝脓肿呈果酱色（即巧克力色），较黏稠，无臭。滋养体在脓液中很难找到，但在脓肿壁上常能找到。

慢性阿米巴性脓肿常招致葡萄球菌、链球菌、肺炎链球菌、大肠杆菌等继发感染。如穿破则感染率更高。感染后的脓液呈黄色或绿色，有臭味，临床上有高热，可呈脓毒症表现。

（二）诊断与鉴别诊断

1. 症状及查体要点

本病的发展过程较为缓慢。主要为发热、肝区疼痛及肝肿大。体温多持续在38～39 ℃，常为弛张热或间歇热，在肝脓肿后期，体温可正常或仅低热。如继发细菌感染，体温可达40 ℃以上，伴有畏寒、多汗，患者尚有食欲不振、腹胀、恶心、呕吐，甚至腹泻、痢疾等症状。体重减轻、衰弱乏力、消瘦、贫血等也常见，10%～15%出现轻度黄疸。肝区常有持续性钝痛与明显叩击痛。如脓肿位于右肝顶部，可有右肩胛部或右腰背放射痛。较大的右肝脓肿可出现右下胸部膨隆，肋间饱满，局部皮肤水肿、压痛，肋间隙增宽。脓肿在右半肝下部时可见右上腹膨隆，有压痛、肌肉紧张，或扪及肿块。肝脏常呈弥漫性肿大，触之边缘钝圆，有充实感，触痛明显，少数患者可出现胸腔积液。

2. 辅助检查

（1）常规检查。

1）反复检查新鲜大便，寻找阿米巴包囊或滋养体。

2）乙状结肠镜检查发现结肠黏膜有特征性凹凸不平的坏死性溃疡或愈合后的瘢痕，自溃疡面刮取材料做镜检，有时能找到阿米巴滋养体。

3）B 超检查：可显示不均质液性暗区，与周围肝组织分界清楚。

4）B 超定位下肝穿刺如抽得典型的果酱色无臭脓液，则诊断确立。脓液中查阿米巴滋养体阳性率很低（仅 3% ~4%），脓液中加入链激酶，孵育后再检查，可提高阳性率。

5）血清学试验：血清阿米巴抗体检测，以间接血凝法较灵敏，阳性率可在 90% 以上，且在感染后多年仍为阳性，故对阿米巴性肝脓肿的诊断有一定价值。

6）血常规及红细胞沉降率检查：急性期白细胞计数可达 $15\times10^{9}/L$ 左右，中性粒细胞在 80% 以上，病程长者可有贫血、红细胞沉降率增快。

（2）其他检查。

1）肝功能检查：多正常，偶见丙氨酸氨基转移酶、碱性磷酸酶轻度升高，少数患者胆红素可增高。

2）X 线检查：可见到肝脏阴影增大、右膈肌抬高、运动受限或横膈呈半球状隆起等，有时尚能见到胸膜反应或积液。

CT、MRI 等有助于做出肝脓肿的诊断，并定位。

3. 诊断标准

有长期不规则发热、出汗、乏力、食欲缺乏、贫血、肝区疼痛、肝肿大伴压痛及叩击痛者，特别是有痢疾病史时，应疑为阿米巴性肝脓肿。但缺乏痢疾病史，不能排除本病可能，应结合各种检查全面分析。经上述检查，高度怀疑本病者，可试用抗阿米巴药物治疗，如治疗后临床症状、体征迅速改善，可确诊本病，是为治疗性诊断。典型的阿米巴性肝脓肿较易诊断，但不典型病例，诊断困难。

肝脓肿诊断治疗流程见图 6-1。

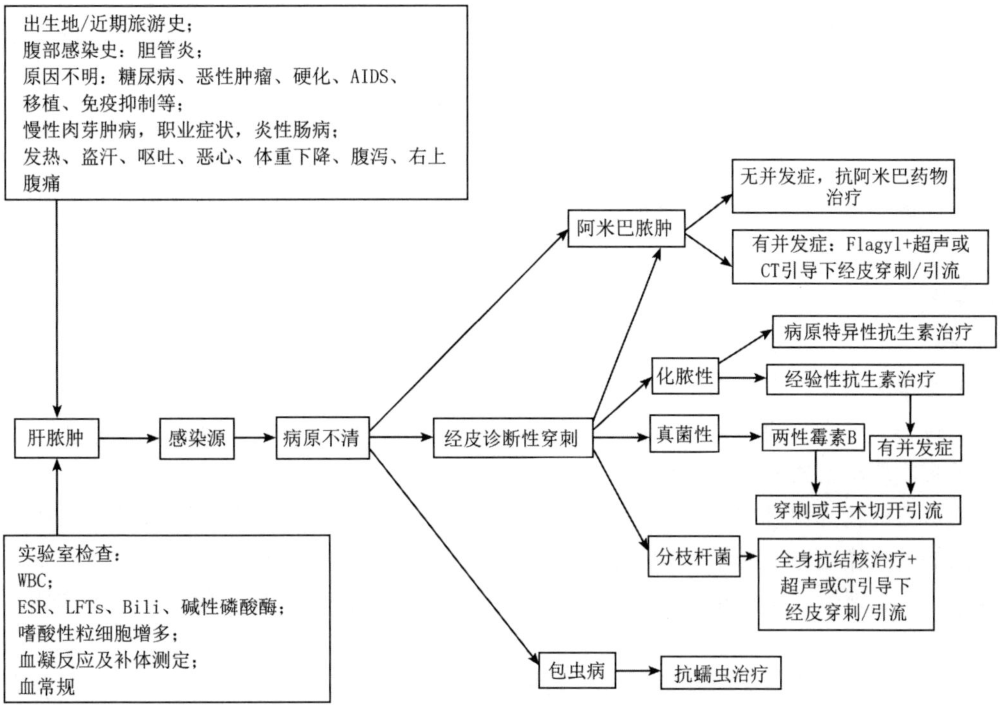

图 6-1　肝脓肿诊断治疗流程

4. 鉴别诊断

（1）细菌性肝脓肿：细菌性肝脓肿病程急骤，脓肿以多发为主，全身毒血症状较明显，一般不难鉴别，其鉴别要点见表6－1。

表6－1　阿米巴性肝脓肿和细菌性肝脓肿的鉴别

项目	阿米巴性肝脓肿	细菌性肝脓肿
病史	有阿米巴痢疾史	常继发于胆管感染（如化脓性胆管炎、胆管蛔虫等）或其他化脓性疾病
症状	起病较缓慢，病程较长	起病急骤，全身脓毒血症症状明显，有寒战、高热等
体征	肝肿大显著，可有局限性隆起	肝肿大不显著，一般多无局限性隆起
脓肿	脓肿较大，多为单发性，位于肝右叶	脓肿较小，常为多发性
脓液	呈巧克力色，无臭味，可找到阿米巴滋养体，若无混合感染，脓液细菌培养阴性	多为黄白色脓液，涂片和培养大都有细菌，肝组织为化脓性病变
血常规	白细胞计数可增加	白细胞计数及中性粒细胞占比均明显增加
血培养	若无混合感染，细菌培养阴性	细菌培养可阳性
粪便检查	部分患者可找到阿米巴滋养体或包囊	无特殊发现
诊断性治疗	抗阿米巴药物治疗后症状好转	抗阿米巴药物治疗无效

（2）原发性肝癌：原发性肝癌可有发热、右上腹痛和肝肿大等，但原发性肝癌常有肝炎史，合并肝硬化者占80%以上，且肝质地较硬，常触及癌块，可结合AFP检测、B超、CT或肝动脉造影检查等以鉴别。

（3）膈下脓肿：常继发于胃十二指肠穿孔、阑尾炎穿孔或腹腔手术之后，X线检查见肝脏向下推移，横膈普遍抬高，活动受限，但无局限性隆起，膈下可发现气液平面。

5. 并发症

（1）继发细菌感染：多见于慢性病例，常见细菌为葡萄球菌、链球菌、大肠杆菌或肺炎链球菌等。继发细菌感染后即形成混合性肝脓肿，症状明显加重，毒血症症状明显，体温可高达40 ℃以上，呈弛张热，血液中白细胞计数及中性粒细胞占比显著增高。吸出脓液为黄色或黄绿色，有臭味，镜检有大量白细胞。

（2）脓肿破溃：如治疗不及时，脓肿逐渐增大，脓液增多，腔内压不断升高，即有破溃危险，靠近肝表面的脓肿更易破溃，向上可穿入膈下间隙形成膈下脓肿，或再穿破膈肌形成脓胸；也可穿破至肺、支气管，形成肺脓肿或支气管胆管瘘。左肝叶脓肿可穿入心包，引起心包积脓；向下穿破则产生急性腹膜炎。阿米巴肝脓肿破入门静脉、胆管或胃肠道者罕见。

（三）治疗

1. 非手术治疗

首先考虑非手术治疗，以抗阿米巴药物治疗和反复穿刺吸脓以及支持疗法为主。由于本病病程较长，全身情况较差，常有贫血和营养不良，应给予高糖、高蛋白、高维生素和低脂肪饮食；有严重贫血或水肿者，需多次输给血浆和全血。

常用抗阿米巴药物为甲硝唑、氯喹林和盐酸吐根碱（依米丁）。甲硝唑对肠道阿米巴病和肠外阿米巴原虫有较强的杀灭作用，对阿米巴性肝炎和肝脓肿均有效；氯喹林对阿米巴滋养体有杀灭作用，口服后肝内浓度较高，排泄慢、毒性小、疗效高；盐酸吐根碱对阿米巴滋养体有较强的杀灭作用，但该药毒性大，目前已少用。

脓肿较大，或病情较重者，应在抗阿米巴药物治疗下行肝穿刺吸脓（图6－2）。穿刺点应视脓肿部位而定。一般以压痛较明显处，或在超声定位引导下，离脓腔最近处刺入。需注意避免穿过胸腔，并应严格无菌操作。在局部麻醉后用14～16号粗穿刺针进入脓腔内，尽量将脓液吸净。随后根据脓液积聚的快慢，隔日重复抽吸，至脓液转稀薄，B 超检查脓腔很小，体温正常。如合并细菌感染，穿刺吸脓后，于腔内置管注入抗生素并引流。

2. 手术治疗

常用 3 种方法。

（1）闭式引流术：对病情较重、脓腔较大、积脓较多者，或位于右半肝表浅部位的较大脓肿，或多次穿刺吸脓而脓液不减少者，可在抗阿米巴药物治疗的同时行闭式引流术。穿刺选择脓肿距体表最近处，行闭式引流术。

（2）切开引流术：阿米巴性肝脓肿切开引流后，会继发细菌感染，增加死亡率。但下列情况下，仍应考虑手术切开引流：①经药物治疗及穿刺排脓后高热不退者；②脓肿伴有继发细菌感染，综合治疗不能控制者；③脓肿穿破入胸腔或腹腔，并发脓胸及腹膜炎者；④左外叶肝脓肿，穿刺易损伤腹腔脏器或污染腹腔者；⑤脓肿位置较深，不易穿刺吸脓者。切开排脓后，应放置多孔乳胶管或双套管持续负压吸引。

（3）肝叶切除术：对慢性厚壁脓肿，药物治疗效果不佳，切开引流腔壁不易塌陷者，或脓肿切开引流后形成难以治愈的残留无效腔或窦道者，可考虑行肝叶切除术。

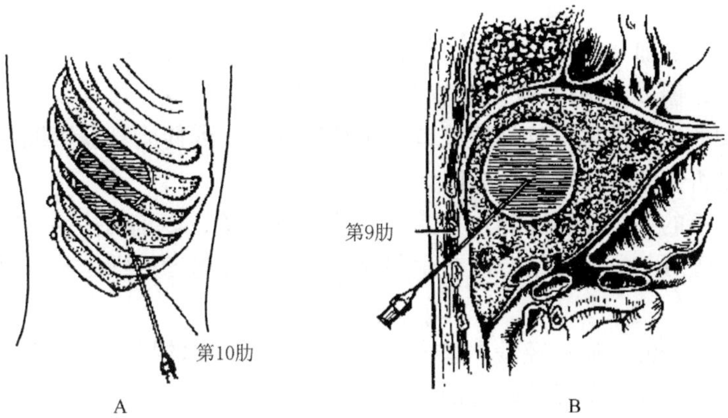

图 6-2 阿米巴肝脓肿穿刺抽脓

A. 侧面观；B. 正面观

（四）预后

阿米巴性肝脓肿如及时治疗，预后较好。国内报道，抗阿米巴药物治疗加穿刺抽脓者死亡率为 7.1%，但如并发细菌感染或脓肿穿破则死亡率成倍增加。

（五）预防

阿米巴性肝脓肿的预防，主要是防止阿米巴痢疾感染。严格粪便管理，讲究卫生，对阿米巴痢疾进行及时而彻底的治疗，可防止阿米巴性肝脓肿的发生。即使发生阿米巴性肝炎，及时抗阿米巴药物治疗，也可以防止肝脓肿的形成。

其他少见肝脓肿类型包括棘球蚴病、分枝杆菌、真菌性脓肿。诊断除上述方法外，可结合 ESR、LFTs、Bili、碱性磷酸酶、嗜酸性粒细胞、血凝反应及补体测定、ERCP 等检查。治疗上棘球蚴病性脓肿，以抗蠕虫治疗；分枝杆菌性肝脓肿以全身抗结核治疗加 B 超或 CT 引导下穿刺引流；真菌性肝脓肿以抗真菌治疗辅以穿刺引流或手术切除。

第二节 肝脏良性肿瘤及瘤样病变

肝脏良性肿瘤在肝脏肿瘤中较为少见，其发病率占肝脏肿瘤的 5% ~10%。近年来，随着超声、CT 等影像学诊断技术的发展，肝脏良性肿瘤的检出率已明显提高。大部分肝脏良性肿瘤不引起明显临床症状及肝脏化验指标异常，其诊断往往有赖于超声、CT、MRI 等影像学方法。肝组织穿刺活检、针吸细胞学作为确诊的金标准，应注意其应用的适应证和禁忌证。肝脏良性肿瘤的治疗包括保守观察、病灶切除及肝叶（段）切除等。因此，应根据不同类型肝脏良性肿瘤的自然病程及患者自身特点制订恰当的临床治疗方案。

肝脏良性肿瘤可来自肝脏本身的各种细胞以及胚胎发育过程中异位于肝内的肌肉、骨髓和软骨等。根据良性肿瘤的来源将其分类，见表6-2。

表6-2　肝脏良性肿瘤分类

组织来源	肿瘤名称
上皮性	肝细胞腺瘤、胆管腺瘤、混合腺瘤、局灶性结节性增生
间质性	海绵状血管瘤、肝脂肪瘤、髓质脂肪瘤、血管肌脂瘤、平滑肌瘤、纤维瘤、婴幼儿血管内皮细胞瘤、毛细血管瘤、良性间皮瘤
上皮/间质性	间质错构瘤、良性畸胎瘤
其他	肾上腺残余瘤（Grawits 瘤）、炎性假瘤

一、肝血管瘤

肝脏良性肿瘤中，以肝血管瘤最为常见，约占总数的85%，尸检或超声的检出率为0.4%～20%。本病可发生于任何年龄，但成人中以30～70岁多见，平均年龄47岁，男女发病比例为1∶3。有文献报道肝血管瘤在青年女性更易发生，且妊娠或口服避孕药物可以促使血管瘤短期内迅速增大，但相关机制尚未阐明，血管瘤是否为激素依赖也尚未确定。

肝血管瘤可分为较小的毛细血管瘤和较大的海绵状血管瘤等，以前者更为常见，但临床意义不大。有文献报道海绵状血管瘤可与肝局灶结节性增生并存，同时部分患者特别是儿童可合并皮肤或其他内脏器官血管瘤。

大多数病例瘤体生长缓慢，症状轻微，迄今尚无肝血管瘤恶变的报道。鉴于儿童肝血管瘤的临床病理特征与成人有所不同，本文将单独予以讨论。

（一）病因

肝海绵状血管瘤的确切发病原因尚未明确，有以下两种学说。

1. 发育异常学说

该学说认为血管瘤的形成是由于在胚胎发育过程中血管发育异常，引起瘤样增生所致，而这种异常往往在出生或出生不久即可发现。

2. 其他学说

肝组织局部坏死后血管扩张形成空泡状，其周围血管充血、扩张；肝内区域性血循环停滞，致使血管形成海绵状扩张；肝内出血后，血肿机化、血管再通形成血管扩张。毛细血管组织感染后变形，导致毛细血管扩张。

（二）病理

肝海绵状血管瘤通常表现为边界清楚的局灶性包块，多数单发，以肝右叶居多，也有少数为多发，可占据整个肝脏，称为肝血管瘤病。瘤体小者直径仅为数毫米，大者可达20 cm以上。肉眼观察可见海绵状肝血管瘤呈紫红色或蓝紫色，境界清楚，表面光滑或呈不规则分叶状，切面呈蜂窝状，内充满血液，可压缩，状如海绵。显微镜下可见大小不等的囊状血窦，内衬单层内皮细胞，血窦内满布红细胞，有时有血栓形成。血窦之间为纤维组织所分隔，偶见有被压缩细胞索，大的纤维隔内有血管和小胆管，纤维隔和管腔可有钙化或静脉石。

毛细血管瘤特点为血管腔狭窄、毛细血管增生、间隔纤维组织丰富。

（三）临床表现

1. 症状及体征

血管瘤较小时（直径小于4 cm）患者常无症状，多因其他原因行影像学检查或手术时发现。直径大于 4 cm 者 40% 有症状，超过 10 cm 者 90% 以上有症状。上腹不适及胀痛最为常见，肿瘤压迫邻近脏器还可导致腹胀、厌食、恶心、呕吐、黄疸等。偶有巨大血管瘤因外伤、活检或自发破裂导致瘤内、腹腔出血，出现急性腹痛、休克等表现。血栓形成或肝包膜有炎症反应时，腹痛剧烈，可伴有发热和肝功能异常。个别病例尚可合并血小板减少症或低纤维蛋白原血症，即 Kasabach-Merritt 综合征。此与巨大血管瘤血管内凝血或纤溶亢进消耗了大量的凝血因子有关，为肝血管瘤的罕见并发症，多见于儿童。体检时，较大血管瘤可触及随呼吸运动的腹部肿块，与肝脏关系密切，肿瘤表面光滑，除有纤维化、钙化或血栓形成者外，肝血管瘤从质地和硬度上难与正常肝脏组织区分，仅在瘤体增大到一定程度才有囊性感和可压缩性；可有轻压痛，偶尔能听到血管杂音。

2. 实验室检查

多数患者实验室检查结果正常，少数巨大海绵状血管瘤患者可出现贫血、白细胞和血小板计数以及纤维蛋白原减少。绝大多数患者相关肿瘤标志物（AFP）无异常升高。

3. 影像学检查

包括以下几方面。

（1）超声检查：超声作为一种无创、便捷的检查方法，能够检出直径大于 2 cm 的肝血管瘤。多数小血管瘤由于血窦腔小壁厚，反射界面多，故呈高回声，边界清晰，内部回声较均匀。呈低回声者多有网状结构，以类圆形多见，也可有不规则形，边界清晰。病灶对周围肝实质及血管无明显压迫表现，多普勒彩超通常无血流信号。大血管瘤切面可呈分叶状，内部回声仍以增强为主，也可呈管网状，或出现不规则的结节状或条块状的低回声区，有时还可出现钙化高回声及后方声影，系血管腔内血栓形成、机化或钙化所致。

（2）CT 检查：肝血管瘤的 CT 表现有一定特征，平扫时为低密度占位，界限清晰，可呈分叶状，约 10% 的患者可见到继发于纤维化或血栓形成后的钙化影。增强后早期即在病变周围出现环形或斑片状高密度区，延迟期造影剂呈向心性弥散。但对于较小的病变有时仍难与多血供的肝转移癌相区分。

（3）MRI 检查：有文献报道 MRI 诊断肝血管瘤的敏感性和特异性分别为 73% ~100%、83% ~97%。检查时 T_1 加权像呈低信号，稍大的血管瘤信号可略有不均，T_2 加权像呈高信号，且强度均匀，边缘清晰，与周围肝脏反差明显，即所谓“灯泡征”。这是血管瘤在 MRI 的特异性表现，极具诊断价值，小至 1 cm 的病灶，仍能准确检出。MRI 动态扫描的增强模式同 CT。血管瘤内血栓、机化灶在 T_1 加权像和 T_2 加权像时均为更低信号。

（4）选择性血管造影：血管造影曾被公认为诊断肝血管瘤最敏感、可靠的方法。其典型表现为造影剂进入瘤体较快、显影早而弥散慢，清除时间长，即所谓“快进慢出”；根据瘤体大小，可表现为棉团状、雪片状。但由于检查本身系有创性，仅在必要时用于术前了解血管瘤与肝脏血管的解剖关系，不应列为常规检查项目。

（5）ECT：放射性核素标记红细胞肝扫描对诊断血管瘤也有高度特异性，典型表现为早期有充盈缺损，延迟 30 ~50 分钟后呈向心性充填。但该项检查难以检出直径小于 2 cm 的肿瘤。

（四）诊断

肝血管瘤缺乏特异性临床表现，大多数情况下实验室检查也无明显异常，故其诊断有赖于影像学检查。在上述几种影像学检查方法中，应将 B 超列为首选，为避免误诊、漏诊，对于初诊患者还应行 CT 或 MRI 检查，必要时可加行 ECT 检查。如两项或以上检查均符合血管瘤特征，方可确诊。因穿刺活检或针吸细胞学检查可引起大出血，故应视为禁忌。

（五）鉴别诊断

肝血管瘤主要与肝癌及其他肝脏占位性病变鉴别。特别是原发性肝癌，在我国发病率很高，故对于肝脏占位性病变，应综合考虑患者病史、体检及辅助检查结果以尽量明确病变性质，及时选择合适的治疗。

1. 原发性肝癌及转移性肝癌

前者多有慢性乙肝、肝硬化病史，早期症状可不明显，疾病进展可有厌食、恶心、肝区疼痛、肿块、消瘦、黄疸等表现。化验可有肝功能异常，AFP 持续增高等。CT 平扫为低密度灶，边界不清，增强扫描病灶不均匀强化，可有出血、坏死，造影剂排除较快。后者多为多发，以原发灶表现为主。

2. 非寄生虫性肝囊肿

B 超表现为边界光滑的低回声区，CT 平扫为低密度灶，增强扫描不强化。应注意少数多囊肝有时可与海绵状血管瘤混淆。多囊肝半数以上合并有多囊肾，病变大多满布肝脏，可有家族史。

3. 细菌性肝脓肿

通常继发于某种感染性疾病，起病较急，主要表现为寒战、高热、肝区疼痛和肝肿大。严重时可并发胆管梗阻、腹膜炎等，B 超有助确诊。

4. 肝棘球蚴病

有牧区生活史及羊、犬接触史，肝棘球蚴内皮试验阳性，血嗜酸性粒细胞增高。

（六）治疗

大多数肝血管瘤为良性，较少引起临床症状，自身发展缓慢，目前尚未有恶变病例报道。其主要并发症包括破裂出血（外伤性、自发性）及由于瘤体压迫导致布 - 加综合征，均少见。故目前大多数学者主张应慎重选择对肝血管瘤进行外科治疗。有学者提出肝血管瘤的手术切除原则：①直径≤6 cm 者不处理，定期随访；②6 cm < 直径 < 10 cm，伴有明显症状者或精神负担重者，或合并其他上腹部良性疾病（如胆囊结石等）需手术者选择手术切除；③直径≥10 cm 主张手术切除；④随访中发现瘤体进行性增大者；⑤与 AFP 阴性的肝癌不易鉴别者应手术探查、切除；⑥合并 Kasabach-Merritt 综合征可短期采用血制品（如血小板、纤维蛋白原、新鲜血浆）纠正凝血功能后手术切除。

（七）预后

本病为良性疾病，无恶变倾向，发展缓慢，一般预后良好。但由于某种原因（如妊娠、剧烈运动等）可促使瘤体迅速增大，或因外伤、查体、分娩等导致肿瘤破裂，病情凶险，威胁生命。部分带蒂肿瘤可因底部较长发生蒂扭转，从而引起肿瘤坏死、疼痛等。

（八）儿童肝血管瘤

儿童肝血管瘤通常包括毛细血管瘤、海绵状血管瘤及儿童血管内皮细胞瘤。儿童肝血管瘤较为常见，约占小儿肝脏肿瘤的 12%。该病主要发生在 6 个月以下的婴儿，男女发病比例相当。通常情况儿童肝血管瘤为多发，近 40% 的病例同时累及诸如皮肤、肺及骨骼等其他器官。巨大的肝血管瘤可因动静脉瘘致回心血量增加引起心力衰竭，这在成年人病例中较为少见。肝血管瘤引起微血管病性贫血、血小板减少症及低纤维蛋白原血症虽属少见并发症，但其发病率较成年人高。少数儿童血管内皮细胞瘤可呈恶性表现。

临床上倾向于对已确诊的较大儿童肝血管瘤尽早治疗，其目的在于消除潜在致死性并发症的发生。但 Kristidis 等提出某些小的肝毛细血管瘤在患儿 5 岁后可自行消失。

二、肝腺瘤

肝腺瘤是少见的肝脏良性肿瘤，病理上可分为肝细胞腺瘤、胆管细胞腺瘤（包括胆管腺瘤、囊腺瘤）和混合腺瘤。约占肝脏所有肿瘤的 0.6%，占肝脏良性肿瘤的 10%，多见于 20 ~ 40 岁女性。

（一）病因

肝腺瘤的发病原因尚不清楚，有人将肝腺瘤分为先天性与后天性两类，前者多见于婴幼儿。据文献统计 20 世纪 60 年代口服避孕药出现之前，肝腺瘤罕见。但以后有关肝腺瘤的报道逐渐增多，究其原因可能与避孕药物的使用增加有关。有学者指出避孕药（羟炔诺酮、异炔诺酮）及其同类药物可促使肝细胞坏死、增生从而发展为腺瘤。此外，也有学者提出肝腺瘤的发生与肝硬化或其他损伤，如梅毒、感染、静脉充血等所致的代偿性肝细胞结节增生有关。

（二）病理

肝细胞腺瘤常为单个、圆球形，与周围组织分界清楚，几乎都有包膜。镜检见肿瘤主要由正常肝细胞组成，但排列紊乱，失去正常小叶结构，内可见毛细血管，通常不存在小胆管。偶见不典型肝细胞和核分裂，此时难与分化良好的肝细胞肝癌区分。

胆管腺瘤罕见，常为单发，直径多小于 1 cm，偶有大于 2 cm，多位于肝包膜下。镜下可见肿瘤由小胆管样的腺瘤样细胞组成，边界清楚，无包膜。瘤细胞呈立方形或柱状，大小一致，胞质丰富，核较深染，核分裂象罕见。

胆管囊腺瘤发生于肝内，呈多房性，内含澄清液体或黏液，多见于肝右叶，边界清楚。囊壁衬附柱状上皮。胞质呈细颗粒状、淡染，胞核大小、形状规整，位于细胞中央。

混合腺瘤是肝腺瘤和胆管腺瘤同时存在于一体的肿瘤，一般多见于儿童，发展较快。

（三）临床表现

本病属良性肿瘤，生长缓慢，病程长，多见于口服避孕药的育龄期妇女，疾病早期可无任何症状（5% ~10%），临床表现取决于肿瘤生长速度、部位及有无并发症。

1. 腹部包块

25% ~35% 的患者可以上腹包块为主要表现，多不伴其他不适症状。当肿块体积较大压迫周围脏器时，可出现上腹饱胀不适、恶心、隐痛等。查体时可触及肿块与肝脏关系密切，质地与正常肝组织相近，表面光滑。如为囊腺瘤，可有囊性感。

2. 急性腹痛

占 20% ~25% 。瘤内出血（通常肿瘤直径大于 4 cm）时可表现为急性右上腹痛，伴发热，偶见黄疸、寒战，右上腹压痛、肌紧张，临床上易误诊为急性胆囊炎；肿瘤破裂引起腹腔内出血时可出现右上腹剧痛、心慌、冷汗，查体可见腹膜刺激征，严重时还可发生休克，病情危急。大多数以急腹症为表现的肝腺瘤患者有口服避孕药史。

（四）辅助检查

肝腺瘤在 B 超上表现为边界清楚的占位性病变，回声依周围肝组织不同而不同，CT 表现为稍低或低密度，动态增强扫描见动脉期和肝门静脉期均轻度强化，并可见假包膜。部分伴有糖原贮积病患者肿瘤可表现为高密度；肝腺瘤在 MRI 表现为 T_1WI 和 T_2WI 上以高信号为主的混杂信号，脂肪抑制后 T_1WI 上的高信号无变化，绝大多数有假包膜，且在肝门静脉期或延迟期出现轻度强化。

实验室检查在疾病初期可不出现明显异常，但由于瘤体出血、坏死及压迫周围胆管影响胆汁引流可出现肝功能异常、胆红素增高等。对于未发生恶变的患者，血甲胎蛋白水平应在正常范围之内。

（五）诊断

发现右上腹肿块，增长缓慢，平时无症状或症状轻微，全身情况较好。体检时肿块表面光滑，质韧，无压痛，随呼吸上下活动，应考虑本病可能。如出现急性腹痛症状，应警惕腺瘤破裂出血可能。对于生育年龄女性，既往有长期口服避孕药史，可作为诊断本病的重要参考。

各种影像学检查手段均有助于明确诊断，但均缺乏特异性征象。经皮细针肝穿刺活检因受术者和病理科医师经验所限，其准确率也不能达到 100% ，同时还存在腹腔出血的风险。因此，应将辅助检查结果与临床资料相结合，以期做出正确的诊断。

（六）鉴别诊断

肝腺瘤易误诊为肝癌，特别是低度恶性的肝癌，即便肉眼观察也难以鉴别。因此，对有怀疑者应行多处切片，反复仔细镜检。肝局灶结节性增生在临床上也易与肝腺瘤混淆。相比较而言，肝腺瘤引起相关临床症状及化验指标异常更为常见。在影像学上局灶结节性增生在 B 超可显示血流增强，从中心动脉放射向周围的血管，病理肉眼可见中心星状瘢痕。

（七）治疗

肝腺瘤可发生破裂出血等并发症，此外，更重要的是肝腺瘤有癌变风险。根据以上原因，多数学者支持对于肝腺瘤，特别是瘤体较大，生长迅速，难以与肝癌鉴别者，无论症状是否明显，一旦拟诊即应争取尽早手术治疗。同时也有学者认为对于有口服避孕药史、肿瘤较小的患者，可先停服口服避孕药，观察肿瘤是否缩小。对于因肝细胞腺瘤破裂所致腹腔内出血，可根据患者病情选择不同的治疗方法。

肝腺瘤手术方式包括如下 3 种类型。

1. 肝叶切除术

肿瘤侵犯一叶或半肝，可行局部、肝叶或半肝切除。由于多数肿瘤有包膜，可沿包膜切除肿瘤，疗效满意。对于多发性肝腺瘤，可将大的主瘤切除，余下的小瘤逐一切除，疗效也满意。

2. 囊内剜除术

此法适用于肝门处靠近大血管和胆管的肿瘤。但因部分肝腺瘤即便术中肉眼观察也难与肝癌区分，故一般仍以完整切除为宜。

3. 肝动脉结扎或栓塞术

部分肿瘤位于第一、第二、第三肝门，由于位置深在或紧邻大血管、胆管，局部切除困难，或瘤体与邻近脏器紧密粘连难以分开时，可结扎肝左、右动脉，也可在肝动脉结扎同时用吸收性海绵等行肝动脉栓塞。此法对于控制肿瘤生长及防止腺瘤破裂具有一定作用。

（八）预后

肝腺瘤在手术切除后，一般预后良好，但也有报道肝腺瘤术后复发或恶变者，故为预防此种情况发生，应争取将肿瘤完整切除，包括部分正常肝组织。此外，对于有口服避孕药者，应立即停用。

三、肝脏局灶性结节性增生

肝脏局灶性结节性增生（FNH）是一种少见的肝脏良性病变，占肝脏良性肿瘤的 25%，仅次于肝血管瘤。

（一）病因

迄今为止，FNH 的发病原因尚未阐明。多年来一直认为 FNH 的发生与激素有关，特别是口服避孕药。但近来也有文献报道，FNH 不仅出现于任何年龄段和性别，也可出现于不服用避孕药的女性。另一种观点认为，FNH 的发生与炎症、创伤或先天因素引起的血管畸形有关。由于血管畸形，肝脏局部血供减少，刺激肝实质增生，发生“再生性变性”而致 FNH。此外，有学者曾在 FNH 病灶处的肝实质内发现玻连蛋白，此种物质恰可反映局部血管功能障碍。

（二）病理

大体观察 FNH 为一实性孤立结节，常位于肝包膜下，偶可带蒂，无包膜，边界清晰，据统计直径小于 5 cm 者占 84%，大于 10 cm 者占 3.2%。病灶切面呈黄褐色或黄棕色，在大约 50% 的病例中，病灶中央可见特征性的星状瘢痕组织，伴纤维间隔自中央向四周放射，将结节分隔成大小不等的小叶，内无坏死。组织病理学可见病灶由增生的肝细胞组成，被纤维间隔分开，排列呈条索状，其间有血窦及肝巨噬细胞。星形瘢痕及纤维间隔内可见增生的血管、胆管及大量淋巴细胞、白细胞浸润，但无中央静脉。结节内无正常肝小叶结构，动、静脉管壁增厚，可使管腔偏心或完全闭锁。电镜下可见增生的肝细胞与正常肝细胞基本相同，唯一区别在于细胞间隙增大，微绒毛不规则伸入扩大的间隙。

（三）临床表现与诊断

本病患者中约 75% 无临床症状。当结节生长较大时，可有右上腹不适、疼痛、恶心及食欲下降等症状。FNH 很少出现破裂、出血等并发症。

在影像学方面，超声、CT、MR 及肝动脉造影等手段均可为诊断提供帮助。

超声作为一种简便、无创性检查，通常作为首选。但 FNH 中央星状瘢痕组织在 B 超的检出率仅为 20%，彩色多普勒超声具有特征性表现，即中央粗大的供养动脉并向四周呈星状放射时，对诊断有一定帮助。

CT 平扫多呈等密度或略低密度肿块，境界清楚，典型者可见中心低密度区。较为理想的 CT 扫描是动脉、肝门静脉双期螺旋 CT 扫描。动态扫描主要表现为造影剂灌注后病灶呈均质性早期填充，即一过性高密度；肝门静脉和延迟扫描时病灶密度迅速下降，表现为等密度，但有时中央瘢痕相对密度较高。在65%大FNH（≥3 cm）和35%小FNH（≤3 cm）可看到典型的中央星形瘢痕。

MRI扫描T_1、T_2加权像均为等信号的团块状病灶，而中央瘢痕在T_1WI上表现为低信号，在T_2WI上为高信号，且MRI显示中央瘢痕的敏感度可达49%～100%。近年来新型造影剂的应用，可大幅提高MRI在FNH诊断中的地位。

肝动脉造影的诊断价值也较高，约1/3的患者可见到典型图像，即动脉相血管呈辐射状走行，实质相病灶分界清楚、呈放射状排列。

（四）鉴别诊断

FNH与肝腺瘤在临床及影像学表现均有相似之处，因后者常有破裂、出血等并发症，需手术治疗，故应注意两者的鉴别（表6-3），其中最主要的依据为病理学检查。

表6-3 FNH与肝细胞腺瘤鉴别

项目	FNH	肝细胞腺瘤
发病年龄	儿童至老年	中年居多
肉眼观：包膜	无，边界清楚	有，完整或部分
中心瘢痕及纤维组织	有	无或极少
质地	硬	韧，与肝类似
镜检：胆管增生	有	无
肝巨噬细胞及炎细胞浸润	有	无
纤维增生	有	无
糖原	增多明显	大致正常
出血、坏死	无	有

（五）治疗与预后

FNH为良性病变，生长缓慢，无恶变倾向，并发症罕见，故目前确诊病例一般无须手术治疗，对于结节较大、症状明显者，可考虑手术予以切除。另外，因本病可能与口服避孕药有关，故有学者提出对有服药史者应停用。

四、肝脏其他良性肿瘤

（一）肝间叶性错构瘤

肝间叶性错构瘤是一种肝脏少见良性肿瘤，常单发于2岁以下小儿，约占儿童肝脏肿瘤的5%。有报道此病与结节性硬化有关。

肝间叶性错构瘤多发于肝右叶，大体观察常表现为边界清楚的肿块，无包膜，切面呈囊性，其内充填浆液或黏液，并可见少量残余肝组织。镜下观察病灶处间质水肿，内含囊肿、胆管及肝细胞；但也有非囊性、实性的报道。

大部分患者肝功能不受影响，但瘤体较大时可因压迫肝门静脉及胆管导致相关化验异常。B超可显示肝间叶性错构瘤特征性的囊性改变，CT、MRI对诊断也有帮助。

本病为良性病变，无恶变倾向，当肿瘤较大、症状明显时，应行病灶切除或肝切除术。

（二）肝脏巨大再生结节

肝脏巨大再生结节为单发或多发的圆形或椭圆形结节，多发者数量很少超过10个，边界清楚，有致密的纤维组织包绕。镜下观察可见病灶由正常肝细胞结构组成，内可见正常汇管区结构，此点是与肝癌、肝腺瘤鉴别的重要依据。根据组织细胞有无异型性可将本病分为Ⅰ（无）、Ⅱ（有）两型。此病多发生于既往有急、慢性肝损害的患者，有报道在慢性肝病患者中，此病发病率达14%。肝脏巨大再生结节Ⅱ型与肝细胞肝癌之间存在明显的相关性。另有研究发现，有些微小肝癌的背景即为肝脏巨大再生结节，说明肝癌可能发生在本病的基础之上。

本病无特异临床表现，有时可在慢性肝病患者的随访过程中偶然发现。单纯影像学检查通常难以确诊，MRI 对本病的诊断有较大帮助，T_1 加权像多呈高信号，T_2 加权像则多呈低信号，但与小肝癌有重叠，确诊仍依靠组织学检查。在无癌变的病例，AFP 通常不高。

对于肝脏巨大再生结节患者应密切随访，有癌变倾向者应积极处理，酌情行局部乙醇注射、手术切除或肝移植等方法治疗。

（三）肝脏结节性再生性增生

本病较为罕见，常因其他疾病行剖腹探查时偶然发现。尸检发现率约为 3%。肝脏结节性再生性增生病因不明，病变常以苍白色结节满布肝脏，偶尔可局限于某叶内，此时更易与肝脏其他良性肿瘤或肝癌相混淆。组织学表现为肝门静脉系统周围灶状增生，不伴纤维化。

本病较少引起临床症状，但有报道 50% 的患者可出现门静脉高压，故对于有门静脉高压症表现并排除肝纤维化可能者，应考虑到本病可能。另有文献显示在许多慢性系统性疾病（如类风湿、Felty 综合征、亚急性心内膜炎、多发性骨髓瘤、骨髓纤维化、真红细胞增多症、糖尿病）患者中，本病发病率较高。

B 超检查可见病变为不均质回声，在 CT 则为低密度。因肝内结节病灶可摄取硫化锝，故核医学检查有助于与其他肝脏占位性病变相鉴别。确诊则需病理。

对于大多数无症状患者，本病无须治疗。但个别病例可导致肝功能受损，甚至肝衰竭，应根据具体情况采取肝切除术乃至肝脏移植。

（四）肝脂肪瘤

肝脏脂肪类肿瘤少见，通常在行影像学检查或尸检时偶然发现。脂肪瘤在 CT 上通常为边界清晰的低密度区，其密度在肝脏各类肿瘤中是最低的。除个别含有血管瘤或腺瘤成分的肿瘤外，大多数病灶增强扫描无明显强化。由于内含大量脂肪组织，肿瘤在 MRI T_1、T_2 加权像上均呈现高信号，其强度与皮下脂肪或腹膜后脂肪相当，此点可与肝脏其他良、恶性肿瘤相鉴别。

肝脂肪瘤需与肝假性脂肪瘤相鉴别。后者是一种脂肪瘤样病变，有完整较厚纤维包膜，位于肝脏表面，其形成可能是盲肠、阑尾系膜粘连于肝脏表面的结果，故多数患者有腹腔手术史。CT 扫描可见病灶中心钙化。

本病治疗以手术切除为主，对确诊的较小脂肪瘤可暂时观察，如有明显增大，可行手术治疗。目前尚未有肝脂肪瘤恶变的报道，预后良好。

（五）肝脏炎性假瘤

本病发病率低，多发生于肺部，肝脏少见。其病因可能与感染和免疫反应导致静脉狭窄、闭塞有关。炎性假瘤的基本病理特征是炎性增生性肿块，即由纤维基质和浆细胞为主的各种慢性炎性细胞浸润所形成的局灶性病变，体积可从直径数厘米大至占据整个肝叶。患者可有发热、上腹不适、白细胞增多等表现，少部分患者可有 AFP 升高。本病无论临床、影像学表现抑或肉眼观察常难与肝脏恶性肿瘤鉴别，故诊断依赖组织病理。

肝脏炎性假瘤发展缓慢，症状较轻，预后多数良好。在病例诊断明确的前提下，多数推荐以内科治疗为主。对未行手术或难以手术的患者，有文献报道可采用激素治疗。手术切除既可获得明确病理诊断，又可避免延误病情，同时疗效满意。

（六）肝纤维性肿瘤

肝纤维性肿瘤是一种罕见的肝内巨大结节性肿瘤，包括纤维瘤、孤立性纤维间皮瘤、卵巢外纤维型卵泡膜瘤等，多发于老年人。肿瘤切面呈编织状，中央可有坏死或囊性变。镜下可呈致密的纤维组织，或呈大量梭形纤维组织束状排列，可见核分裂象。肿瘤与正常肝组织分界清楚，体积很大，CT 表现为边界清晰、密度均一的肿块。手术切除后不复发。

肝脏最常见的良性肿瘤为肝血管瘤、肝脏局灶结节性增生及肝腺瘤，其他诸如肾上腺或胰腺残余瘤、黏液瘤、施万细胞瘤、淋巴管瘤、平滑肌瘤、间皮瘤及错构瘤等在临床较为罕见。在诊断困难时，应考虑到上述疾病可能，特别应注意与肝脏恶性肿瘤相鉴别。

五、肝脏良性肿瘤的手术治疗

相对恶性肿瘤而言，肝脏良性肿瘤因其早期常无症状，故发现时往往瘤体已较大。近年文献报道，肝脏良性肿瘤切除术的手术死亡率为0～3%，手术并发症发生率为10.7%～27%。值得注意的是，如肿瘤已致相关并发症，则手术风险将大幅增加，如当肝血管瘤发生破裂出血后，手术死亡率高达36.4%。因此，应加强对肝脏良性肿瘤外科治疗的重视，特别是对手术指征的把握、术式的选择、手术技巧和应急处理等问题更应做到心中有数，以提高肝脏良性肿瘤的外科治疗水平。

（一）肝脏良性肿瘤手术的适应证与禁忌证

肝脏良性肿瘤的治疗方法多样，包括随诊观察、介入放射治疗、局部注射药物及手术切除等。其中，手术切除因其能够彻底清除病灶、获得病理组织学诊断等优势，地位不容忽视。另外，相对于恶性肿瘤，肝脏良性肿瘤是肝脏的局部病变，其余肝组织大都正常，患者肝功能也往往正常，因此，局限性的肝良性肿瘤是肝切除的最佳适应证。应该注意到，不同类型的肝脏良性肿瘤，对于手术时机的选择也有所不同，应在充分理解肝脏良性肿瘤手术适应证的基础上根据具体情况灵活应用。

1. 适应证

（1）不能除外恶性肿瘤可能的肝占位性病变，特别是少数良性肿瘤可伴有AFP升高，术前鉴别诊断十分困难，对此类患者手术指征应适当从宽把握。

（2）瘤体巨大或短期内生长迅速，易并发破裂或恶变者。

（3）诊断明确，肿瘤位于左肝外叶或边缘部，伴有较明显的症状。

（4）肿瘤已发生破裂或其他并发症者。

2. 禁忌证

（1）无症状的肝脏良性肿瘤，且排除恶性变可能。

（2）中央部或Ⅰ、Ⅷ段可明确性质的小肿瘤。

（3）患者一般状况较差，难以耐受手术，或同时合并其他肝脏疾病致肝功能受损，术后肝脏功能难以代偿。

（二）手术方式

临床上最常用的是肿瘤包膜外切除、局部不规则切除及规则性肝叶切除。目前还有微创腹腔镜肝叶切除术和仍有争议的体外肝脏手术。

1. 常规手术切口选择

肝脏切除手术常用的切口包括肋下弧形切口、上腹正中切口、上腹屋顶形切口、上腹“人”字形切口和“鱼钩”形切口。应根据肿物所在部位，同时结合肿物大小、患者体型情况、肋弓角度大小进行选择，以达到良好的暴露和充分的游离，同时适当的切口选择也是减少肝切除手术中出血的重要因素之一。

2. 非规则肝切除的方法

包括肿瘤包膜外切除术、局部不规则切除术等方法在内的切肝方法可用指捏法、止血钳压碎法、肝钳法、缝合法、止血带法、微波固化法、超声吸引法、刮吸法、水压分离法等。无论哪种方法，关键是不能损伤肝门静脉、肝静脉主干。当病变紧靠主要的血管时，可用无损伤血管钳钳夹，先将病灶切除，然后才有足够的空间暴露、检查血管是否受损伤并根据具体情况做出修补或吻合，恢复血管的通畅。

3. 肝血流阻断方法

肝切除手术首要的问题是如何控制术中出血。大量研究表明，术中出血与术后并发症的发生率及病死率呈明显的正相关关系。常用的肝血流阻断方法包括如下4种。

（1）第一肝门血流阻断法（Pringle法）：用1根橡胶管通过小网膜孔绕肝十二指肠韧带两圈后扎

紧，以阻断肝动脉和肝门静脉血流，减少切肝时的出血。其特点是无须分离、解剖第一肝门，具有止血确切、简便、安全等优点。除第一、第二和第三肝门区肿瘤外，几乎可用于各种类型的肝切除术。但该法最大的缺点是阻断了肝动脉及肝门静脉的入肝血流，为了减少肝脏热缺血损害，肝门阻断应有时间的限制。肝叶切除术时暂时阻断血供的 Pringle 手法已应用 100 余年，但阻断血供时限研究绝大多数为动物实验，尤其是肝硬化时阻断时限尚缺乏临床研究。目前的经验认为，对于无肝硬化的患者，持续阻断时间在 30 分钟内是安全的。而对于伴有轻至中度肝硬化的患者，控制在 20 分钟内也是安全的。但对于重度肝硬化的患者，最好不用此方法。

（2）单侧入肝（半肝）血流阻断法：本方法又分为完全性半肝入肝血流阻断和选择性半肝入肝血流阻断两种。两者区别在于是否分离肝动脉及肝门静脉分支后进行阻断。单侧入肝血流阻断的优点是，保留了健侧肝脏的正常血供，不造成健侧肝损害，尤其是肠系膜血流仍可通过健侧肝脏回流入体循环，不会发生因肝门阻断所造成的肠道内细菌及内毒素移位和肠黏膜损伤，术后肝功能损害轻，患者恢复快。本方法特别适用于合并有肝硬化的患者。然而，单侧入肝血流阻断法需要有熟练的肝门解剖技术，否则易误伤 Glisson 鞘内的管道，造成出血或胆漏。

（3）选择性肝门阻断法：本方法是解剖第一肝门，切肝时阻断肝门静脉主干，患侧肝动脉按需要阻断。本方法不需要解剖位置较深而又紧贴肝实质的肝门静脉分支，操作相对容易。此法阻断了 75% 的入肝血供，可以有效减少出血；同时又保证了肝动脉的供氧，故常温下阻断时间可明显延长，为切肝提供了足够的时间，适合于对合并有肝硬化的患者行肝段的非解剖性切除。曾有学者报道应用此法阻断长达 105 分钟仍未见肝损害。

（4）全肝血流阻断法：本方法主要是用来处理位于第一、第二、第三肝门的病变或中央型的肝脏肿瘤及来自肝后下腔静脉和肝静脉的大出血和空气栓塞的问题。对于一些复杂的肝切除手术，切肝前均需做好全肝血流阻断的准备，在肝上、肝下下腔静脉和第一肝门预置血管吊带备用阻断。尽管时常是“备而不用”，但可以防止术中意外的发生，增加手术的安全性。应该注意到，肝血流阻断虽能有效地减少肝切除术中的出血，但同时也会造成肝缺血和再灌注损伤，而且会对术中机体的血流动力学造成一定影响。

4. 腹腔镜肝叶切除术

目前认为腹腔镜下切除肝良性肿瘤是安全可靠的，但仅适用于肝左叶和肝右前部的肿瘤。尽管有报道称已成功完成腹腔镜下肝Ⅶ、Ⅷ段血管瘤切除术，但有些学者认为由于显露困难使手术过程复杂费时、术中出血不容易控制等原因，目前该方法不推荐应用于中央部肿瘤或是巨大肿瘤的肝叶切除。

5. 体外肝脏手术

有学者曾提出对不能采用常规或非常规肝切除方法切除的肝脏良性巨大肿瘤也可考虑施行体外肝脏手术，理由是这样的肝脏储备功能良好，手术的耐受能力强。但肝脏良性肿瘤是否值得冒如此大的手术风险进行体外肝脏手术是争论的焦点。

（三）手术注意事项

考虑到肝脏良性肿瘤的生物学特点，大多数情况下在行肝切除术时通常不用考虑肿瘤复发和所谓“安全切缘”的问题，因此在切除肿瘤的同时应最大限度地保留正常肝脏组织，并尽可能减少术中失血。在手术过程中，应注意如下问题。

（1）当肝脏占位病变与恶性肿瘤鉴别困难时，常以恶性肿瘤进行手术探查，因此主张施行规则性肝叶切除或有一定“安全切缘”的局部切除；但是，对于中央型和位于Ⅰ、Ⅷ段的 5 cm 以下小肿瘤因位置深，在操作时较为困难，手术风险高，仍应选择局部切除，以免患者因较小的良性肿瘤而损失大量肝组织或引发严重手术并发症。

（2）当肿瘤体积巨大时，应注意做好全肝血流阻断的准备。因为绝大多数此类肿瘤直接压迫下腔静脉和第一、第二肝门，由于肿瘤体积大，术中显露困难，肝内血管分布失常，术中较易损伤下腔静脉或肝静脉主干导致大出血。此外，在分离切除紧贴下腔静脉的肿瘤时，常可因肝短静脉处理不当而引发出血，常见原因是肝短静脉结扎线脱落、钳夹止血不当而致使下腔静脉损伤。术中一旦出现下腔静脉或肝静脉主干出血，最好立即行全肝血流阻断并修复损伤血管，切不可在慌乱中盲目钳夹，以免造成更为严重的损伤。在注意控制出血的同时，还应注意对于巨大肝脏肿瘤，常已压迫周围胆管，在行半肝或扩大半肝切除时易损伤肝内或肝外胆管，因此术中除仔细解剖辨认外，探查胆总管并置 T 形管引流是防止胆管损伤和术后胆漏的重要措施。对已明确发生严重肝胆管损伤者，应努力仔细修复后行 T 形管引流或改行胆肠 Roux-en-Y 内引流术并在肝下放置较长一段时间的负压引流管。

第三节 原发性肝癌

原发性肝癌是一种常见的恶性肿瘤，为癌症致死的重要原因之一，全球每年发病人数达 120 万人。在世界范围内居男性常见恶性肿瘤第 7 位，居女性的第 9 位，在我国列为男性恶性肿瘤的第 3 位，仅次于胃癌、食管癌，女性则居第 4 位。原发性肝癌是非洲撒哈拉一带和东南亚地区最常见的恶性肿瘤之一。近年来，B 型和 C 型传染性肝炎在全球的流行导致了亚洲和西方国家肝癌发病率快速升高。我国原发性肝癌的分布特点是：东南沿海高于西北和内陆；东南沿海大河口及近陆岛屿和广西扶绥地区，形成一个狭长明显的肝癌高发带。通常，男性较女性更易罹患原发性肝癌，我国普查资料表明，男女发病比约为 3 ∶ 1。原发性肝癌可发生在任何年龄，但以中壮年为多见。我国原发性肝癌的比例远较欧美为高，据卫健委统计，我国每年约 13 万人死于肝癌，占全球肝癌死亡总数的 40%。因此，研究原发性肝癌的病因、诊断和治疗是我国肿瘤工作的一项重要任务。

一、病因

原发性肝癌的病因迄今尚不完全清楚，根据临床观察和实验研究，可能与下列因素有关。

1. 乙型肝炎病毒（HBV）

一般说来，相关性研究已证实肝细胞癌的发病率与 HBsAg 携带者的流行率呈正相关关系。因为东南亚和非洲撒哈拉地区 HBsAg 流行率很高（超过 10%），所以这些地区的肝细胞癌发生率也是最高的。但在大部分欧美国家的人群中，肝细胞癌发病率低，其 HBsAg 携带者的流行率也低。用克隆纯化的 HBV-DNA 杂交试验证明，由肝细胞癌建立的肝细胞系，肝细胞癌患者的恶性肝细胞以及长期无症状的 HBsAg 携带者肝细胞的染色体组中都整合进了 HBV-DNA。在非肝细胞癌患者中这种整合现象的存在表明整合不足以发生肝细胞癌。总之，在若干（不同的）人群中 HBV 和肝细胞癌之间的强度、特异性和一致性的关系，HBV 感染先于肝细胞癌发生的明确证据，以及来自实验室研究的生物学可信性，都表明 HBV 感染和肝细胞癌发生之间呈因果关系。

2. 黄曲霉素

黄曲霉素是由黄曲霉菌产生的真菌毒素，主要有 4 类：黄曲霉素 B_1 和 B_2、G_1 和 G_2。在动物实验中证明黄曲霉素有很强的致癌作用。其中黄曲霉素 B_1 的作用最显著，但对人的致癌作用证据尚不足。不过，流行病学调查资料表明，随着饮食中黄曲霉素水平的增加，肝癌发生率也随之增高。

3. 肝硬化与肝细胞癌

肝硬化与肝细胞癌的关系密切，而肝硬化绝大多数属于大结节型的坏死后肝硬化。大结节性肝硬化常见于非洲和东南亚地区，这些地区为肝细胞癌的高发区。而小结节性肝硬化常见于欧洲和美国的肝细胞癌低发区。大结节性肝硬化的产生多半与 HBV 有关，并趋向于亚临床，患病的第一信号通常与肝细胞癌有关。因此，有人总结肝癌的发病过程为急性肝炎—慢性肝炎—肝硬化—肝细胞癌。这进一步说明 HBV 可通过启动致癌过程，或既充当启动因子又通过与肝硬化有关的肝细胞再生作为后期致癌剂，从而引起肝细胞癌。

4. 其他

非洲班图族肝细胞癌多见，而居于当地的欧洲人则肝癌少见。另外，还有较多致癌很强的化学物质——亚硝胺类化合物可以诱发原发性肝细胞癌。肝癌患者中约有 40% 有饮酒史，吸烟致癌的系列研究中某些观察结果表明，肝细胞癌有中等程度增高。有人提示血吸虫与肝癌也有关系。众所周知，在口服避孕药的妇女中患肝细胞腺瘤的危险性增加。综上所述，原发性肝癌的演变过程是多种多样的，因此，对其病因尚无法做出肯定性结论。

二、病理

原发性肝癌大体形态可分为3型：巨块型、结节型和弥漫型（图6-3），其中以结节型为多见。结节型肿瘤大小不一，分布可遍及全肝，多数患者伴有较严重的肝硬化。早期癌结节以单个为多见，多发癌结节的形成可能是门静脉转移或癌组织多中心发生的结果，本型手术切除率低，预后也较差。巨块型呈单发的大块状，直径可达10 cm以上，也可由许多密集的结节融合而成，局限于一区，肿块呈圆形，一般比较大，有时可占据整个肝叶。巨块型肝癌由于癌肿生长迅速，中心区容易发生坏死、出血，使肿块变软，容易引起破裂、出血等并发症。此型肝癌也可伴有肝硬化，但一般较轻。弥漫型肝癌较少见，有许多癌结节散布全肝，呈灰白色，有时肉眼不易与肝硬化结节区别，此型发展快，预后差。

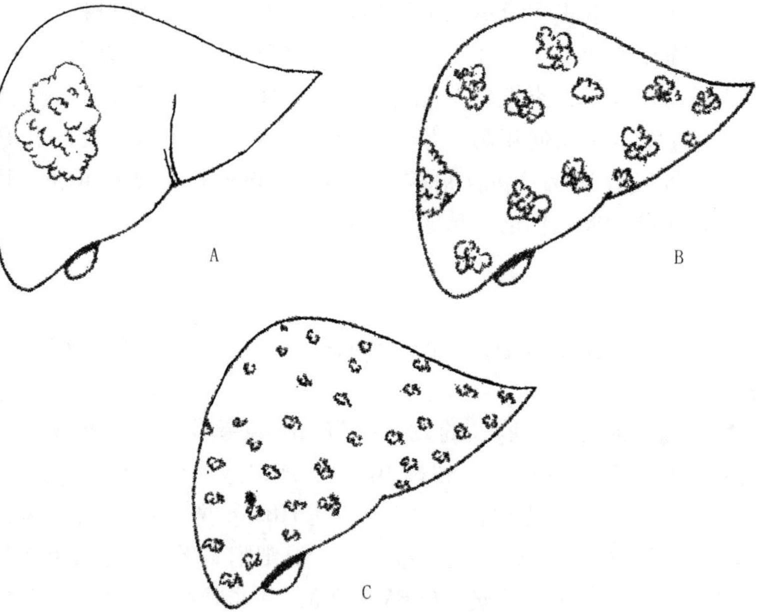

图6-3　原发性肝癌的大体类型

A. 巨块型；B. 结节型；C. 弥漫型

原发性肝癌极易侵犯门静脉和肝静脉引起血行转移，肝外血行转移至肝门淋巴结最多，其次为胰周、腹膜后、主动脉旁及锁骨上淋巴结。此外，向横膈及附近脏器直接蔓延和种植性转移也不少见。

三、临床症状与体征

原发性肝癌的临床症状和体征多种多样，往往在患者首次就诊时多已属晚期。主要原因是除了肝癌生长迅速，在某些病例中肿瘤倍增时间可短至10天内；另外，肝脏体积大意味着肿瘤在被感觉到或侵犯邻近的脏器结构前必定已达到相当大的体积；肝脏大的储备量，使大部分肝脏组织被肿瘤替代前不会出现黄疸和肝功能衰竭。因此，肝细胞癌起病隐匿，并在早期处于静止阶段，难以做出早期诊断。加之缺乏特异性症状与体征，肝脏深藏于肋缘内，触诊时手难于触及，况且肝功能生化检查缺乏特异性变化等综合因素，皆延迟了肝癌的进一步诊断。发展为大肝癌方始治疗，已无法改变其不良预后。由于肝细胞癌自发地表现出症状时预后已很差，近年来，人们越来越多地把注意力集中到早期诊断上，采用血清AFP检测、B超检查、CT、MRI等有助于早期发现。在高危人群的普查中，可以发现几乎无症状的小肝癌，即所谓的“亚临床期肝细胞癌”，肝癌常见的临床表现是肝区疼痛、肝肿大或腹胀、食欲减退、消瘦、乏力和消化道症状等。

1. 肝区疼痛

是最常见的症状和最常开始的主诉。疼痛多为持续性隐痛、钝痛、胀痛，有时可散发至背部，或牵涉到右肩痛。如疼痛逐渐加重，经休息或治疗仍不见好转，应特别警惕是否患肝癌的可能。疼痛多由癌肿迅速生长使肝包膜紧张所致。如突然发生剧烈的腹痛并伴有腹膜刺激征和休克，多有肝癌破裂的可能。肝硬化患者出现原因不明的上腹部疼痛时，应当怀疑肝细胞癌的可能。

2. 腹胀

患者可因腹胀而自动减食而加速消瘦，体重减轻。当患者腹围增大或全腹胀时，应考虑有中等或大量腹腔积液。在肝硬化患者中出现原因不明的肝肿大或腹腔积液（尤其是血性腹腔积液），应警惕肝细胞癌发生的可能。门静脉或肝静脉癌栓，可出现顽固性腹腔积液或腹胀。

3. 食欲减退、恶心、呕吐等消化道症状

典型的肝细胞癌症状是上腹部疼痛伴不同程度的虚弱、乏力、厌食、消瘦和腹胀，其消化道症状诸如恶心、呕吐、便秘、腹泻和消化不良也可出现，但这些非特异性表现对诊断帮助甚微。

4. 发热

肝区疼痛或不明显原因的发热应怀疑肝癌的可能，因为巨块型肝癌易发生坏死，释放致热原进入血液循环而引起发热。

临床上常见的肝癌患者的体征以肝肿大为主要症状占 94% 以上。如患者在短期内肝脏迅速肿大，肋下可触及肿块，质硬有压痛，表面光滑或有结节感，更易诊断。如肿块位于肝的下部则比较容易扪到，如肿块位于膈顶部，可见右膈肌上抬，叩诊时浊音界也抬高，有时膈肌固定或运动受限，甚至出现胸腔积液。晚期肝癌可出现脾肿大，这是因为原有长期肝硬化病史，脾肿大是由门静脉高压所引起。脾在短期内增大应警惕门静脉癌栓阻塞的可能性。

除上述症状和体征外，有临床肝硬化背景的患者可能出现黄疸，初诊时黄疸可能为轻度，随着病程的发展，黄疸逐渐加深。黄疸多见于弥漫型或胆管细胞癌。癌肿结节压迫胆管或因肝门区淋巴结肿大压迫胆管时，均可出现黄疸。当肝硬化严重而有肝癌的患者还可出现一系列肝硬化的症状，如鼻出血、牙龈出血，以及门静脉高压所致呕血或黑便等。

由于肝癌的早期症状和体征不明显，而且部分患者无症状和体征，所以早期普查越来越受到重视。

四、诊断

1. 诊断标准

（1）AFP≥400 μg/L，持续 4 周，能排除妊娠、生殖腺胚胎源性肿瘤、活动性肝病及转移性肝癌，并能触及肿大、坚硬及有大结节状肿块的肝脏或影像学检查有肝癌特征的占位性病变者。

（2）AFP＜400 μg/L，能排除妊娠、生殖系胚胎源性肿瘤、活动性肝病及转移性肝癌，并有两种影像学检查有肝癌特征的占位性病变或有两种肝癌标志物（DCP、GGTⅡ、AFU 及 CA19-9 等）阳性及一种影像学检查有肝癌特征的占位性病变者。

（3）有肝癌的临床表现并有肯定的肝外转移病灶（包括肉眼可见的血性腹腔积液或在其中发现癌细胞）并能排除转移性肝癌者。

肝细胞癌治疗历经令人失望的漫长岁月后，在过去 20 多年间迎来诊断和治疗方面的重大进展。自从采用 AFP 检测以来，肝癌的诊断水平有了迅速提高，我国临床诊断的正确率已达 90% 以上。尤其是肿瘤影像学技术的显著进步，如血管造影术、CT 和超声显像术再加上 MRI 使肝癌的早期诊断变得更容易。但肝癌早期症状不明显，中晚期症状多样化，AFP 检测虽然对原发性肝癌诊断有特异性，但在临床上有 10% ~20% 的假阴性，因此，在肝癌的诊断过程中，医务人员必须根据详细的病史、体格检查和各项化验检查以及某些特殊检查结果加以认真分析，从而做出正确的诊断。

肝癌多见于 30 岁以上男性，但在肝癌多发地区，发病年龄高峰移向更年轻人群，这与肝炎发生于年轻人群的流行病学特点相吻合。

2. 免疫学检查

肝癌诊断上的突破性进展是肿瘤标志物 AFP 的发现。

AFP 是在胚胎时期在肝实质细胞和卵黄囊中合成的，存在于胎儿血清中，在正常成人血清中一般不存在，即使有也是极微量。但当发生肝细胞癌时，在血清中出现这种蛋白。肝细胞癌具有合成 AFP 的能力，对诊断原发性肝癌提供了有力依据。我国率先使用 AFP 测定进行大规模的肝癌普查，在临床诊断亚临床期肝癌方面积累了大量资料，阳性率达 72.3%，给原发性肝癌的早期诊断及早期手术开辟了道路。

肝细胞癌的分化程度与 AFP 也有一定的关系，高度分化及低度分化的肝细胞癌或大部分肝细胞癌变性坏死时，AFP 的检测结果可呈假阴性。有人在分析临床病例的基础上，归纳几点：①AFP 在肝细胞癌患者血清中出现占 60% ~90%，但在胆管细胞癌患者不出现；②在肝转移癌的患者中不出现；③肝脏的良性肿瘤和非肿瘤造成的肝病患者中不出现 AFP；④经手术完全切除肝细胞癌后，血清中 AFP 即消失，随访过程中，AFP 又出现阳性，说明癌肿复发。

目前常用的 AFP 检测方法是抗原抗体结合的免疫反应方法。临床上常用的琼脂扩散和对流免疫法是属于定性的诊断方法，不是很灵敏，但比较可靠，特异性高，肝癌时的阳性率大于 80%。若用比较灵敏的放射免疫法测定，可有 90% 的患者显示有不同程度的血清 AFP 升高。各种不同方法能测得的血中 AFP 含量的范围如下：

琼脂扩散法 >2 000 μg/L；

对流免疫法 >300 μg/L；

反向间接血凝法 >50 μg/L；

火箭电泳法 >25 μg/L；

放射免疫法 >10 μg/L。

AFP 假阳性主要见于肝炎、肝硬化，占所有“假阳性”的 80%。另外，生殖腺胚胎癌因含卵黄囊成分，故可以产生一定量的 AFP。除此之外，胃肠道肿瘤，特别是有肝转移者也可能有 AFP 假阳性出现。

血清 AFP 虽是诊断 HCC 的可靠指标，但存在着较高的假阳性率或假阴性率。随着分子生物学的发展，已经可以采用反转录聚合酶链式反应（RT-PCR）来检测外周血 AFP mRNA，其灵敏度比放射免疫法还高，有助于肝癌早期诊断、肝癌转移或术后复发的监测。

除 AFP 诊断肝癌以外，较有价值的肝癌标志物探索正方兴未艾。

（1）α-L-岩藻糖苷酶（AFU）：AFU 属溶酶体酸性水解酶类，主要生理功能是参与岩糖基的糖蛋白、糖脂等生物活性大分子的分解代谢。在 AFP 阴性的病例中，有 70% ~85% 出现 AFU 阳性，在小肝癌病例血清 AFU 的阳性率高于 AFP，因此同时测定 AFU 与 AFP，可使 HCC 的阳性检出率从单测的 70% 提高至 94%。AFP 阴性和 AFP 升高而不足以诊断 HCC 患者，其血清 AFU 的阳性率达 80.8%。肝组织活检证实为 HCC 患者，血清 AFU 的阳性率（67%）为 AFP 阳性率（20%）3 倍以上。因此，AFU 测定对 AFP 阴性和小细胞肝癌的诊断价值更大。

（2）CA19-9：是一种分子量为 5 000 kD 的低聚糖类肿瘤相关糖类抗原，其结构为 Lea 血型抗原物质与唾液酸 Lexa 的结合物。CA19-9 为消化系统癌相关抗原，是胰腺癌和结直肠癌的标志物。血清 CA19-9 阳性的临界值为 37 kU/L。肿瘤切除后 CA19-9 浓度会下降；如再上升，则可表示复发。结直肠癌、胆囊癌、胆管癌、肝癌和胃癌的阳性率也会很高。若同时检测 CEA 和 AFP 可进一步提高阳性检出率。

（3）癌胚抗原（CEA）：正常 <2.5 μg/L。原发性肝癌可有升高，但转移性肝癌尤多。

（4）碱性磷酸酶（AKP）：正常 <13 金氏单位，肝癌中阳性率 73.7%，肝外梗阻中阳性率 91.2%。同工酶 AKP 为肝癌特异，原发性肝癌 75% 阳性，转移肝癌 90% 阳性。

（5）γ-谷氨酰转肽酶（γ-GTP）：正常 <40 单位，肝癌及梗阻性黄疸皆可升高。

（6）5′-核苷酸磷酸二酯同工酶 V（5′-NPD-V）：原发性肝癌 70% 阳性，转移性肝癌 80% 阳性。

（7）铁蛋白：正常值10～200 μg/L，肝癌中升高占76.3%，有报道在AFP＜400 μg/L的肝癌病例中，70%铁蛋白＞400 μg/L。从以上介绍不难看出，除AFP外，目前常用的肝癌肿瘤标志物大多缺乏特异性，但有助于AFP阴性肝癌的诊断。

3. 超声检查

自超声显像问世以来，肝占位性病变诊断取得了很大进展。目前，超声显像在检查小病灶如小肝细胞癌方面已成为不可缺少的手段，并正在继续完善以进一步提高分辨力。超声显像根据肝肿瘤的形状可分为结节型、巨块型和弥漫型3种。①结节型：肿瘤与肝实质分界明显，因此，肿瘤能清晰识别，该型肿瘤可为单发或多发。②巨块型：肿瘤通常较大，直径5 cm以上，虽然一般瘤体轮廓可辨，但较模糊。③弥漫型：瘤体不清晰，边界模糊，肝实质内呈弥漫性分布，可看到不均匀、粗糙的异常回声光点。

肝癌的超声回声类型有以下几种。①低回声型：病灶回声比肝实质低，常见于无坏死或出血、内质均匀的肿瘤。此型常见于小肝细胞癌、小的转移性肝癌及大的增生结节等。②周围低回声型：肿瘤以低回声环与肝实质清晰分隔，其瘤体内部回声可较周围实质稍高或等同，或者高低混合。③高回声型：其内部回声一般比周围实质高，从组织学上可见肿瘤广泛坏死或出血，此型见于有脂肪变性的肝细胞癌。④混合回声型：瘤体内部为高低回声混合的不均匀区域，可能因在同一肿瘤中出现各种组织学改变所致，此型常见于大肝癌和大的转移性肝癌。超声可显示直径0.3 cm的癌结节，直径3～5 cm的小肝癌呈圆形或不规则圆形，主要见于结节型肝癌；直径6～7 cm的肝癌呈卵圆形团块，多由数个结节融合，边缘可辨认或模糊不清，大于8 cm的巨块其形态多不规则；弥漫型肝癌多发生于肝硬化的基础上，肝弥漫性回声增强，呈密集或较密的粗颗粒状中小光点与强回声条索，其间散在多个细小的低回声结节；卫星样结节出现在肝癌大块病灶周围，癌灶部分包膜局部连续中断，有子结节突出；较大的低回声肿瘤边缘呈蚕蚀状，形态不整。小肝癌的超声表现为圆形、椭圆形，直径在3 mm以下的结节，分低回声（77.4%）、强回声（16.2%）和等回声（6.4%）。小肝癌的超声图像特征是癌周围有声晕。①低回声（或相对低、弱回声）型：显示后方回声可增强，低回声中仍有少许强光点；大的低回声结节较少见，生长慢，坏死不明显，有门静脉、小胆管中断现象。②强回声型：显示周围有声晕，边缘不规则，内部回声较肝组织增强。③等回声型：显示肿瘤周围有低回声声晕，厚1～2 mm或有薄的完整的包膜，侧方有声影，无内收表现；或后方回声稍强，内部回声不均匀。

4. CT影像学检查

电子计算机断层扫描（CT）是借助电子计算机重建不同组织断面的X射线平均衰减密度而形成影像。因CT是逐层次扫描而且图像密度分辨率高，故与常规的X线摄影相比有很大优越性和特性。在各种影像学检查中，CT最能反映肝脏病理形态表现，如病灶大小、形态、部位、数目及有无病灶内出血坏死等。从病灶边缘情况可了解其浸润性，从门脉血管的癌栓和受侵犯情况可了解其侵犯性，CT被认为是补充超声显像、估计病变范围的首选非侵入性诊断方法。肝癌的CT表现，平扫表现：病灶几乎总是表现为低密度块影，部分病灶周围有一层更低密度的环影（晕圈征）。结节型边缘较清楚，巨块型和混合型边缘多模糊或部分清楚。有时也表现为等密度块影，极个别可呈高密度块影，衰减密度值与周围肝脏相似的肿瘤，无论肿瘤大小如何均难以为CT平扫所发现。因此，一般需增强扫描，其目的在于：①更好地显示肝肿瘤；②发现等密度病灶；③有助于明确肿瘤的特定性质。增强表现：静脉注射碘造影剂后病灶和肝组织密度得到不同程度的提高，谓之增强。包括动态增强扫描和非动态增强扫描。①动态增强扫描：采用团注法动态扫描或螺旋CT快速扫描，早期（肝动脉期）病灶呈高密度增强，高于周围正常肝组织时间10～30秒，随后病灶密度迅速下降，接近正常肝组织为等密度，此期易遗漏；病灶密度继续下降，肝组织呈低密度灶，此期可持续数分钟，动态扫描早期增强图易于发现肿块直径小于1 cm或1～2 cm的卫星灶，也有助于小病灶的发现。②非动态增强扫描：普通扫描每次至少15秒以上，故病灶所处肝脏层面可能落在上述动态扫描的任何一期而呈不同密度，极大部分病灶落在低密度期，因此病灶较平扫时明显降低。门脉系统及其他系统受侵犯的表现：原发性肝癌门静脉系统癌栓形成率高，增强扫描显示未强化的癌栓与明显强化的血液间差异大，表现条状充盈缺损致门脉主干或分支血管不规则或不显影。少数患者有下腔静脉癌栓形成。肝门侵犯可造成肝内胆管扩张，偶见腹膜后淋巴结肿大、腹腔积液等。肺部转移在胸部 CT 检查时呈现异常，比 X 线胸片敏感。

近年来，新的 CT 机器不断更新，CT 检查技术的不断改进，尤其是血管造影与 CT 结合技术如肝动脉内插管直接注射造影剂作 CT 增强的 CTA（CT-angiography）、于肠系膜上动脉或脾动脉注射造影剂于门静脉期行 CT 断层扫描（CTAP），以及血管造影时肝动脉内注入碘化油后间隔 2～3 周行 CT 平扫的 lipiodol-CT 等方法，对小肝癌特别是直径 1 cm 以下的微小肝癌的检出率优于 CT 动态扫描。但上述多种方法中仍以 CT 平扫加增强列为常规，可疑病灶或微小肝癌选用 CTA 和 CTAP 为确诊的最有效方法。

5. 磁共振成像（MRI）检查

MRI 可以准确地了解腹部正常与病理的解剖情况，由于氢质子密度及组织弛豫时间 T_1 与 T_2 的改变，可通过 MRI 成像探明肝脏的病理状态。虽然肝组织成像信号强度按所受的脉冲序列而变化，但正常肝组织一般均呈中等信号强度。由于肝的血管系统血流速度快，在未注射造影剂的情况下就能清楚地显示正常肝内血管呈现的低信号强度的结构。肝细胞癌的信号强度与正常肝组织相比依据所使用的以获得成像的 MRI 序列而不同，肝细胞癌的信号强度低于正常肝组织用 MRI 成像可以证实肝细胞癌的内部结构，准确显示病灶边缘轮廓，清晰地描绘出肿瘤与血管的关系。由于正常肝组织与肝细胞癌的组织弛豫时间 T_1 与 T_2 的差别较显著，因此，MRI 成像对单发或多发病灶肝细胞癌的诊断通常十分容易。大部分原发性肝癌在 MRI T_1 加权像上表现为低信号，病灶较大者中央可见更低信号区，坏死液在 T_2 加权像上多数病变显示为不均匀的稍高信号，坏死液化区由于含水增多显示为更高信号，包膜相对显示为等或高信号，原因是病变内含脂增多。含脂越多在 T_1 加权像上病灶信号越高。少部分原发性肝癌在 T_2 加权像上显示为等信号，容易遗漏病变，因而要结合其他序列综合确定诊断。部分小肝癌（小于 3 cm）出血后，病灶内铁质沉积，此种病变无论是在 T_1 加权像还是 T_2 加权像上，均显示为低信号。原发性肝癌病变中央区常因缺血产生液化坏死，MRI T_1 加权像上坏死区信号比肿瘤病变更低，在 T_2 加权像上则比肿瘤病变更高。MRI 对原发性肝癌包膜显示较 CT 好，由于包膜含纤维成分较多，无论在 T_1 加权像或 T_2 加权像均显示为低信号。尤其是在非加权像上，原发性病变表现为稍高信号，包膜为带状低信号，对比清晰，容易观察。文献报道极少数原发性肝癌病变由于肝动脉和门脉双重供血，在 CT 双期扫描时相中均显示为等密度而不易被检出，MRI 由于其密度分辨率高，可清楚显示病变。

6. 肝血管造影检查

尽管近年来 CT、超声显像和磁共振显像学检查方面有许多进展，但血管造影在肝肿瘤诊断与治疗方面仍为重要方法。唯有利用肝血管造影才能清晰显示肝动脉、门静脉和肝静脉的解剖图。对 2 cm 以下的小肝癌，造影术往往能更精确迅速地做出诊断。目前国内外仍沿用 Seldinger 经皮穿刺股动脉插管法行肝血管造影，以扭曲型导管超选择法成功率最高，为诊断肝癌，了解肝动脉走向和解剖关系，导管插入肝总动脉或肝固有动脉即可达到目的，如怀疑血管变异可加选择性肠系膜上动脉造影。如目的在于栓塞治疗，导管应尽可能深入超选择达接近肿瘤的供血动脉，减少对非肿瘤区血供影响。肝癌的血管造影表现如下。①肿瘤血管和肿瘤染色：是小肝癌的特征性表现，动脉期显示肿瘤血管增生紊乱，毛细血管期示肿瘤染色，小肝癌有时仅呈现肿瘤染色而无血管增生。治疗后肿瘤血管减少或消失和肿瘤染色变化是判断治疗反应的重要指标。②较大肿瘤可显示以下恶性特征：如动脉位置拉直、扭曲和移位；肿瘤湖，动脉期造影剂积聚在肿瘤内排空延迟；肿瘤包绕动脉征，肿瘤生长浸润使被包绕的动脉受压不规则或僵直；动静脉瘘，即动脉期显示门静脉影；门静脉癌栓形成，静脉期见到门静脉内有与其平行走向的条索状“绒纹征”，提示门静脉已受肿瘤侵犯，有动静脉瘘同时存在时此征可见于动脉期。血管造影对肝癌检测效果取决于病灶新生血管多少，多血管型肝癌即使 20 cm 以下或更小也易显示。近年来，发展数字减影血管造影（DSA），即利用电子计算机把图像的视频信号转换成数字信号，再将相减后的数据信号放大转移成视频信号，重建模拟图像输出，显示背景清晰、对比度增强的造影图像。肝血管造影检查意义不仅在诊断、鉴别诊断，而且在术前或治疗前用于估计病变范围，特别是了解肝内播散的子结节情况；血管解剖变异和重要血管的解剖关系以及门静脉浸润可提供正确客观的信息。对判断手术切除可能性和彻底性以及决定合理的治疗方案有重要价值。血管造影检查不列入常规检查项目，仅在上述非创伤性检查不能满意时方考虑应用。此外血管造影不仅起诊断作用，有些不宜手术的患者可在造影时立即进行化疗栓塞或导入抗癌药物或其他生物免疫制剂等。

7. 放射性核素显像

肝胆放射性核素显像采用γ照相或单光子发射计算机断层仪（SPECT），近年来为提高显像效果致力于寻找特异性高、亲和力强的放射性药物，如放射性核素标记的特异性强的抗肝癌的单克隆抗体或有关的肿瘤标志物的放射免疫显像诊断已始用于临床，可有效增加放射活性的癌/肝比；^{99m}Tc－吡多醛五甲基色氨酸（^{99m}Tc－PMT）为理想的肝胆显像剂，肝胆通过时间短，肝癌、肝腺瘤内无胆管系统供胆汁排泄并与PMT有一定亲和力，故可在肝癌、肝腺瘤内浓聚停留较长时间，在延迟显像（2～5小时）时肝癌和肝腺瘤组织中的^{99m}Tc－PMT仍滞留，而周围肝实质细胞中已排空，使癌或腺瘤内的放射性远高于正常肝组织而出现“热区”，故临床应用于肝癌的定性、定位诊断，如用于AFP阴性肝癌的定性诊断，鉴别原发性和继发性肝癌，肝外转移灶的诊断和肝腺瘤的诊断。由于肝细胞癌阳性率仅60%左右，且受仪器分辨率影响，2 cm以内的病变尚难显示，故临床应用尚不够理想。

五、治疗

原发性肝癌是我国常见的恶性肿瘤，近年来诊断和治疗水平有了很大的提高。目前对肝癌的治疗和其他恶性肿瘤一样，采用综合疗法，包括手术切除、放射治疗、化学药物治疗、免疫疗法及中医中药治疗等。一般对早期肝癌采取手术治疗为主，并辅以其他疗法，对暂时不能切除的肝癌可经肝动脉插管化疗栓塞缩小后再切除，明显增加了手术切除率，减少了手术死亡率。因此，如何及时、正确地选用多种有效的治疗方法，或有计划地组合应用，是目前值得重视的问题。

1. 手术治疗

目前全球比较一致的意见是：外科手术切除仍是治疗HCC的首选方法和最有效的措施。现代科技的高速发展，带动了外科技术的迅速进步，也使人们对肝癌切除概念不断更新。当今的肝脏外科已不存在手术禁区。

2. 导向化学药物治疗及栓塞治疗

近年来，原发性肝癌的诊断和治疗由于基础和临床研究的不断进步，已取得了突破性进展。经过积极合理的综合治疗，使肝癌治疗水平又上了一个新台阶，确切地说，不能切除的肝癌通过导向化学药物治疗缩小后可再切除。另外，联合药物化疗研究的结果颇令人乐观。

（1）经肝动脉化疗（TAI）和栓塞（TAE）治疗肝癌：正常肝脏血供25%～30%来自肝动脉，70%～75%来自门静脉，而肝癌的血供90%～99%来自肝动脉。因此，栓塞后肝癌的血供可减少90%，致使肿瘤坏死、液化、缩小，获得良好的疗效。肝动脉化疗栓塞术被公认为非手术治疗的首选方法，主要适用于不能切除的肝癌，特别是以右叶为主，或术后复发而无法手术切除者。对于不能根治切除的肝癌，经多次肝动脉化疗栓塞治疗后，如肿瘤明显缩小，应积极争取及时手术切除，使患者获得根治的机会。对于可一期根治性切除的肝癌，特别是直径小于5 cm单个结节的肿瘤，宜积极予以及时手术切除，一般可不考虑术前应用肝动脉化疗栓塞。在切除术后辅以肝动脉化疗栓塞为主的综合治疗可清除可能残存的微小病灶并预防术后复发。鉴于肝癌存在多中心发生及高复发率，肝癌根治性切除术后采用积极的干预治疗，预防术后复发是提高肝癌疗效的重要手段。肝癌根治性切除术后可采用多种方法的综合应用以预防复发，其中肝动脉化疗栓塞是切实可行的手段，其主要作用是进一步清除肝内可能残存的肝癌细胞，降低复发高峰期的复发率。肝动脉化疗栓塞对播散卫星灶和门静脉癌栓的治疗有一定限度，更难控制病灶的远处转移。为了达到长期防治的目的，需与其他治疗方法特别是生物治疗联合应用，以期在肝癌切除术后充分调动机体的生物学抗肿瘤机制，消灭残存的肿瘤细胞，并进一步阻断肝癌的复发。

1）联合化疗：常用药物为氟尿嘧啶、丝裂霉素、阿霉素、顺铂等。经临床观察，联合药物化疗优于单一用药化疗，证明联合用药有增效作用。局部化疗优于全身化疗。近年来，用微型血管化疗泵植入皮下，间歇性化疗药物注射也获得了满意的疗效。

2）TAE：是在肝动脉造影技术进步的基础上开展的，采用Seldinger技术，将导管超选择性地置入肝左、右动脉内进行栓塞、化疗。TAE具有以下的优点：①同时进行肝动脉造影，以明确病灶的部位、范围，发现B超、CT不能发现的病灶和病灶血供来源，因肿瘤的血供可来源于迷走动脉，如肠系膜上动脉（多数为肝右叶肿瘤）、胃十二指肠动脉（多数为肝左叶肿瘤）；②选择适应证范围较宽，对较晚期的病例或肿瘤累及全肝或门静脉肝内有癌栓尚可进行TAE治疗；③同时可以进行化疗，使用针对肿瘤细胞不同周期有效的抗癌药物且高浓度地达到肿瘤部位，较全身化疗药物的浓度可提高2～3倍，且不良反应明显降低，其疗效更佳。较常用的是碘油类和碘化油或碘苯酯，可以选择地滞留在肿瘤血管甚至卫星结节的肿瘤血管内，保留时间在半年以上，达到长期栓塞和阻止侧支代偿形成的良好效果。

（2）门静脉化疗：由于门静脉血供在肝癌生长中的重要作用及肝癌细胞对门静脉系统的易侵入性，经门静脉注入化疗药物可选择性进入并作用于肿瘤生长最活跃的细胞，抑制癌细胞增生，控制肿瘤生长。在肝癌伴有门静脉癌栓的情况下，门静脉化疗更有其特殊重要的价值。在肝动脉阻断的情况下，随着门静脉对肿瘤血供的代偿性增加，经门静脉注入的化疗药物能更多地进入肿瘤组织。此外，化疗药物在低压、低流速的门静脉系统中缓慢流动，增加了肿瘤细胞接触化疗药物的时间，使药物在局部停留得更久。虽然有研究证明，肝动脉化疗时，对药物摄取远高于门静脉化疗，但是在肝动脉血流阻断的情况下，经门静脉化疗能显著提高疗效。

（3）经化疗泵化疗和栓塞治疗肝癌：化疗泵是一种植入式药物输注系统，其基本设想在于让抗癌药物有选择性、高浓度、大剂量地进入肿瘤组织，从而提高抗癌效果，减少不良反应。皮下植入式输液器（化疗泵的前身）于1970年由Blackshear首先设计研制，20世纪70年代后期应用于临床。我国于20世纪80年代中期研制成功，继而应用于临床，目前已广泛应用于中晚期肿瘤的治疗，获得了较好效果。化疗泵的应用范围较当初明显扩大，可用于：①肿瘤的化疗；②通过化疗泵注入栓塞剂（主要是液态或末梢性栓塞剂，如碘化油），栓塞肿瘤供血血管；③通过化疗泵注入免疫调节剂，对肿瘤进行免疫治疗；④通过化疗泵注入造影剂进行肿瘤血管造影；⑤通过化疗泵注入镇痛药物用于晚期肿瘤的镇痛。化疗泵已广泛应用于多种肿瘤的治疗，如肝癌、乳腺癌、胃癌、胰腺癌和直肠癌等。其中，最常应用于肝癌的治疗。在肝癌的治疗中，化疗泵植入途径可分为肝动脉、门静脉和肝动脉-门静脉双途径。一般在术后两周开始灌注化疗，术中也可化疗一次。若肝动脉与门静脉同时置泵时，注药化疗可同时进行，也可交替进行。

3. 射频消融术（RFA）

RFA引入我国只是近几年的事，但早在20世纪80年代中期，日本学者就已将其应用于临床。只不过当时是单电极，肿瘤毁损体积小，疗效也欠佳。经过改良，RFA双电极、伞状电极、冷却电极、盐水增强电极等陆续面世，使RFA在临床上的应用有了质的飞跃。其治疗原理为：插入瘤体内的射频电极，其裸露的针尖发出射频电流，射频电流是一种正弦交流电磁波，属于高频电流范围。此电流通过人体时，被作用组织局部由于电场的作用，离子、分子间的运动、碰撞、摩擦产生热以及传导电流在通过组织时形成的损耗热，使肿块内的温度上升到70～110 ℃，细胞线粒体酶和溶酶体酶发生不可逆变化，肿瘤凝固性坏死。同时为了防止电极针尖部周围组织在高温下碳化影响热的传导，通过外套针持续向针尖部灌注冰水，降低其温度，以扩大治疗范围和增强疗效。对于肝癌合并肝硬化者，因为肝纤维组织多、导电性差，热量不易散发，可形成“烤箱效应”，所以RFA治疗原发性肝癌的疗效好于继发性肝癌。RFA的最佳适应证为直径≤3 cm病灶，少于5个的肝血管瘤患者和原发性、继发性、术后复发性肝癌患者，特别是肿瘤位于肝脏中央区、邻近下腔静脉或肝门的肿瘤，肝功能不低于Ⅱ级，患者一般情况尚可。由于RFA有多电极射频针，实际上对肿瘤直径在5 cm左右的患者也可进行治疗。每周治疗1次，每次治疗1～3个病灶，每个病灶治疗12～15分钟。肝癌治疗方面，RFA治疗后肿瘤的完全凝固坏死率为60%～95%，肿瘤直径越小者完全坏死率越高。目前报道RFA治疗的最大肿瘤为14 cm×13 cm×13 cm。多数临床病例报道RFA治疗后1年、3年、5年生存率不亚于手术组，且术后复发率显著低于手术组。另外，较RFA先应用于临床的经皮激光治疗和经皮微波固化治疗，其治疗原理与RFA相似，都是使肿瘤组织产生高温，形成坏死区。但插入瘤体内的光纤和微波电极周围组织，在温度升高后常伴随组织碳化，阻止了能量的输出，无法达到使肿瘤全部坏死的效果。两者治疗的适应证与RFA相似。RFA以其适用范围广、痛苦小、安全、疗效可靠、可反复治疗，甚至可以在门诊进行治疗而成为微创治疗的新兴生力军。而经皮激光治疗和经皮微波固化治疗在肝脏外科中的应用似趋于冷落。但 RFA 治疗费用昂贵，并且难以与手术治疗的彻底性和 PEI 的普及性相比，还有待于进一步发展和完善。

4. 冷冻治疗

随着冷冻设备和技术的进步，近十几年来，冷冻治疗外科有了很大的发展。目前的冷冻治疗已经不仅广泛应用于各种体表良性肿瘤的治疗，还广泛地应用于内脏的良恶性肿瘤的治疗，如胃癌、肺癌，直肠肛管癌和肝癌等。冷冻不仅能直接杀伤肿瘤组织细胞，而且可以产生免疫效应。冷冻肿瘤细胞坏死后，可产生特异性肿瘤抗原，刺激机体产生特异抗体，通过抗体肿瘤细胞的免疫反应消灭残留的癌细胞。肝癌冷冻治疗常用的制冷剂有液氮（－196 ℃）、二氧化碳雾（－78 ℃）、氟利昂及氧化亚氮（笑气）等。目前最常用的制冷剂是液氮。液氮无色，无味，不易燃，易操作，它的气体无毒，无刺激性。是否能达到对全部肿瘤的有效低温是能否彻底杀死肿瘤细胞的关键。一般认为－60～－40 ℃足以杀死肝癌细胞，而－20 ℃则未能杀死肿瘤细胞，从而使肿瘤周边部位术后肿瘤复发。肝癌的冷冻治疗一般采用液氮冷冻治疗机，先选择合适的探头（根据肿瘤大小和部位），将冷冻探头刺入病灶内至适当深度，降低冷冻探头的温度至最低点，使肿瘤组织冷冻成固形冰块，达到所需要的范围。如有可能，应先阻断肿瘤区的血液供应，然后冷冻，如此即可避免肿瘤的血行扩散，易于使肿瘤组织制冷，且不至于引起全身温度过低。能否将肿瘤细胞彻底地冷冻致死是冷冻治疗肿瘤成功的关键。因此，医生应熟悉达到冷冻坏死的各种因素及其过程，才能根据肿瘤的大小、部位和组织类型等进行冷冻治疗。动物实验和临床研究表明，快速冷冻和缓慢复温的模式对组织细胞具有最大的破坏力。多次冻融比单次冻融的效果好。降温速度应为每分钟 100 ℃左右的梯度差急速冷冻，复温速度则应以每分钟 1～10 ℃的温度梯度缓慢复温。在这种条件下，对组织细胞的破坏程度最大。冷冻时间应为每次 5～15 分钟。

5. 免疫治疗

肿瘤的免疫治疗对消灭残癌，减少复发，改善机体的免疫状态有作用。目前，免疫治疗原发性肝癌有前途的方法还是非特异性免疫治疗。非特异性免疫治疗肿瘤的基本原则是：①提高机体免疫功能；②调节机体免疫状态，使其恢复正常；③用单克隆抗体等免疫手段结合药物或毒素进行治疗。免疫促进剂或调节剂种类繁多，如卡介苗、短小棒状杆菌等微生物制剂，或转移因子、干扰素肿瘤坏死因子以及白细胞介素 2（IL-2）等生物制剂。近年国内外对肝癌的免疫治疗，采用一种过继性免疫疗法，即将肿瘤患者的淋巴细胞经淋巴因子 IL-2 诱导，再经体外培养诱导为非特异性杀伤细胞，然后，将这种淋巴因子激活的杀伤（LAK）细胞回输给患者。

从免疫治疗原发性肝癌的资料分析，归纳如下：①原发性肝癌除其他治疗手段外，辅以免疫治疗有很大的帮助；②免疫治疗中的非特异性免疫治疗有发展前途，如干扰素、肿瘤坏死因子以及 IL-2；③利用肝癌细胞的单克隆抗体结合化疗和毒素局部使用；④中草药的免疫促进及调节还应进一步地研究。

6. 乙醇瘤内注射治疗（PEI）

对无法手术切除的原发性肝癌，可在 B 超引导下用无水乙醇注射治疗，这是一种安全有效的方法。

（1）适应证：无水乙醇适用于肿瘤直径小于 2 cm 的肝癌，结节总数不超过 3 个的小肝癌患者。

（2）术前准备：①应详细了解肝肿瘤的位置、大小、包膜与血管、胆管的关系，肝外血管侵犯和肝外转移情况；②术前检查肝、肾功能及出凝血机制。

（3）操作方法：设备及操作步骤如下。

1）操作设备：①超声导向设备，选用有导向穿刺装置的超声探头；②22 号穿刺细针或 PTC 细针；③99.5% 以上的纯乙醇、局部麻醉药等。

2）操作步骤：主要包括以下几步。①在 B 超引导下反复取不同方向体位比较，选择适宜穿刺部位穿刺进针点。②常规消毒铺巾。③穿刺针刺入皮内后在超声引导下向肿瘤部位穿刺，抵达肿瘤后拔出针芯，接上无水乙醇注射器，注入无水乙醇。较大的肿瘤可采用多方向、多点、多平面穿刺，注射操作者感到注射区内部有一定压力可停止注射，退出穿刺针。为避免无水乙醇沿针道溢出刺激腹膜产生一过性疼痛，可在退针时注入局部麻醉药 2～3 mL 以减轻或防止疼痛。④乙醇注入剂量：2 cm 以内的小肿瘤，一般 2 ~ 5 mL；直径 3 cm 以上的肝癌，每次 10 ~ 20 mL。每隔 4 ~ 10 天，一般 7 天一次。如体质较好可以耐受者，可每周 2 次，每疗程 4 ~ 6 次。无水乙醇注射后不良反应少，有一过性局部灼痛，半数患者注射当日有低至中等发热。梗阻性黄疸患者穿刺易损伤胆管引起胆汁外漏，或穿刺后出血。近来随着超声设备不断更新，技术操作水平提高，超声介入治疗正向新的高度发展，已不仅限于瘤内乙醇注射方法，改进瘤内应用药物也多样化。经皮醋酸注射（PAI）和经皮热盐水注射（PSI）都是自 PEI 衍生出来的治疗方法，前者杀灭肿瘤的原理是使细胞蛋白质变性、凝固性坏死，但醋酸在瘤体内的均匀弥散优于无水乙醇；后者的治疗原理是利用煮沸的生理盐水直接杀灭肿瘤细胞，而热盐水冷却后成为体液的一部分，相对于无水乙醇和醋酸无任何不良反应。两者治疗的适应证与 PEI 相似。虽然有资料称 PAI 和 PSI 的疗效好于 PEI，但目前尚缺少大宗临床病例报道，其近、远期疗效有待进一步观察。

7. 中医中药治疗

我国已普遍开展中医中药治疗原发性肝癌。在临床上运用更多的是中医辨证施治，根据肝癌患者的主症、舌苔、脉象，运用中医学的理论进行辨证，从整体观念出发，采用扶正培本为主，着重调动机体的抗病能力，比较注意处理局部与整体、扶正与祛邪关系的治疗原则。经探讨初步发现，中药以采用健脾理气药物为好。对不能切除的肝癌，采用中药和化疗相结合，使肿瘤在一定程度上受到抑制，发展缓慢。中药治疗肝癌有一定的前景，但目前仍处于探讨阶段。

第四节　转移性肝癌

肝脏是恶性肿瘤转移最常见的靶器官。在欧美发达国家，由于原发性肝癌少见，转移性肝癌可多于原发性肝癌几十倍。而我国转移性肝癌与原发性肝癌的发病率相近。容易转移至肝脏的大肠癌、胰腺癌、肺癌和乳腺癌等，近年在我国均有明显上升的趋势，为此我国转移性肝癌也必将增多。

全身各种组织器官的恶性肿瘤均可通过血行、淋巴或直接浸润而转移至肝，但主要是通过门静脉或肝动脉。在临床实践中，大肠癌的肝转移最常见，其预后也较好。

一、临床表现

转移性肝癌可在恶性肿瘤，特别是腹腔脏器恶性肿瘤，手术前或手术时发现，但多数在术后随访时发现。术后随访时可因癌转移至肝出现症状而发现，也可在定期随访过程中通过肿瘤标记（如癌胚抗原 CEA、CA199 等）和（或）影像医学（超声显像、CT 等）的监测而发现。少数以肝转移癌为首发症状就医而发现。也有发现转移性肝癌后至死未能查清原发癌者。

转移性肝癌可出现与原发性肝癌相仿的临床表现。但转移性肝癌多无肝病背景，多不合并肝硬化，故临床表现常较轻而不易早期发现。随肝转移癌的增大，可出现肝区痛、上腹胀、乏力、消瘦、发热、食欲不振及上腹肿块等。因多无肝病背景，故多无肝硬化相关的表现。扪诊时肝软而癌结节相对较硬，有时可扪到“脐凹”。其中不少患者有不明原因低热。晚期可出现黄疸、腹腔积液、恶病质。

如没有明确的原发癌史，患者可同时出现原发癌相关的临床表现。如原发癌来自大肠，患者可能同时有黑便、大便带血、腹部游走性痛伴块物、腹部扪及肿块等；如原发癌来自肺，可出现咳嗽、痰中带血等；如原发癌来自胰腺，可能出现背痛、腹块、黄疸等。

二、实验室与影像学检查

1. 实验室检查

因多无肝病背景，故乙型和丙型肝炎病毒标记常阴性。早期肝功能检查大多正常，晚期可出现胆红素增高，γ-谷氨酰转肽酶也常升高。甲胎蛋白（AFP）检查常阴性，但少数消化道癌（如胃癌、胰腺癌）的肝转移 AFP 可出现低浓度升高。大肠癌肝转移者，癌胚抗原（CEA）常异常升高。因转移性肝癌来自大肠癌者最多，故一旦疑为转移性肝癌者，CEA 和 CA199 等应作为常规检查。在大肠癌手术后，CEA 的定期监测是早期发现肝转移的重要手段。

2. 影像学检查

影像学检查是转移性肝癌诊断不能或缺者，最常用者为超声显像。通常可检出1 cm左右的肝转移癌。转移性肝癌在超声显像中常表现为散在多发的类圆形病灶。小的转移癌多为低回声灶，大的肿瘤则多为高回声灶，有时可见中心为低回声，称为“牛眼征”。彩色超声提示多数转移性肝癌的动脉血供较原发性肝癌少。电子计算机 X 线断层显像（CT）多不可缺少，它可提供更为全面的信息。转移性肝癌在 CT 上常表现为多发散在类圆形低密度灶。由于多数转移性肝癌的血管不如原发性肝癌丰富，注射造影剂后，病灶增强远不如原发性肝癌明显，有时仅见病灶周围略增强。磁共振成像（MRI）也常用。

3. 原发癌的寻找

临床上一旦怀疑为转移性肝癌，如原先无明确的原发癌史，应在治疗前设法寻找原发癌。除上述 CEA 等外，如怀疑来自大肠癌者，可查大便隐血、纤维肠镜或钡剂灌肠；如怀疑来自胃癌者，可查胃镜或钡餐；如怀疑来自胰腺癌者，可查超声显像和（或）CT；如怀疑来自肺癌者，可查痰脱落细胞、胸片或 CT；如怀疑来自乳腺癌者也应不难发现。

三、诊断与鉴别诊断

1. 诊断

（1）有原发癌史或证据。

（2）有肝肿瘤的临床表现。

（3）CEA 升高，而 AFP、HBsAg 或抗 HCV 常阴性。

（4）影像学检查证实肝内实质性占位性病变，且常为散在分布、多发、大小相仿的类圆形病灶。细针穿刺活检证实为与原发癌病理相同的转移癌。

2. 鉴别诊断

（1）原发性肝癌：多有乙型或丙型病毒性肝炎、肝硬化背景，但无原发癌史。AFP、乙肝或丙肝标记常阳性。影像学检查常有肝硬化表现，肝内实质性占位性病灶常为单个，或主瘤旁有卫星灶，瘤内动脉血供常较丰富，有时可见门静脉癌栓。

（2）肝血管瘤：无原发癌病史。女性较多，发展慢，病程长，临床表现轻。CEA、AFP 均阴性。乙肝和丙肝标记常阴性，多无肝硬化背景。超声显像可单个或多个，小者常为高回声光团；大者可呈低回声灶，内有网状结构。CT 静脉相常见自外向中心的水墨样增强。核素肝血池扫描阳性。

（3）局灶性结节样增生：无原发癌病史。CT 动脉相和静脉相均明显增强，有时可见动脉支供应。

（4）炎性假瘤：无原发癌史。超声显像常呈分叶状低回声灶。CT 动脉相和静脉相均无增强。

（5）肝脓肿：无原发癌史，常有肝外（尤其胆管）感染病史。常有炎症的临床表现，如寒战、发热、肝区痛、白细胞总数及中性粒细胞增多。超声、CT 可见液平。穿刺有脓液。

四、治疗

转移性肝癌的治疗主要有手术切除、经手术的姑息性外科治疗、不经手术的局部治疗、药物治疗以及对症治疗。

1. 治疗方法的选择

转移性肝癌的治疗选择应考虑以下方面。①原发癌的情况：如原发癌已经进行根治性切除，对转移性肝癌的治疗应采取较积极的态度。如原发癌未治疗，通常应首先治疗原发癌，然后考虑转移性肝癌的治疗。如原发癌已有广泛播散，通常只进行对症治疗。②转移性肝癌的情况：除原发癌情况需首先考虑外，如转移性肝癌为单个病灶，应争取手术切除。如为 2 ~ 3 个病灶，仍可考虑手术切除。如为 3 个以上病灶，则考虑切除以外的经手术或不经手术的局部治疗。③全身情况：如全身情况较好，对转移性肝癌应采取积极的态度。如全身情况很差，则只宜进行对症治疗。

2. 手术切除

（1）切除指征：①原发癌已进行根治性切除，或个别原发癌和单个肝转移癌有可能进行一期切除者；②肝转移癌为单个病灶或局限于半肝，或虽累及左右肝而结节数不超过3个，且转移灶的大小和所在部位估计技术上能切除者；③无其他远处转移灶；④全身情况可耐受肝转移癌的手术切除，无心、肺、肾严重功能障碍，无其他严重疾病（如糖尿病等）；⑤肝转移癌切除后较远期的单个复发性肝转移癌而无其他转移灶者。

（2）手术方式：手术切除方式与原发性肝癌相仿。因转移性肝癌多不伴肝硬化，故可耐受较大范围的肝切除，包括扩大半肝切除，术中肝门阻断的时间也可延长。但通常有足够切缘的局部切除已能达到要求，过分强调规则性切除常弊多利少。

（3）手术时机：如可切除的原发癌尚未切除，对可切除的转移性肝癌的手术可同期或分期进行。凡患者能耐受者，可同期切除。如估计患者不能耐受，或二者的手术均较大，或不能确定肝转移癌为单个或3个以内，宜分期进行，通常在原发癌切除后数周待患者基本恢复后进行。

（4）手术切除的疗效：近年随着诊断技术（尤其是肿瘤标记和影像医学）的提高，尤其是原发癌术后随访的重视，不少转移性肝癌已能在尚无症状的亚临床期发现，使转移性肝癌的切除率明显提高，手术死亡率明显下降，切除的疗效也逐步提高。过去转移性肝癌手术切除以来自大肠癌者的疗效较好，近年非大肠癌肝转移切除的疗效也有提高。影响转移性肝癌手术切除疗效有诸多因素，如原发癌病期的早晚、转移癌数目的多少、CEA水平的高低、同期出现或原发癌切除后延期出现（无瘤间期的长短）肝转移等。但原发癌的生物学特性可能是十分重要的因素。

3. 切除以外的局部治疗

（1）经手术的局部治疗：通常在腹部原发癌手术时发现有转移性肝癌而不宜切除者，可酌情行肝动脉结扎、插管，术后行化疗灌注或化疗栓塞。由于转移性肝癌的血供不少来自门静脉，也可合并门静脉插管，术后行化疗灌注。如转移灶数目不多，肿瘤不太大，也可行术中液氮冷冻治疗。较小、较少的肝转移灶，也可行术中微波治疗或术中无水乙醇瘤内注射。

（2）经导管动脉内化疗栓塞（TACE）：对多发转移性肝癌或肿瘤巨大而不能切除者，或患者不能耐受手术者，目前多采用TACE。TACE的疗效常取决于肿瘤的动脉血供和对化疗药物的敏感度。如动脉血供较多，碘化油在瘤内的浓聚程度也较好，疗效将好于动脉血供少者。化疗药物的敏感性则取决于原发癌的种类。通常转移性肝癌用TACE治疗的效果常不如原发性肝癌的TACE治疗效果。TACE对转移性肝癌在部分患者可延长生存期，但远期疗效多不理想。

（3）经皮瘤内无水乙醇注射：对转移性肝癌数目较少、肿瘤较小者可选用此法，但需施行多次。个别患者疗效不错。

（4）经皮射频治疗：近年出现的射频治疗，其肿瘤坏死的程度常优于无水乙醇注射。对转移性肝癌数目不多、肿瘤不太大者可选用。

（5）放疗：如转移性肝癌病灶比较局限，也可选用放疗。复旦大学肿瘤医院曾报道36例转移性肝癌的放疗，其3年生存率为9.7%。放疗的疗效也取决于肿瘤对放疗的敏感性。

4. 全身化疗、生物治疗和中医中药治疗

除个别原发癌对化疗敏感（如恶性淋巴瘤）外，全身化疗对多数转移性肝癌疗效甚差。对来自消化道肿瘤的转移性肝癌，也可试用口服氟尿嘧啶类药物，如替加氟、去氧氟尿苷等。生物治疗如α干扰素（IFN）也可试用，对肿瘤血管较多的肿瘤，IFN有抑制血管生成的作用。其他如IL-2/LAK细胞治疗等也可试用。近年还有胸腺素等，有助增强免疫功能。对不能切除的转移性肝癌，有时采用中医中药健脾理气之品，有助提高免疫功能、改善症状，甚或延长生存期。

五、预后

原发癌已切除的转移性肝癌，除单个或3个以下能切除者外，大多预后较差。转移性肝癌的预后取决于原发癌的部位、原发癌切除与否、原发癌的生物学特性、转移性肝癌的数目和肝脏受侵范围的程度以及治疗的选择等。如来自消化系统肿瘤的转移性肝癌，通常来自大肠癌者预后最好，来自胃癌者较差，来自胰腺癌者更差。

第五节　肝囊肿

肝囊肿是一种比较常见的肝脏良性疾病。可分为寄生虫性和非寄生虫性肝囊肿，前者以肝包虫病为多见；后者又可分为先天性、创伤性、炎症性和肿瘤性肝囊肿，其中以先天性肝囊肿最常见，通常指的肝囊肿就是先天性肝囊肿。由于近年来影像诊断技术的发展和普及，肝囊肿在临床上并不少见。

也有人将先天性肝囊肿称为真性囊肿；创伤性、炎症性和肿瘤性肝囊肿称为假性囊肿。由于肿瘤性囊肿在临床上罕见，所以在这里主要讨论先天性肝囊肿。

一、病因

先天性肝囊肿的病因尚不清楚。一般认为起源于肝内迷走的胆管，或因肝内胆管和淋巴管在胚胎期的发育障碍所致。也有人认为可能为胎儿患胆管炎、肝内小胆管闭塞，近端小胆管逐渐呈囊性扩大；或因肝内胆管变性后，局部增生阻塞而成。

二、病理学

肝囊肿一般是多发性的，单发性少见。小的直径数毫米，大的可占据整个肝叶，有的囊液可达10 000 mL以上。囊肿呈圆形或卵圆形，多数为单房性，也有呈多房性，有时还有蒂。囊肿有完整的包膜，表面呈乳白色，也有呈灰蓝色，囊壁厚薄不一，厚者可达0.5～5 cm，内层为柱状上皮细胞，外层为纤维组织，被覆有较大胆管血管束。囊液清亮透明，或染有胆汁，如囊内出血时，可呈咖啡色。囊液呈中性或碱性，含有少量蛋白、黏液蛋白、胆固醇、红细胞、胆红素、酪氨酸和胆汁等。多发性肝囊肿很少引起门静脉高压和食管静脉曲张，但可合并胆管狭窄、胆管炎和肝炎。

三、临床表现

先天性肝囊肿生长缓慢，小的囊肿可无任何症状，临床上多数是在意外体检作B超时发现，当囊肿增大到一定程度时，可因压迫邻近脏器而出现症状，常见有食后饱胀、恶心、呕吐、右上腹不适和隐痛等。少数可因囊肿破裂或囊内出血而出现急腹症。若带蒂囊肿扭转时，可出现突然右上腹绞痛。如囊内发生感染，则患者往往有畏寒、发热，白细胞增高等。体检时右上腹可触及肿块和肝肿大，肿块随呼吸上下移动，表现光滑，有囊性感，无明显压痛。

四、诊断

肝囊肿的诊断并不困难，除上述临床表现外，B超是首选的检查方法，对诊断肝囊肿，是经济可靠而非介入性的简单方法。放射性核素肝扫描能显示肝区占位性病变，边界光整，对囊肿定位诊断有价值。CT检查可发现1～2 cm的肝囊肿，可帮助临床医师准确病变定位，尤其是多发性囊肿的分布状态定位，有利于治疗。在发现多发性肝囊肿的同时，还要注意肾、肺以及其他脏器有无囊肿或先天性畸形，如多囊肾，则对确诊多囊肝很有帮助。

在诊断巨大孤立性肝囊肿过程中，应注意与卵巢囊肿、肠系膜囊肿、肝包虫囊肿、胆囊积水、胰腺囊肿和肾囊肿相鉴别。只要考虑到了，一般容易鉴别。同时还要注意与肝海绵状血管瘤、肝癌等相鉴别。临床上误诊并不罕见。

五、治疗

对于小的肝囊肿而又无任何症状，可不需特殊治疗，但对大的而又出现压迫症状者，应给予适当治疗。肝囊肿的治疗方法包括囊肿穿刺抽液术、囊肿开窗术、囊肿引流术或囊肿切除术等。

第七章

胆道疾病

第一节　急性胆囊炎

一、概述

据国外文献报道，急性胆囊炎以中年（40 岁）以上女性，特别是身体肥胖且曾多次怀孕者为多，男女发病比为1 ：（3 ~4）。国内报道发病年龄较国外为低，男女发病比为1 ：（1 ~2）。慢性胆囊炎多由急性胆囊炎反复发作形成。

（一）病因

1. 梗阻因素

由于胆囊结石、胆管结石，胆囊管过长、扭曲、狭窄、纤维化、螺旋瓣的部分梗阻、胆囊颈旁淋巴结肿大等因素造成胆囊管梗阻，使存留在胆囊内的胆汁滞留、胆汁浓缩，高浓度的胆盐可损伤胆囊黏膜，引起急性炎症，当胆囊内已有细菌感染存在时，胆囊黏膜的病理损害过程加重。

2. 感染因素

无论胆道有无梗阻因素，细菌都可能进入胆道。细菌可通过血液、淋巴或胆道而达胆囊。通过胆道达胆囊是急性胆囊炎时细菌感染的主要途径。急性胆囊炎时的细菌感染多为肠道菌属，如大肠杆菌、链球菌、梭状芽孢杆菌、产气杆菌、沙门杆菌、肺炎球菌、葡萄球菌，也常合并有厌氧菌的感染。

3. 化学因素

胆囊管梗阻后，胆囊胆汁停滞，胆盐浓度增高，特别是去结合化的胆汁酸盐对组织的刺激性更大，如牛磺胆酸有显著的致炎作用，可引起明显的急性胆囊炎改变。严重创伤、烧伤休克、其他部位手术后的创伤性或手术后的非结石性急性胆囊炎的原因可能为此。另外的化学性因素是胰液的反流。当胰管与胆管有一共同通道时，胰液可反流入胆囊内，胰蛋白酶被激活，引起胆囊黏膜损害，甚至坏死、穿孔。

4. 血管因素

严重创伤、大量出血、休克后，由于血管痉挛，血管内血流淤滞、血栓形成，可导致胆囊壁坏死，甚至穿孔。

（二）病理

急性胆囊炎的病理改变视炎症的轻重程度而有很大的差别。

1. 急性单纯性胆囊炎

由于存在胆囊管梗阻，胆囊内压力升高，胆囊黏膜充血水肿，胆囊内渗出增加，外观胆囊肿大，张力高，胆囊壁充血，稍增厚，有白细胞浸润。胆囊胆汁肉眼仍正常或稍浑浊，细菌培养多为阴性。

2. 化脓性胆囊炎

胆囊管梗阻不能解除，胆囊内压力持续升高，胆囊显著增大，表面有脓性纤维素性渗出、沉积，胆囊黏膜形成小溃疡，胆囊内为脓性胆汁，或充满脓液形成胆囊蓄脓。

3. 坏疽性胆囊炎

胆囊胀大过甚，促使胆囊壁发生血运障碍，引起胆囊壁缺血坏疽；或胆囊内结石嵌顿在胆囊颈部，引起囊壁压迫坏死，最终导致胆囊穿孔。如果炎症发展迅速，穿孔前胆囊周围尚未形成粘连，胆囊穿孔引起弥漫性胆汁性腹膜炎。若穿孔前周围有紧密粘连，胆囊穿孔后可发生胆囊与十二指肠、胆总管或结肠之间的内瘘。

胆囊梗阻一旦解除，胆囊内容物得以排出，胆囊内压力降低，胆囊的急性炎症便迅速好转，部分黏膜修复，溃疡愈合，形成纤维瘢痕组织，呈现慢性胆囊炎的病理改变。反复多次的急性胆囊炎发作，胆囊壁纤维瘢痕化，肌纤维萎缩，胆囊黏膜脱落，胆囊萎缩，完全丧失生理功能。

二、诊断及鉴别诊断

（一）病史要点

急性胆囊炎的主要症状为右上腹疼痛，常在进油腻食物之后发生，开始可为剧烈绞痛，可伴有恶心、呕吐、寒战、发热，过去多有类似的发病史。疼痛呈持续性，可放射至右肩或右腰背部。

急性结石性胆囊炎常表现为胆绞痛，疼痛剧烈，呈持续性常伴阵发性加剧。若发展至急性化脓性胆囊炎时，可出现寒战、高热，以致全身严重感染的症状。

（二）查体要点

右上腹胆囊区有明显的压痛和腹肌紧张，胆囊区深吸气时有触痛反应，即 Murphy 征阳性，部分患者可扪及肿大、紧张而有触痛的胆囊。由于反复发作，胆囊被大网膜包裹，在右上腹区可触及边界不清、活动不明显而有触痛的炎性团块。急性胆囊炎一般不发生黄疸，但有 10.6% ~20% 的患者由于胆囊急性炎症、水肿，波及肝外胆管而发生轻度黄疸。

（三）辅助检查

1. 常规检查

实验室血常规检查，白细胞计数及中性粒细胞明显增多。白细胞计数一般在（10 ~ 15） $\times 10^9$/L，但在急性化脓性或坏疽性胆囊炎时，白细胞计数可达 20×10^9/L 以上。

白细胞的多少，通常与病变的程度平行，其计数在 20×10^9/L 以上者，很可能胆囊已有化脓或坏死穿孔。

如前所述，10% ~20% 的急性胆囊炎患者可能出现轻度黄疸，血清胆红素一般在 51.3 μmol/L 以下；若血清胆红素超过 85.5 μmol/L（5 mg/dL）时，常提示胆总管结石或胆管炎并肝功能损害。如伴随 ALT 和 AST 升高，肝实质的损害无疑。血清碱性磷酸酶也可升高。

2. 其他检查

超声检查对急性胆囊炎的诊断具有很高的价值，可见胆囊肿大，胆囊壁增厚，胆囊内有一个或多个结石光团，伴有声影。由于超声检查操作简便，无创伤痛苦，又能及时得到结果，是较好的辅助诊断技术。

X 线肝胆区平片在少数患者可显示不透光的结石阴影；由于胆囊管梗阻，静脉胆道造影可以显示胆总管，但胆囊不显影。

（四）诊断标准

根据上述病史、查体、辅助检查即可诊断。

诊断流程见图 7 -1。

（五）鉴别诊断

急性胆囊炎患者大多有右上腹突发性疼痛，典型病例并有右肩部放射痛，右上腹触痛和腹肌紧张，白细胞计数增加，诊断一般不困难。超声显像对胆囊结石诊断的准确率可高达 90% ~100%，是诊断急性胆囊炎最重要的手段。本病需与下列疾病鉴别。

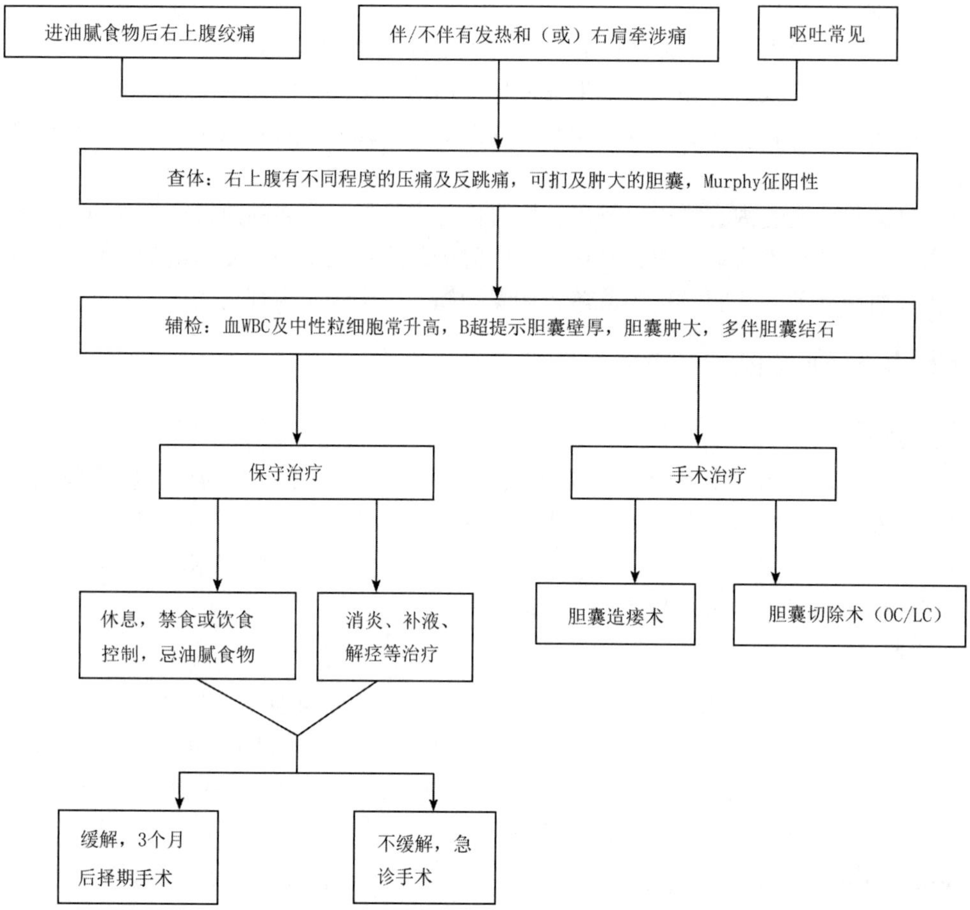

图 7-1　急性胆囊炎诊断流程

1. 急性消化性溃疡穿孔

消化性溃疡穿孔所产生的腹痛较急性胆囊炎剧烈，为持续的刀割样痛，触痛范围不常局限于上腹，往往累及全腹，腹壁肌紧张常呈板样强直。X 线检查发现膈下有游离气体，更可确定诊断。仅有少数病例无典型的溃疡病史，穿孔小，症状不典型，有时仍可造成诊断困难。

2. 急性胰腺炎

腹痛较急性胆囊炎剧烈，偶伴有休克，腹痛部位在上腹部偏左侧，右上腹肌紧张不如胆囊炎明显，Murphy 征阴性。血清淀粉酶测定在诊断上有肯定价值，但有时急性胆囊炎患者可以并发急性胰腺炎，两种情况同时存在可使确诊发生困难，需加注意。

3. 急性阑尾炎

高位阑尾炎常误诊为急性胆囊炎，因两者的疼痛和腹壁压痛、腹肌紧张均可局限在右上腹。按压左下腹引起阑尾部位疼痛的 Rovsing 征有助于鉴别。而且急性胆囊炎多见于中年以上，过去有反复发作史，疼痛多为阵发性绞痛，向右肩背放射，偶可发生轻度黄疸，一般不难做出诊断。

此外，对传染性肝炎、右侧肺炎、右肾绞痛、右胸带状疱疹早期等，也需注意鉴别。

三、治疗

急性胆囊炎的治疗包括非手术治疗和手术治疗。非手术治疗主要是禁食、使用广谱抗生素、解痉止痛、补液纠正体液及电解质平衡失调。

结石性急性胆囊炎，虽经非手术治疗病情可以好转，但胆囊内结石很难得以排出，下列情况可作为手术治疗的指征。

1. 反复发作的急性胆囊炎

此等患者在过去的发作中，曾经用非手术治疗得以治愈，由于反复发作，胆囊已呈慢性炎症改变，胆囊壁增厚，周围有粘连，胆囊功能可能已经丧失，虽再次采取保守治疗并可能奏效，但仍会再次发作。应视为早期手术的适应证。

2. 初次发作的急性胆囊炎

在非手术治疗 24～48 小时后，如情况尚无好转，胆囊逐渐肿大，局部触痛和腹肌紧张加重，且伴有寒战、发热，白细胞计数在 $20\times10^9/L$ 以上，应考虑及时手术治疗，以免发生胆囊坏死或穿孔等严重并发症。

3. 病情严重

患者来治时已发病多日，局部体征严重，可触及肿大胆囊，伴压痛明显，或腹壁肌紧张明显，伴有高热、黄疸，有胆囊积脓或胆道感染现象，或并发急性胰腺炎者也应考虑手术治疗，以免延误治疗时机，造成不良后果。

急性胆囊炎的手术治疗以胆囊切除为有效的根治疗法。急性胆囊炎时早期手术操作并不困难，即使发病时间超过 72 小时，也不能视为手术治疗的禁忌证。发病在 72 小时以上，但腹部体征明显，全身毒血症表现极为严重，在适当的术前准备后手术仍可取得满意疗效。

第二节　慢性胆囊炎

一、病因

慢性胆囊炎可以伴有或不伴有胆囊结石，临床上以前者居多，约为 70%。由于结石的刺激及阻塞于胆囊颈及胆囊管，使胆囊中胆汁淤积而形成慢性炎症。非结石性慢性胆囊炎可为急性胆囊炎的迁延所致，也可因胆囊发育异常，如胆囊过长悬垂，部分可能因慢性胰腺炎、胆管口括约肌张力过高、胆囊管狭窄等使胆囊不易排空所致。

二、诊断

（一）临床表现

1. 症状

慢性胆囊炎的临床症状常不典型，许多患者无明显症状，于 B 超检查时发现胆囊萎缩而壁厚，被诊断为慢性胆囊炎。

多数慢性胆囊炎患者无急性发作史，仅有不规则的上腹隐痛，进食油腻食品后间歇性右上腹痛，患者有时可感到在肩胛骨角下、右季肋部或右腰部等处有隐痛，在长时间站立、运动或冷水浴后更加明显。有时出现恶心、上腹饱胀不适、食欲缺乏、消化不良等消化道症状，而长期误诊为胃炎，服胃炎药物无效。

2. 体征

胆囊部位常有轻度压痛，偶尔还可触及肿大的胆囊；少数病例在第 8、第 10 胸椎右旁也有压痛。

（二）辅助检查

1. B 超检查

B 超检查是慢性胆囊炎的首选辅助检查方法。B 型超声可以显示胆囊的大小，囊壁的厚度，黏膜是否粗糙不平和胆囊内有无结石或胆固醇沉积，胆囊是否能活动，与周围脏器有无粘连。对慢性胆囊炎的诊断有肯定价值。B 超检查既方便，对患者又无痛苦，其诊断正确率一般达 95% 以上。其主要声像特征如下所述。

（1）胆囊的长径和宽径明显缩小，可仅为 2 cm × 1 cm，甚至显示不清，难以探测。

（2）胆囊壁毛糙不平，可明显增厚，大于5 mm。

（3）胆囊内容物透声性差，可与胆囊壁混同呈椭圆形聚集光团，类似实体样回声。

（4）胆囊较大者，有时在胆汁下部出现半圆形回声光点增多的区域，并随体位的改变而移动。

（5）胆囊周围有炎症时，其周围条索状或斑块状回声增多，呼吸运动使胆囊有活动“受限”现象。

（6）脂餐试验胆囊收缩功能差或丧失。

2. CT检查

对少数B超检查发现，胆囊壁有粗糙不平而不能肯定诊断，特别是疑有胆囊癌者应进一步做CT检查以明确诊断。但一般诊断慢性胆囊炎无须做CT摄片，只有B超或X线摄片发现胆囊壁有高低不平或增生现象，不能肯定为胆囊息肉、腺瘤、胆固醇沉积或胆囊癌者，方有做CT摄片的指征。部分含钙少者，X线检查结石可阴性。

3. 胆囊造影

胆囊造影目前已较少使用，但该方法除可了解胆囊的大小、形态外，尚可了解胆囊的收缩功能，对某些慢性胆囊炎的诊断仍有一定价值。

三、鉴别诊断

由于慢性胆囊炎的临床症状常不典型，临床常易误诊，以下疾病常被误诊为慢性胆囊炎，故应注意鉴别。

（1）消化性溃疡：症状不典型的消化性溃疡与慢性胆囊炎常易混淆，且此类疾病常与慢性胆囊炎并存。除仔细询问病史外，上消化道钡餐检查及B超检查有助于鉴别。

（2）慢性胃炎：各种慢性胃炎的症状与慢性胆囊炎有相似之处，纤维胃镜检查是诊断慢性胃炎的重要方法，诊断明确后行药物治疗，如症状好转，则可与慢性胆囊炎相鉴别。

（3）食管裂孔疝：食管裂孔疝常见的症状是上腹或两季肋部不适，典型者表现为胸骨后疼痛，多在饱餐后0.5～1小时发生，饭后平卧加重，站立或半卧位时减轻，可有嗳气及反胃；而慢性胆囊炎腹痛多在右季肋部，饭后加重而与体位无关。因食管裂孔疝约有20%的患者合并慢性胆囊炎，故二者临床症状常同时并存。钡餐检查可以鉴别。

（4）原发性肝癌：在无B超的时代，临床上有些原发性肝癌被诊为慢性胆囊炎。因为原发性肝癌早期，即小肝癌及亚临床肝癌多无自觉症状，一旦出现右上腹不适或隐痛，多已是晚期，B超及CT检查可以鉴别。

（5）胆囊癌：本病早期症状颇似慢性胆囊炎，此时行B超检查可与慢性胆囊炎鉴别，并可有较好的治疗效果。如病情发展，出现黄疸及右上腹肿块，多为晚期。

四、治疗

（一）治疗原则

（1）非结石性慢性胆囊炎可能通过节制饮食和内科治疗而维持不发病，但疗效并不可靠。

（2）伴有结石的慢性胆囊炎急性发作的机会更多，且可以有一系列严重并发症，可诱发胆囊癌。故本病最好的疗法是胆囊切除，只有切除胆囊才能除去感染病灶，防止发生并发症。须强调指出，所谓慢性胆囊炎的诊断，必须有上述辅助检查结果为依据，不能单靠临床表现来推断。凡临床表现明显，在过去或现在胆绞痛发作时，有急性胆囊炎的明显体征，伴有黄疸，且辅助检查也支持诊断者，则胆囊切除后的疗效较好；反之，若症状较轻或长期未曾发作，辅助检查结果又似是而非、难以绝对肯定者，就不宜贸然做胆囊切除，否则术后症状可能改进不多，反而给患者带来一次手术负担和痛苦。

（二）手术适应证

若临床诊断为慢性胆囊炎，辅助检查不能确定，手术时发现胆囊的外观近乎正常者，则必须详细检查胃、十二指肠有无溃疡，有无慢性阑尾炎、慢性胰腺炎或横结肠病变；在系统地排除了肝脏、胆管、胰腺、胃十二指肠、阑尾、横结肠等器官病变以后，仍以切除胆囊为较好疗法，较单做胆囊引流或缝闭腹腔为佳。这种胆囊切除后再做病理检查，很可能发现囊壁有慢性炎症存在，或为胆囊胆固醇沉着症，手术后患者也多数能解除症状，不再有胆绞痛发作或上腹隐痛。

（三）手术禁忌证

（1）如患者已患晚期癌肿，或有严重的肾脏病或心血管病，则慢性胆囊炎不应施行手术治疗。

（2）如其肝功能已有明显损害，或患者年龄过大，则除非患者的慢性胆囊炎急性发作极为频繁而且疼痛剧烈，一般不宜施行手术。

（3）有下列情况者，手术效果大多不佳，更应视为手术禁忌证：①术前并无客观的检查证据证明胆囊确实有病变者；②临床症状未经仔细分析，实际上是由其他原因引起者；③手术时见胆囊基本正常，或仅有轻微病变者；④尚有其他病变存在（如胆管结石）而未能同时解决者。

第三节 急性化脓性胆管炎

急性胆管炎即急性化脓性胆管炎是胆管的细菌性炎症，并合并有胆管梗阻的病理改变。是外科急腹症中死亡率较高的一种疾病，多数继发于胆管结石、胆管良性或恶性狭窄、胆管内放置支撑管、经导管胆管内造影和 ERCP 术后、胆道蛔虫症等。造成胆管长期梗阻或不完全性阻塞，使胆汁淤积，继发细菌感染导致急性梗阻性化脓性胆管炎。致病菌几乎都来自肠道，经肝胰壶腹、经胆肠吻合的通道或经各类导管逆行进入胆道，也可通过门静脉系统进入肝脏，然后进入胆道。致病菌主要为大肠埃希菌、克雷白杆菌、粪链球菌和某些厌氧菌。

一、病理

继发于胆道梗阻性疾病的急性胆管感染，均有肝内和（或）肝外胆管以及胆管周围组织的急性、亚急性和（或）慢性弥漫性化脓性炎症改变。主要表现为胆管黏膜充血、水肿、出血，加重胆管的梗阻，胆汁逐渐变成脓性，胆管内的压力不断增高，梗阻近侧的胆管逐渐扩大。在含有脓性胆汁的胆管高压作用下，肝脏可肿大，肝内小胆管及其周围的肝实质细胞也可发生炎性改变，肝细胞大片坏死，形成肝内多发性小脓肿。胆管也可因感染化脓造成黏膜糜烂、坏死、溃疡和胆道出血。胆管内高压造成肝内毛细胆管破溃，脓性胆汁甚至胆栓即由此经肝内血窦进入血液循环，造成菌血症和败血症。少数还可发生肺部脓性栓塞。在后期，可出现神经精神症状，发生感染性休克、肝肾功能衰竭或弥散性血管内凝血等一系列病理生理变化，此即为急性梗阻性化脓性胆管炎，又称重症型胆管炎，或称急性中毒性胆管炎。即使手术解除了胆管高压，但这些病理改变在肝实质和胆管仍会留下损害，这也是本病的严重性所在。

二、临床表现

起病常急骤，突然发生剑突下或右上腹剧烈疼痛，一般呈持续性。继而发生寒战和弛张型高热，体温可超过 40 ℃，常伴恶心和呕吐。约 80% 的患者可出现显著黄疸，但黄疸的深浅与病情的严重性可不一致。当患者出现烦躁不安、意识障碍、昏睡乃至昏迷等中枢神经系统抑制表现，同时常有血压下降现象，往往提示已发生败血症和感染性休克，是病情危重的表现，可能已进入梗阻性化脓性胆管炎（AOSC）阶段，此时体温升高，脉率增快可超过 120 次/分，脉搏微弱，剑突下和右上腹有明显压痛和肌紧张。如胆囊未切除者，常可扪及肿大和有触痛的胆囊和肝脏，血白细胞计数明显升高和左移，可达 $20\times10^9/L\sim40\times10^9/L$，并可出现毒性颗粒。血清胆红素和碱性磷酸酶升高，并常有 ALT 和 γ-GT 增高等肝功能损害表现。血培养常有细菌生长，血培养细菌种类常与手术时所获得胆汁的细菌相同。

三、诊断

根据临床表现中有典型的腹痛、寒战高热和黄疸的三联症，即夏柯（Charcot）征即可诊断急性化脓性胆管炎，当病情发展中又出现中枢神经系统抑制和低血压等临床表现（即 Reynold 五联症），急性梗阻性化脓性胆管炎的诊断便可成立。仅在少数患者，如肝内胆管结石并发的急性梗阻性化脓性胆管炎，可仅出现发热，而腹痛和黄疸可轻微或完全不出现，会延误诊断。化脓性胆管炎不能满足于该病的诊断，而是要确定该病所处的发展阶段、严重程度、病变范围和胆管梗阻的准确部位，以便确定治疗方案。在诊断急性梗阻性化脓性胆管炎同时，可通过某些特殊检查方法，如 B 超、CT、MRCP 等非损伤性检查，来明确引起该病的胆道潜在性疾病。在急性梗阻性化脓性胆管炎得到控制后胆道造影是不可缺少的检查，可行 PTC、ERCP 或内镜超声等检查，常可显示肝内或肝外胆管扩张情况、狭窄或梗阻的部位和性质，从而推断胆管内梗阻的原因。

四、治疗

治疗原则是解除胆管梗阻，胆管减压和引流胆道，使感染过程完全得以控制。早期轻症胆管炎，病情不太严重时，可先采用非手术治疗。非手术治疗措施包括解痉镇痛和利胆药物的应用，其中 50% 硫酸镁溶液常有较好的效果，用量为 30 ~ 50 mL 一次服用或 10 mL 每日 3 次；禁食，胃肠减压；大剂量广谱抗生素联合使用，虽在胆管梗阻时胆汁中的抗生素浓度不能达到治疗所需浓度，但能有效治疗菌血症和败血症，常用的抗生素有第二、第三代头孢菌素类药物及甲硝唑。新型青霉素如哌拉西林、美洛西林和亚胺培南也可应用，应以血或胆汁细菌培养以及药物敏感试验调整抗生素治疗。约有 75% 左右的患者，可获得病情稳定和控制感染；而另外 25% 患者对非手术治疗无效，应考虑手术治疗。急性梗阻性化脓性胆管炎患者对抗生素治疗与支持治疗反应差时，提示病情危重，应采取积极抢救措施。如有休克存在，应积极抗休克治疗。非手术治疗 6 小时后病情仍无明显改善，休克不易纠正，可行内镜下胆道引流和减压，这已成为治疗急性梗阻性化脓性胆管炎的主要方法之一，尤其适用于年老体弱不能耐受手术或已行多次胆道手术的患者，在情况理想时还可同时取石。对病情一开始就较严重，特别是黄疸较深的病例，又不具备内镜下胆道引流和减压的条件时可直接施行剖腹手术引流，胆管切开探查和 T 形管引流术。手术方法应力求简单有效，应注意的是引流管必须放在胆管梗阻的近侧，因为有的胆管梗阻是多层面的，在梗阻远侧的引流是无效的，病情不能得到缓解。如病情条件允许，还可切除有结石和炎症的胆囊。待患者渡过危险期后，经 T 形管胆道造影全面了解胆道病变的情况，经胆道镜取石，或再作择期手术，或经内镜括约肌切开以彻底解决引起胆道梗阻的潜在病变。

第四节　原发性硬化性胆管炎

原发性硬化性胆管炎（PSC）是一种慢性进行性胆汁淤积性肝胆疾病。其特征为肝内外胆管弥漫性炎症纤维化破坏，胆管变形和节段性狭窄，病情呈进行性发展，最终导致胆汁性肝硬化和肝衰竭。

一、流行病学

本病发病率约（1.3 ~ 8.5）/10 万，男女发病比为（2 ~ 3）：1，可发生于任何年龄，多数患者伴有结肠炎症，同时部分溃疡性结肠炎也伴有硬化性胆管炎，中位生存期约为 18 年。PSC 患者存在多种自身免疫异常，感染在胆道的炎性损害和硬化性胆管炎的发展中起促进作用，肠毒素可以激活肝内巨噬细胞，使肿瘤坏死因子产生量增加，进一步导致胆管损伤；缺血（多见于肝移植或介入治疗后）可以引起胆管纤维化和硬化，出现淤胆和胆管损伤。

二、病理

原发性硬化性胆管炎可累及肝内外胆管的各个部位。73% 同时累及肝内外胆管，仅累及肝外胆管者小于 20%，仅累及肝内胆管者小于 1%，受累的胆管外径变化不大，但由于管壁增厚，管腔内径仅 3 ~ 4 mm。病理变化一般分为 4 个阶段，最终导致胆汁性肝硬化及门脉高压症。

三、临床表现

以慢性胆汁淤积和复发性胆管炎为特征，早期表现不明显，黄疸和瘙痒为首发症状，进行性加重，另伴有发热、上腹痛和肝脾肿大。90% 以上的患者有碱性磷酸酶的升高，疾病发展可有高胆红素血症，晚期则出现尿铜和血铜蓝蛋白水平升高。

四、诊断

首先行内镜下逆行胰胆管造影（ERCP），典型表现为胆管呈多节段狭窄或“串珠样”改变。经皮肝穿刺胆道造影（PTC）操作较困难，成功率不高，故仅用于 ERCP 失败者。磁共振胆道造影（MRCP）诊断敏感性可达 85% ~88%，特异性可达 92% ~97%，而且无创，可显示肝实质情况。肝活检可显示典型的胆管“洋葱皮样”改变。手术发现胆管壁增厚，管腔缩小乃至闭锁。病理检查示胆管黏膜下纤维化并可排除胆管癌。

五、治疗

免疫抑制剂如硫唑嘌呤、环孢素、FK506 等，以及糖皮质激素可以对抗炎症，降低胆红素水平。熊去氧胆酸（UDCA）也有一定疗效。秋水仙素可对抗纤维化，降低原发性胆管炎的死亡率。烯胺、纳洛酮可治疗瘙痒。介入治疗主要是针对并发症，目的是缓解梗阻，减轻继发性损害，但对病程无影响，包括 PTC 和 ERCP。姑息性手术主要目的是解除梗阻、减轻黄疸和延长病程。肝移植主要使用于晚期患者，包括肝衰竭、肝性腹水、严重的食管胃底静脉破裂出血和反复发作的细菌性腹膜炎等。原发性硬化性胆管炎患者的病程差异很大，具有不可预测性，大多病情稳定，进程缓慢。平均生存期为 11.9 年。

第五节　胆囊结石

一、概述

胆囊结石是指原发于胆囊内的结石，其病变程度有轻有重，有的可无临床症状，即所谓的无症状胆囊结石或安静的胆囊结石；有的可以引起胆绞痛或胆囊内、外的各种并发症。

从发病率来看，胆囊结石的发病在 20 岁以上便逐渐增高，45 岁左右达到高峰，女性多于男性，男女发病比为 1 ：（1.9 ~3）。儿童少见，但近年来发病有儿童化的趋势。

胆囊结石的成因迄今未完全明确，可能为综合因素引起。①代谢因素：正常胆囊胆汁中胆盐、磷脂酰胆碱、胆固醇按一定比例共存于稳定的胶态离子团中，当胆固醇与胆盐之比低于 1 ：13 时，胆固醇沉淀析出，聚合成较大结石。②胆道感染：从胆结石核心中已培养出伤寒杆菌、链球菌、魏氏芽孢杆菌、放线菌等，可见细菌感染在胆结石形成中有着重要作用，细菌感染除引起胆囊炎外，其菌落、脱落上皮细胞等均可成为结石的核心，胆囊内炎性渗出物的蛋白成分也可成为结石的支架。③其他：胆囊管异常造成胆汁淤滞、胆汁 pH 过低、维生素 A 缺乏等，都可能是结石的成因。

二、诊断及鉴别诊断

（一）病史要点

（1）诱因有饱餐、进油腻食物等。

（2）右上腹阵发性绞痛：常是临床上诊断胆石症的依据，但症状可能不典型，不容易与其他原因引起的痉挛性疼痛鉴别，也不易区别症状是来自胆囊还是胆管。

（3）胃肠道症状：恶心、呕吐，食后上腹饱胀、压迫感。

（4）发热：患者常有轻度发热，无畏寒，如出现高热，则表明已经有明显炎症。

（二）查体要点

右上腹有不同程度的压痛及反跳痛，Murphy 征可呈阳性。如合并有胆囊穿孔或坏死，则有急性腹膜炎症状。

（三）辅助检查

（1）血常规：白细胞和中性粒细胞轻度升高或正常。

（2）B 超检查：是第一线的检查手段，结果准确可靠，准确率达 95% 以上。

（四）诊断标准

上述病史（1）、（2）项辅以查体以及 B 超检查多能确诊。

诊断流程见图 7-2。

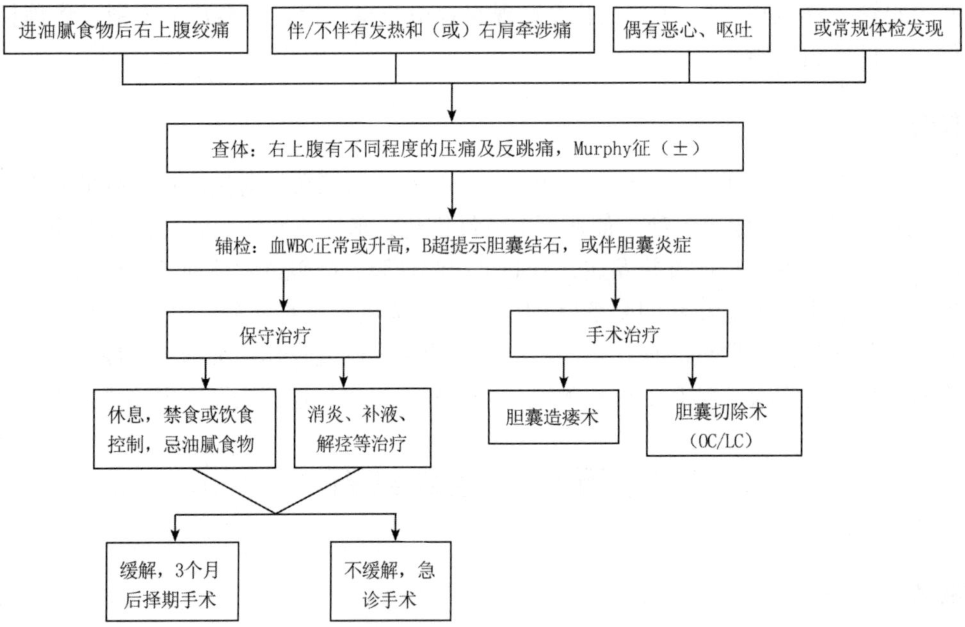

图 7-2　胆囊结石诊断流程

（五）鉴别诊断

胆囊炎胆石症急性发作期症状与体征易与胃十二指肠溃疡穿孔、急性阑尾炎（尤其是高位阑尾）、急性腹膜炎、胆道蛔虫病、右肾结石、心绞痛等相混淆，注意鉴别，辅以适当检查，多能区分。

三、治疗

1. 一般治疗

卧床休息、禁食或饮食控制，忌油腻食物。

2. 药物治疗

鹅去氧胆酸、熊去氧胆酸有一定疗效。

3. 手术治疗

胆囊切除术是胆囊结石患者的首选治疗方法。腹腔镜胆囊切除术以最小的创伤切除胆囊，而且没有违背传统的外科原则，符合现代外科发展的方向，已取代传统的开腹手术成为治疗胆囊结石的“金标准”。

四、预后

部分患者饮食控制得当可以终身不急性发作。手术切除胆囊后对患者生活质量没有明显影响，部分患者有轻度腹泻等胃肠道症状。

第八章

腹外疝

凡腹内脏器或组织，经先天存在或后天形成的孔道或薄弱区域向腹腔外突出的均称为腹外疝。

第一节　概述

一、病因

腹壁局部薄弱、抗张强度降低和腹腔内压力增高等是腹外疝发生的主要原因。另外，胶原代谢异常也在疝的发生中起到一定的作用。正常腹腔由肌肉和筋膜组织包绕，具有一定的抗张强度，即使在腹腔内压力增高的情况下也不致发生疝。但若腹壁局部组织薄弱、强度降低，腹腔内压力的作用即可导致疝的发生。腹壁强度降低有先天因素和后天因素。组织的发育不良如腹膜鞘状突未闭、腹白线发育不全而变薄等，另外精索或子宫圆韧带穿过腹股沟管、髂血管经腹股沟区进入股部、脐血管穿过脐环以及腹股沟区的黑塞尔巴赫（Hesselbach）三角（又名腹股沟三角）等处，均系先天性腹壁薄弱部位。而腹部手术切口愈合不良，腹壁损伤后组织缺损，过度肥胖或高龄者腹壁肌肉、腱膜萎缩等后天因素也可导致腹壁强度降低。腹内压力增高如从事重体力劳动、举重运动等特殊职业，还有如慢性咳嗽、便秘、前列腺肥大致排尿困难等病理因素。此外，肝硬化伴有大量腹腔积液或腹腔内有较大肿瘤也可增高腹腔内压力。目前的研究表明，基因突变、年龄及吸烟等因素均对胶原纤维的质和量产生影响，从而导致胶原代谢异常，使得腹壁筋膜变弱、变薄。因此，疝的发生是多因素的。

二、疝的组成

典型的腹外疝具有疝环、疝囊、疝内容物及疝外覆盖层，疝环是修补至关重要的部位，也是疝命名的主要依据。疝内容物多为小肠和大网膜，有时腹膜间位器官如盲肠或膀胱也可滑入疝囊构成内容物。

三、分类及临床表现

根据疝内容物的病理变化分为以下类型，各种类型均有其相应的临床表现。

1. 易复性疝

疝环比较大，疝内容物与疝囊无粘连。表现为在站立、行走、咳嗽或用力排便排尿时，疝内容物即突出，时有下坠感，平卧或按压肿物时可回纳。

2. 难复性疝

疝环较小，疝内容物与疝囊发生粘连或疝内容物为腹膜间位器官，疝内容物不易或部分回纳。

3. 嵌顿性疝

腹内压骤然升高，疝内容物疝出并被卡在较小的疝环而不能回纳者，称为嵌顿性疝。疝内容物尚无血运障碍，临床表现为疝块肿大，有疼痛和不能回纳。如疝内容物为肠管，可有急性肠梗阻症状。

4. 特殊类型的嵌顿疝

如只是肠管壁的一部分被嵌顿，肠腔并未被完全阻断，肠梗阻的临床表现可不明显，这种疝称为肠管壁疝（又名 Richter 疝）；如 Meckel 憩室被嵌顿则称为 Littre 疝。如有两段肠管被嵌顿，则形成 W 形的逆行性嵌顿性疝，又名 Maydl 疝，这种疝的严重性在于疝囊和腹腔内均有肠管被嵌顿，术中可能漏诊腹腔内的嵌顿肠管。

5. 绞窄性疝

如疝内容物嵌顿后发生血运障碍，即转化成绞窄性疝。其病理过程是静脉回流受阻，嵌顿组织瘀血水肿，最终导致动脉血运障碍，组织缺血坏死，伴有急性肠梗阻和毒血症症状，嵌顿组织坏死后即见疝块增大，疼痛加剧，以及局部有红、热、压痛等急性炎症表现，严重者可并发感染性休克而危及生命。

四、诊断

腹外疝的诊断应包括以下几个方面：是否为腹外疝；位于什么部位；属何种病理类型；有无腹压增加的疾病。腹外疝的特点是疝块突出于疝环外，于平卧或按压时可回纳。即使疝内容物发生嵌顿或绞窄，也常有疝块可回纳的病史。如疝块较小或尚未突出体表，用手指按住疝环，嘱患者咳嗽时挤压局部有冲击感，也可通过 B 超或 CT（在口鼻闭住做深呼吸的 Valsalva 动作时）来协助诊断。其次要确定疝环的解剖位置，明确腹外疝的部位以决定选择何种手术方式。确诊腹外疝后，再判断疝内容物有无嵌顿或绞窄，以免贻误手术时机。此外，如果腹外疝患者伴有前列腺肥大、慢性支气管炎、习惯性便秘、肝硬化腹腔积液或其他腹腔内压力增高的疾病，应适当给予治疗。利用人工材料进行疝修补以后，以上伴随病变已不再是疝修补的手术禁忌了。但对于 Child C 级的肝硬化腹腔积液或晚期肿瘤伴大量腹腔积液的患者，择期疝修补手术仍属禁忌。

五、治疗

1. 非手术治疗

1 周岁以内的腹股沟疝患儿，随着生长发育和腹壁强度增强，疝有自愈可能；妊娠后期并发腹股沟疝，分娩后大多也能自愈。另外，一些伴有严重心肺疾病不能耐受麻醉和严重出凝血功能障碍的患者，可使用疝托或腹带包扎治疗。上述几类患者可暂时选择非手术治疗。

2. 手术治疗

大多腹外疝通常不能自愈，手术修补是腹外疝治愈的唯一方法。手术前应详细询问病史和进行全面的体格检查，以了解有无手术禁忌证。对于较大、长期突出体外的疝患者，应仔细进行肺功能的检查、评估和锻炼，以降低由于突入疝内的肠管被回纳后导致心肺功能加重的负担。可复性疝应择期手术治疗，嵌顿性疝一经确诊需急诊手术。但小儿嵌顿性疝的疝环少有瘢痕组织，且有一定弹性，可在严密观察下试行手法回纳，不可强行用力，再择期手术，回纳不成时仍需急诊手术。疝嵌顿后，机体可有病理生理方面的改变，如水、电解质和酸碱平衡紊乱等，一旦发展为绞窄疝后可发生弥漫性腹膜炎及感染性休克。因此，必须尽快完成必要的术前准备，抓紧手术治疗，以减少术后并发症和降低死亡率。

3. 手术原则

小儿腹股沟疝只做疝囊高位结扎，因发育过程中腹壁肌肉、腱膜等组织会逐步增强自行修复；未满 18 岁的青少年多主张行组织修补，禁用人工材料修补，因补片收缩与身体生长发育的矛盾将导致疝的复发。嵌顿性疝应迅速解除嵌顿，但在切开狭窄的疝环前，应以手指抓住嵌顿的疝内容物，防止其回缩腹腔，松解后观察内容物的活力。如肠壁色泽转红、浆膜有光泽、系膜血管有搏动、肠壁有弹性、刺激后肠管有蠕动则表明组织仍有生机。有时须反复用温生理盐水热敷观察，方能作出判断。如肠管已坏死，则必须判断绞窄肠段的近远端血供情况，以准确估计切除范围，保证吻合口有良好的血供。因疝环及其周围组织已有水肿和感染，只作疝囊结扎，不作疝修补。必须强调对已确诊为绞窄性疝者宜作腹部切口，以求在显露较好的条件下切除坏死的疝内容物和吸尽腹腔内渗液，经腹腔松解疝环和疝囊高位结扎使以后行择期疝修补时有未经改变的局部解剖条件。为避免远端疝囊积聚感染性渗液，可置放引流。

腹外疝的手术并不复杂，但未能获得预期疗效者并不少见。故正确掌握手术指征，选择合理的术式和遵循疝修补手术的基本原则，以提高手术质量，是必须重视的问题。

第二节 腹股沟区疝

随着肌耻骨孔概念被大家所接受，以及腹膜前补片修补术的应用，股疝作为一特殊类型的腹股沟疝，与腹股沟斜疝和直疝可通称为腹股沟区疝。

一、局部应用解剖

我们在解剖学习和开放手术时接触最多的是由浅入深的腹股沟区解剖，近年来由于腹腔镜技术在疝修补中的应用，腹股沟区后壁的解剖即由内向外的解剖认识就显得更为更要，而对解剖的熟悉和掌握是疝修补手术成功的关键。下面从两个角度来阐述腹股沟区的解剖。

（一）由浅入深顺序的局部解剖

1. 腹外斜肌腱膜

在腹股沟区腹外斜肌腱膜纤维自外上向内下行走并覆盖整个腹股沟管，在耻骨结节外上方形成三角形裂隙，称为外环或皮下环，精索（或子宫圆韧带）从中穿出。此腱膜下缘在髂前上棘到耻骨结节之间增厚并略向内翻转形成腹股沟韧带，该韧带的部分内侧纤维于耻骨结节处继续向上向后扇形展开形成陷窝韧带。陷窝韧带形成腹肌沟管最内侧部分，但不直接构成股管的内侧界。

2. 髂腹下、髂腹股沟神经及生殖股神经生殖支

髂腹下神经起自腰神经，在髂前上棘前方约 2 cm 处自腹内斜肌穿出，向下走行于腹外斜肌的深面，又于外环上方穿出腹外斜肌腱膜，离开腹股沟管。髂腹股沟神经在其外下方，几乎与之平行，在腹股沟管中与精索伴行，出外环，分布于阴囊和大阴唇。生殖股神经的生殖支出内环在精索静脉旁伴行于精索。这 3 根神经在前路疝修补术中容易受损，应注意保护。如果缝合有妨碍，有学者建议将其离断，以免发生术后慢性疼痛，但绝不能作为常规。

3. 腹内斜肌和腹横肌

两肌在腹直肌外侧缘呈腱性融合，脐水平以下腹内斜肌和腹横肌腱膜构成腹直肌前鞘，而在腹直肌后面腱膜组织逐渐消失，形成弓状线（Douglas 线），此线下方腹直肌后面是腹横筋膜。腹横肌内侧腱膜止于耻骨梳的内侧和耻骨结节处，形成腹股沟镰，较少情况下部分腹内斜肌腱膜加入腹横肌的内侧腱膜纤维，形成真正的联合腱。腱膜纤维止点所形成的弓状体称腹横腱膜弓，腹横肌的收缩使腱膜弓移向腹股沟韧带，该收缩构成了一关闭机制以加强此薄弱区域。

4. 腹横筋膜

位于腹横肌的内侧，为半透明的结缔组织膜，弓状缘与腹股沟韧带之间由于肌纤维的缺如形成的裂隙，使得该处腹横筋膜成为唯一承受腹内压的组织，也是腹股沟区易发疝的主要原因（图 8-1、图 8-2）。目前有观点认为存在两层腹横筋膜，这在腹腔镜修补中显得格外重要。

5. 腹股沟管

为精索或子宫圆韧带穿过腹壁各层组织一潜在的通道（图 8-3），起始于腹横筋膜形成的内环，沿弓状缘与腹股沟韧带之间的裂隙向内下斜行，于外环处穿出。腹股沟管有 4 个壁和内外两个环，前壁为腹外斜肌腱膜，后壁为腹横筋膜，上壁为腹内斜肌和腹横肌的弓状缘，下壁为腹股沟韧带和陷窝韧带。精索在穿过内环时被腹横筋膜包绕形成精索内筋膜，其外再由来源于腹内斜肌的肌纤维形成提睾肌，穿过外环时被腹外斜肌筋膜（无名筋膜）覆盖形成精索外筋膜。在女性，子宫圆韧带位于腹股沟管内，与睾丸引带同源，圆韧带和卵巢韧带都位于子宫的侧方，在输卵管下方相连，圆韧带止于大阴唇的皮下组织。

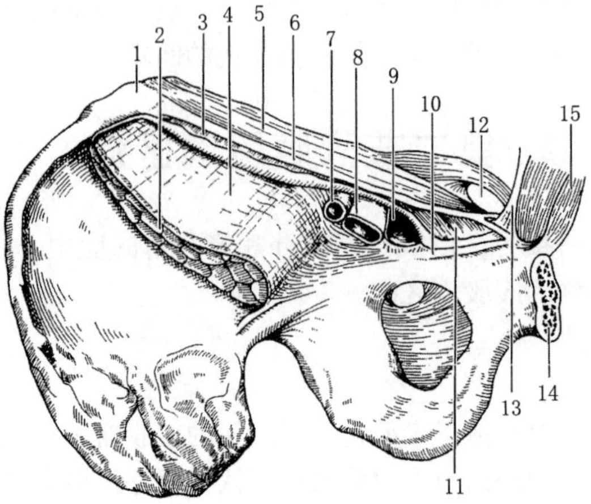

图 8-1　骨盆内观面

1. 髂前上棘；2. 髂腰肌；3. 腹横筋膜；4. 髂耻筋膜；5. 腹外斜肌腱膜；6. 腹股沟韧带；7. 股动脉；8. 股静脉；9. 股管；10. 耻骨梳韧带；11. 陷窝韧带；12. 腹股沟管皮下环；13. 腹股沟镰；14. 耻骨联合面；15. 腹直肌

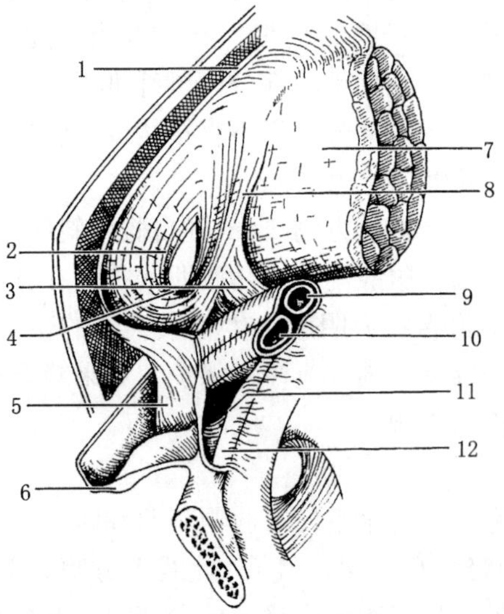

图 8-2　骨盆右内斜观面

1. 腹横筋膜；2. 内环；3. 髂耻弓；4. 凹间韧带；5. 股鞘；6. 腹股沟韧带；7. 髂耻筋膜；8. 髂耻束；9. 股动脉；10. 股静脉；11. 髂耻束；12. 耻骨梳韧带

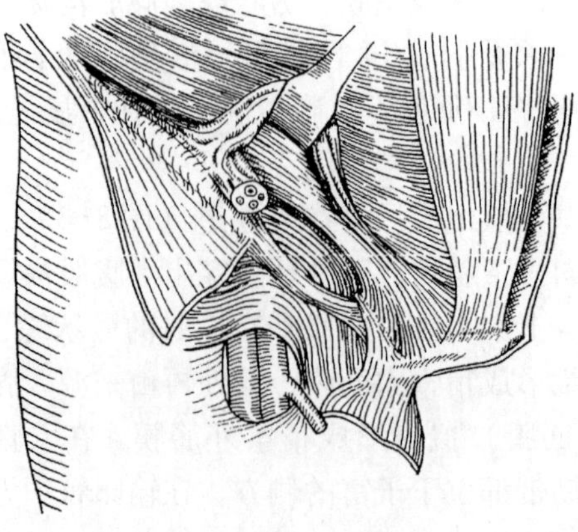

图 8-3　腹股沟管解剖

注：图中腹外斜肌已切除，腹股沟韧带及精索已切断，显示股鞘、腹股沟管的内口、后壁和上界

6. 股管

股管位于股静脉的内侧，长约 1.25 ~ 2 cm，呈锥状，股管的入口是一坚固的环，称为股环。股管内含淋巴结和脂肪组织，股管的下端以盲端终止于腹股沟韧带下方的卵圆窝。

（二）由内向外顺序的局部解剖

1. 腹膜皱襞

下腹部的腹膜皱襞分成脐正中韧带、左右两侧脐内侧韧带和脐外侧韧带。脐正中韧带是由胚胎时脐尿管的遗迹所形成，从脐到膀胱；内侧韧带是由腹膜覆盖脐动脉末梢形成的皱襞；外侧韧带为腹膜皱襞包绕腹壁下血管和部分脂肪组织形成。这 3 条腹膜皱襞间又形成 3 个浅窝，外侧窝位于脐外侧韧带外侧，是腹股沟管内环的部位；内侧窝为外侧和内侧韧带之间的区域，与腹股沟直疝形成相关；膀胱上窝则位于脐内侧韧带和脐正中韧带之间。

2. 腹膜前间隙

即 Retzius 间隙（又名耻骨后间隙），为耻骨联合与膀胱之间的腹膜前间隙，腹腔镜下全腹膜外腹股沟疝修补时往往需要先分离进入此间隙，找到耻骨结节这一解剖标志。Bogros 间隙（又名腹膜前间隙），与 Retzius 间隙相通，为腹股沟管后壁腹横筋膜和腹膜之间的空间，该间隙内腹股沟区重要的解剖结构如精索血管、输精管以及支配该区域的神经血管都走行于此空间。腹腔镜下腹股沟疝修补时需要从 Retzius 间隙在腹壁下血管下方向患侧分离进入该间隙。

在腹膜前间隙中，腹横筋膜的准确描述可以帮助理解腹膜前间隙的特征。文献中不同的人所指的腹横筋膜是不一样的。Cooper 报道腹横筋膜是由外（前）层和内（后）层组成。腹横筋膜前层在腹横肌后方，但不是腹横肌纤维的直接延续，而是一层独立的结构，看上去是一层半透明的筋膜，因此抗张强度没有腱膜大。其下方止于 Cooper 韧带，内侧止于腹直肌外侧缘，在精索穿出的地方形成内环，这层是传统意义上的腹横筋膜，即在行 Bassini 手术时切开的那层腹横筋膜。在内环口下缘该层腹横筋膜增厚形成髂耻束，并向后上方和腰大肌、髂腰肌表面的筋膜相延续，向下方和股血管表面及大腿的深筋膜相延续。腹横筋膜后层同样也是一层半透明的筋膜，位于前层和腹膜之间，可以被描述成在腹膜外包绕整个腹腔囊的筋膜，其与腹膜之间由腹膜外脂肪填充，有时被称为腹膜前筋膜。在 Douglas 半环线以下腹外斜肌、腹内斜肌和腹横肌的腱膜都经过腹直肌前方，仅由腹横筋膜后层形成腹直肌后方的筋膜层，但转换并不一定完全，有时界限清楚，如果逐渐改变则界限不清，该部分被称为脐膀胱前筋膜，向下延续到膀胱前。在直疝手术时，可以直接沿着两层腹横筋膜之间将直疝疝囊及其外的腹膜外脂肪从腹横筋膜前层缺损处分离。在腹壁下血管外侧腹横筋膜后层包绕精索结构通过内环口（腹横筋膜前层）进入腹股沟管延续成精索内筋膜，这层菲薄的结构在经福尔马林固定的尸体上较难被观察到，而在新鲜尸体或 TEP 术中可以看得很清楚，在斜疝手术时必须进入此锥形的筋膜找出疝囊。腹壁下血管在两层腹横筋膜之间走行。腹直肌可以在鞘内存在轻微的活动，腹直肌与后鞘的连接非常松散，它提供了一个位于肌后的间隙，TEP 手术时沿着腹直肌后鞘的前表面一直向下即进入所谓的腹膜前间隙，因此 TEP 所使用的“腹膜前间隙”是在两层腹横筋膜之间。

3. 肌耻骨孔

进入腹膜外间隙后，可以观察到腹股沟区腹壁有一缺乏肌纤维覆盖的区域，Fruchaud 称其为肌耻骨孔。其下界为骨盆的骨性边缘，由耻骨梳韧带和耻骨肌构成，上界为腹前外侧壁的扁阔肌，这些组织为双层排布，浅层由腹外斜肌组成，深层由腹内斜肌和腹横肌组成。在外侧，由髂腰肌、其增厚的腱膜和覆盖股神经的髂筋膜构成，而内侧界由腹直肌和 Henle 韧带一起组成。肌耻骨孔由髂耻束（和腹股沟韧带）分为两部分，上方为腹股沟三角和内环，而下方为股环，在深部，肌耻骨孔由腹横筋膜覆盖，是承受腹内压力的主要组织。

4. 腹股沟三角（Hesselbach 三角）

腹股沟三角的内侧边是腹直肌的外侧缘和腹股沟镰，外侧边是腹壁下血管，底边是腹股沟韧带，直疝从这里脱出，因此也称为直疝三角。女性的弓状缘与腹股沟韧带间的裂隙比男性狭窄，并且女性腹股沟三角的腹横筋膜非常坚固，对防止直疝的发生起着重要的作用。

5. 内环

腹横筋膜在腹壁下血管的外侧形成内环，精索从此出腹腔。内环的下缘增厚部分称为凹间韧带，因它具有悬吊精索的作用故又名横筋膜悬韧带，具有限制内环扩大的作用。

6. 股环

为股管开口，呈一坚固的环。其前界由髂耻束和腹股沟韧带构成，后方为耻骨上支、耻骨肌和筋膜及 Cooper 韧带，外侧界是股静脉，内侧界是髂耻束与耻骨结节扇形连接的内侧部分。股环较小，坚硬而没有弹性，因此易发生疝的嵌顿和绞窄。股环开口通常有腹横筋膜覆盖，内含淋巴结和脂肪组织。

7. 耻骨梳韧带（Cooper 韧带）

为非常结实有光泽的纤维结构，覆盖于耻骨上支，实质上它不是韧带组织，而是增厚的纤维性骨膜，腹横筋膜、髂耻束及陷窝韧带的弯曲纤维也参与或附着于耻骨梳韧带。

8. 髂耻束

髂耻束为连于髂前上棘与耻骨结节之间的结缔组织带，为腹横筋膜增厚形成，与腹股沟韧带平行，位于腹股沟韧带的深面，构成内环的下界，白色，厚而致密，其弓形下份纤维与腹股沟韧带后缘毗邻、相贴，向上续为股鞘前壁，向外上续于髂筋膜，内侧与腹横肌下缘筋膜相会合。在腹膜前疝修补中起着重要的作用。

9. 死亡三角

最早由 Spaw 医师提出，又称 Spaw 三角，是指内侧为输精管、外侧为精索血管的三角形区域。它的重要性在于髂血管位于其底部，通常由腹膜和腹横筋膜将其覆盖，术中应避免在此处钉合固定，以避免发生严重的并发症。

10. 疼痛三角

髂耻束的下方及精索血管外侧所构成的三角区域通常有生殖股神经及股外侧皮神经穿过，手术中该区域过度的分离、电灼或补片固定均可能导致神经的损伤或卡压，从而引起术后局部区域感觉异常或顽固性疼痛。建议腹腔镜手术中补片固定时应在髂耻束以上区域进行。

11. 生殖股神经及股外侧皮神经

生殖股神经在第 3 或第 4 腰椎水平发出于腰大肌纤维内，越过输尿管后方，在髂耻束下方，分为生殖支和股支，生殖支走向内侧到达腹股沟管内环，与精索一起走行于腹股沟管内，支配提睾肌的运动和阴茎、阴囊和大阴唇的皮肤感觉。股支通常位于腰大肌的外侧缘，走行于髂耻束的下方、股动脉的外侧，支配大腿的前内上部皮肤的感觉。股外侧皮神经发出自腰大肌的外侧缘，于髂前上棘内侧穿出髂耻束下方并分为两支，前支支配大腿前外表面的上部至膝部感觉，后支支配自大转子到大腿的中部的皮肤感觉。

12. 腹股沟区的血管

腹壁下动脉构成腹股沟三角的外侧界，在手术中可作为鉴别腹股沟斜疝和直疝的标志。此动脉均在腹股沟韧带中、内 1/3 交界处起于髂外动脉，其起始段与腹股沟韧带内侧 1/3 之间的夹角为 80°（0° ~ 90°），部分腹壁下动脉行程弯曲或高位弯曲呈 S 形，有些为低位弯曲呈 L 形。腹壁下动脉发出两分支为提睾肌动脉和耻骨吻合支，耻骨吻合支向下走行与髂内动脉发出的闭孔支常吻合形成一动脉环，由于耻骨吻合支在跨过耻骨上支处有时向上发出不固定的小分支，而在耻骨梳韧带上钉合或缝合固定补片时又极易造成损伤，一旦受损将导致严重后果，因此这一吻合环及其相应的静脉又称为“死亡冠”。

二、分类

腹内脏器或组织经内环或腹股沟三角薄弱的腹横筋膜区域或股环突出即为腹股沟区疝，分别为腹股沟斜疝、腹股沟直疝和股疝，如同时存在则为复合疝，是常见的腹外疝。股疝较为单一，腹股沟区疝近 40 年来发展了很多较复杂的分类法，以达到较精确的界定。在美国和欧洲广泛使用的有 Nyhus 分类法。

1. 腹股沟区疝国内分类法

中华医学会外科学分会疝和腹壁外科学组在《成人腹股沟疝、股疝和腹部手术切口疝手术治疗方案（2003 年修订稿）》中拟订了国内的分类方法。将腹股沟疝分成Ⅰ、Ⅱ、Ⅲ、Ⅳ型。

Ⅰ型：疝环缺损≤1.5 cm（约 1 个指尖），疝环周围腹横筋膜有张力，腹股沟管后壁完整。

Ⅱ型：疝环缺损最大直径 1.5～3.0 cm（约 2 个指尖），疝环周围腹横筋膜存在但薄且张力降低，腹股沟管后壁不完整。

Ⅲ型：疝环缺损≥3.0 cm（大于两指），疝环周围腹横筋膜或薄而无张力或已萎缩，腹股沟管后壁缺损。

Ⅳ型：复发疝。

2. 腹股沟区疝 Nyhus 分类法

Ⅰ型：斜疝，小。

Ⅱ型：斜疝，中等。

Ⅲ型：A. 直疝；B. 斜疝，大；C. 股疝。

Ⅳ型：复发疝。A. 直疝；B. 斜疝；C. 股疝；D. A、B 和 C 复合型。

三、病因

鞘膜突未闭，腹股沟区因血管、神经及精索等出腹腔而形成的生理薄弱是腹股沟斜疝发生的解剖学基础，腹股沟管生理掩闭机制的缺陷及腹内压升高、胶原代谢异常使腹横筋膜薄弱等，综合导致了腹股沟疝的发生。

四、临床表现

腹股沟区出现可复性肿物是诊断腹股沟疝的重要依据，直疝及早期的斜疝疝囊均不进入阴囊。早期一些患者的疼痛、不适症状表现明显，长时间站立或行走后出现局部疼痛、下坠感或酸胀感，平卧回纳后症状消失。难以回纳后常有便秘、阵发性腹痛等症状。如发生嵌顿，症状加剧，并出现腹痛、高热等症状，严重者可出现感染性休克。也有少数患者仅以肠梗阻为主要表现。

体检时，站位腹股沟区可见一肿物，用手可回纳，回纳困难时，患者取平卧位，患侧髋部屈曲，松弛腹股沟部，顺腹股沟管向外上方轻按肿物即可回纳。鉴别直疝和早期斜疝，可在腹股沟韧带中点上方 2 cm 处按压内环，并嘱患者站立咳嗽，如肿物不再突出，则为斜疝。股疝在腹股沟韧带下方有一圆形肿块，较难回纳。因位置隐蔽，且发生嵌顿和绞窄的概率较高，很多患者以腹痛、腹胀等肠梗阻症状为首要的临床表现就诊。因此，对外科急腹症的患者不应遗漏腹股沟区和股部的检查。难复性疝肿物较难回纳或只能部分被回纳。如肿物突出后不能回纳而发生嵌顿，突出的疝块有剧烈疼痛，张力高，并有压痛。如嵌顿未解除，局部出现红、肿、疼痛等症状，甚至出现发热、腹部压痛等腹膜炎体征，表明肠管缺血坏死，疝发生绞窄。

五、诊断和鉴别诊断

结合患者的病史、症状和体征，腹股沟疝的诊断并不困难。但必须与以下疾病相鉴别。

1. 睾丸鞘膜积液

肿块透光试验阳性是其特异性的临床表现。另外，肿块边界清楚，上极与外环不相连，睾丸不易扪及，肿块不能回纳，无可复性病史。如腹膜鞘状突未完全闭合，形成交通性睾丸鞘膜积液时，虽肿物有可复性，但发生肿物和回纳较慢，透光试验可作鉴别。

2. 子宫圆韧带囊肿

肿物位于腹股沟管，无可复性，呈圆形或椭圆形，有囊性感，边界清楚，张力高，其上端不进入腹腔。

3. 精索囊肿或睾丸下降不全

肿物位于腹股沟管或精索睾丸行径，边界清晰。精索囊肿有囊性感，张力高，阴囊内可扪到同侧睾丸。睾丸下降不全则为实质感，阴囊内同侧睾丸缺如。实际上，鉴别诊断并不困难。

4. 慢性淋巴结炎

于股三角区可扪及数个肿大的淋巴结，易推动。B 超检查发现实质性肿块可作鉴别。

5. 腰大肌冷脓肿

腰椎结核形成的冷脓肿常沿髂腰肌向下扩展出现于大腿根部内侧，具有波动感。它实际不在股疝出现的位置，仔细确定解剖标记不难作出鉴别。上述疾病共有的基本特点是：非可复性肿块，肿块上界不进入外环或内环，无“疝柄”，也无咳嗽冲击感。

6. 机械性肠梗阻

肠梗阻的患者务必明确是否有腹股沟区疝嵌顿导致的肠梗阻。

六、治疗

除了少数婴幼儿通过发育可以自愈外，绝大多数腹股沟区疝是不可自愈的，且有逐渐增大的趋势和嵌顿的危险，一般均需手术治疗。存在手术禁忌证的患者可用疝托保守治疗。

1. 手术原则

（1）高位游离及回纳疝囊或高位结扎疝囊：对于较小的疝囊可将疝囊完全游离回纳，较大的疝囊应予横断，近端结扎，远端旷置。高位游离疝囊指游离达疝环水平，腹膜前补片修补需切开疝环口腹横筋膜到达腹膜外脂肪层。组织修补或因疝嵌顿绞窄等情况而不准备做疝修补术者，需要高位结扎疝囊。

（2）薄弱区域加强修补：根据腹股沟疝的解剖学特点，原发性腹股沟疝修补的基本原则有两点：一是有效关闭腹股沟区的薄弱裂隙，即改变只有薄弱腹横筋膜承受腹内压的状况；二是在关闭裂隙的同时建立一个可供精索或子宫圆韧带通过的不再扩大的内环通道。以上两点可利用自身的肌肉腱膜组织或人工材料得以实现。

2. 组织修补

不使用人工材料，利用自体组织进行缝合加强的修补方式称为组织修补。

（1）Bassini-Shouldice 修补术：目前被公认为经典而有效的腹股沟疝组织修补仍是 Bassini 和 Shouldice 术式。经典 Bassini 术式的关键步骤是从耻骨结节到内环口沿腹股沟管后壁切开腹横筋膜，然后将腹横筋膜、腹横肌、腹内斜肌、腹直肌的外缘于精索后方均匀地与腹股沟韧带（或是髂耻束）间断缝合，而内环由最外侧一针的固定被掩闭重建。其后有许多 Bassini 的演变术式，包括高位游离并回纳疝囊而不是高位结扎，不切除提睾肌，不切开腹横筋膜而直接缝合，以及 Shoudice 术式将间断缝合变成 4 层叠瓦式连续缝合等。一般认为，如腹横筋膜较强，可不切开，进行内环口的缩小缝合后，再将腹横肌及腹内斜肌形成的联合腱一起缝合到腹股沟韧带上，较为合理。当然，所有演变术式的最终效果并没有明显优于 Bassini 术式。

（2）Ferguson 修补术：在精索前方将腹内斜肌下缘、腹横腱膜弓和联合腱缝合到腹股沟韧带，可减少对精索的影响。该修补术虽然关闭了腹股沟裂隙，但在耻骨结节处仍需留有一精索出口，空隙的大小及后期的愈合情况将影响复发。此法适用于较小和腹股沟后壁健全的斜疝。

（3）Mcvay 修补术：自内环到耻骨结节将腹横筋膜切开，暴露耻骨梳韧带，腹横腱膜弓和联合腱在精索后方与耻骨梳韧带缝合，适用于巨大斜疝和直疝，也是股疝的修补方法。必须注意此术式不兼有掩闭内环的作用。内环明显扩大者，仍应修补内环，缩小内环以仅能通过精索为度。由于内侧为股静脉，如内侧缝合过紧，将导致静脉回流受阻，发生静脉栓塞。

3. 补片修补

传统术式一直强调无张力缝合，但由于局部解剖因素很难达到这一理想的境界。近年来的研究表明，结缔组织的病理变化对疝的发生有一定的影响，而将这些本身已经薄弱的组织在有张力的情况下缝合很难达到组织加强作用。因此主张使用人工合成材料进行修补。人工材料的应用降低了复发率，人工材料修补与传统组织修补相比具有无缝合张力、创伤小、不适感少、恢复快、复发率低等优点，现已成为广泛使用的术式。

（1）Lichtenstein 修补术：是最常应用的无张力疝修补术式，手术的入路与传统术式一样，但对提睾肌是纵行切开而非切除，疝囊高位游离后反转入腹腔但不结扎，使用单纤维的聚丙烯网片，约8 cm×16 cm大小，强调将补片与耻骨重叠1～1.5 cm缝合，将补片下缘与腹股沟韧带连续缝合达内环外侧，如果同时存在股疝，那么应该将补片缝至Cooper韧带以关闭股环。补片上缘缝至腹直肌鞘和腹内斜肌腱膜上，补片外侧方的末端分成两尾，上叶宽（2/3），下叶窄（1/3），精索从之间穿过，两叶交叉，并将两叶的下缘缝至腹股沟韧带上，形成精索的出口，控制其大小仅供精索通过。修剪外侧过多的补片，超过内环至少5 cm，并铺平在腹外斜肌腱膜下面。局部麻醉下做该手术是安全的。

（2）Rutkow疝环充填式修补术：使用一个热成形、锥形的填充物（plug）填补疝环，上置网片待组织长入后加强修补。基本方法是疝囊高位游离并回纳，将填充物置于缺损处，四周与疝环缝合固定，对股疝的修补有着明显的优势。同时存在斜疝和直疝时，可以切开两者之间的筋膜，然后用单个大的填充物修补复合缺损，如果是两个明显分离的缺损，也可以用两个填充物分别修补。由于该修补术式未将上置网片进行Lichtenstein式的缝合，因此，其对腹股沟后壁的加强是不完全的。近年来的临床研究表明填充物收缩现象较平片明显，因此不能完全防止疝囊从填充物旁再次疝出的可能，另外填充物出现围假体硬化的现象较严重。因此，有应用减少的趋势，但其在复发疝及股疝的应用上仍有一定的优势。

（3）Stoppa修补术：为开放式后入路腹膜外补片修补术。基于肌耻骨孔概念，从下腹正中切口进入腹膜外间隙，向外侧到达腹股沟后区，于腹横筋膜后方用一较大的人工材料广泛覆盖肌耻骨孔以对肌耻骨孔提供全面的保护，可以同时修补股疝、直疝和斜疝，或同时修补双侧疝。腹腔内压对此处放置的网片起到较好的固定作用，不用缝合补片。手术切口较大、创伤较大是其缺点。腹腔镜手术开展后，其应用有所减少。适用于前入路手术后较复杂的复发疝患者或通过下腹部切口同时行其他手术的腹股沟疝患者。

（4）Kugel修补术：也是开放式后入路腹膜外腹股沟区疝修补术。切口选在内环口上方2～3 cm，逐层切开腹外斜肌腱膜，腹内斜肌、腹横机和腹横筋膜进入腹膜外间隙，将疝囊回纳，并与精索分离，较大的疝囊于内环口处横断，缝合腹膜缺损。用手指在腹膜外间隙内钝性分离，内侧达耻骨结节腹直肌后方，下方过耻骨梳韧带，外侧到髂腰肌表面。腹膜前间隙足够容纳一8 cm×12 cm大小（或依缺损大小选择更大尺寸的补片）含记忆环的双层聚丙烯网片，以覆盖肌耻骨孔。补片的长径大致平行于腹股沟韧带，并且约3/5位于腹股沟韧带之上，2/5位于之下。补片内侧缘应达到耻骨联合，补片下缘要盖住髂血管，并位于腹膜和精索之间。与Stoppa术式相比，该术式被认为是微创、免缝合的腹膜外无张力疝修补术。其后又发展了直径10 cm的圆形及9.5 cm×13 cm圆形Modified Kugel补片，与Kugel修补术类似。该方法是通过熟悉的腹股沟区前入路方式进入腹膜外间隙放置补片的修补方式。

（5）腹腔镜腹股沟区疝修补术：修补原理和Stoppa术式一样，腹腔镜疝修补术是从后入路来加强肌耻骨孔。目前主要有3种术式。①腹腔内补片置入术（IPOM），经腹腔放入补片覆盖疝缺损，并用钉合器将其固定。操作简单，但修补材料因直接放入腹腔内，必须是防粘连材料，费用较贵。目前该术式已不再是腹腔镜疝修补的主流术式。②经腹腔腹膜前疝修补术（TAPP）先经腹于内环口上方切开腹股沟区腹膜并作分离，显露整个肌耻骨孔的腹膜前间隙，然后在此间隙置入聚丙烯网片，将补片固定，最后将腹膜关闭。③完全腹膜外疝修补术（TEP），整个手术过程不进入腹腔而是在腹膜前间隙内进行分离。游离腹膜前间隙方法是在脐下做一1.2 cm切口，切开腹直肌前鞘，向外拉开腹直肌，暴露后鞘，沿后鞘置入球囊扩张器达耻骨结节后充气扩张，建立该间隙；或进入腹腔镜直视下分离。在脐与耻骨结节中点处及耻骨结节上方各置入两个5 mm穿刺套管，游离出的腹膜前间隙，内侧过中线，下方进入耻骨后间隙暴露耻骨结节和耻骨梳韧带，将疝囊回纳后暴露髂血管，外侧接近髂前上棘，腹壁下血管应留在视野的上方，放入至少10 cm×15 cm的聚丙烯补片，覆盖整个肌耻骨孔区域。由于腹膜和腹内压的作用使补片固定于原位，多不需要再固定。腹腔镜腹股沟疝修补术除了腹腔镜手术创伤小的优势外，还能同时处理两侧疝，对斜疝、直疝及股疝可一并修补，适合处理复发疝，可探查和发现隐匿性疝。其缺点为技术要求高，学习曲线长，费用较高，需在全身麻醉和气腹下进行。

Stoppa、Kugel修补术和腹腔镜疝修补术等术式均属于腹膜前修补方法，近年来应用有逐渐增多的趋势。根据肌耻骨孔概念，腹股沟疝、股疝均是通过肌耻骨孔疝出，肌耻骨孔是真正的“疝环”，此时以足够大的补片覆盖整个肌耻骨孔来替代或加强薄弱的腹横筋膜是最为完全的。而将补片置于肌耻骨孔后方符合压力学原理，能更好地对肌耻骨孔提供保护，且有固定补片的作用。补片的位置与 Lichtenstein 术式不同，该部位并非呈平面结构，而是一个凸面向前外下方的立体结构，特别是在内环口处，腹壁与髂腰肌形成约 60°的交角，补片应顺势而放，使其适合该处的三维结构。补片覆盖了肌耻骨孔以后输精管和精索血管位于补片的后下方，因此也不需要剪开补片来围绕精索。腹膜前腹股沟疝修补有其优势，但在腹膜前间隙的操作和放置补片对泌尿生殖系统是否有潜在的影响，以及腹膜前间隙再次手术的难度等问题应予以重视。

另外，股疝的手术入路有腹股沟韧带下入径和腹股沟韧带上入径之分。腹股沟韧带下入径：在腹股沟韧带下方卵圆窝处做一直切口，游离疝囊，打开疝囊并回纳疝内容物，疝囊结扎或回纳后将腹股沟韧带、髂耻束、陷窝韧带与耻骨梳韧带、耻骨筋膜缝合以关闭股环，或用网塞法填补修补股环。此方法较简单，但无法处理绞窄的疝内容物，也无法探查是否并发有腹股沟疝，因此实际使用较少，适合于小的股疝。腹股沟韧带上入径：与常规腹股沟疝手术切口一样，切开腹股沟管，从内环口到耻骨结节打开腹横筋膜，进入 Bogros 间隙，从股环处将疝囊和疝内容物回纳，回纳困难时可切开髂耻束、腹股沟韧带以松开股环，回纳疝囊，可行 Mcvay 法修补。还有开放的 Stoppa 术式、Kugel 术式和腹腔镜术式用于股疝的修补，其修补方法如前所述。但须注意，由于腹股沟韧带的切断，其对该处补片的支撑作用降低，因此，应将补片缝合至耻骨梳韧带上，并选择较大的补片修补是该手术成功的要点。

腹股沟区疝手术方式有多种，但到目前为止尚没有一种理想的手术方式。尽管无张力疝修补术已被广泛应用，组织修补依然是不可完全替代的修补方法，对一些病例还是十分有效的，也是进行补片修补术的基础。当前对疝修补手术的评价已不能单单局限于复发率的高低，而是需要更多地考虑患者术后的舒适度、对生活工作的影响以及进行经济学的评估。另外，术者的经验也很重要，除了掌握腹股沟区的解剖特点外，选择自己熟悉的术式进行修补是手术成功的关键。

第三节　特殊情况下腹股沟区疝的处理

一、腹股沟滑动性疝处理

腹股沟滑动性疝（简称滑疝）是指腹腔内脏器疝出并构成疝囊的一部分，是腹股沟疝的一种特殊类型。在右侧腹股沟区，滑出的脏器常见的有盲肠和阑尾，左侧有乙状结肠，膀胱也可以构成滑疝疝囊。滑疝一般于术中发现，但如为难复性疝，术前应想到滑疝的可能。滑疝在遵循腹股沟疝治疗原则的同时，也要注意其特殊性。

滑疝一般为难复性疝，缺损往往较大，腹股沟区后壁整体薄弱，因此不适合网塞法。可行 Lichtenstein 修补术或前、后入路腹膜前补片修补术。

使用补片修补后，现多不必做疝囊颈成形术，而是将疝囊高位游离，连同滑出脏器整体回纳入腹腔。处理疝囊时应注意滑出脏器的浆膜层构成疝囊，安全的做法是先在较薄的疝囊处打开疝囊，探明滑出脏器的性质和范围后，再进行游离、回纳，并按前述选择修补方法。

二、腹股沟复发疝处理

腹股沟复发疝与初发疝的治疗原则一样，均需手术治疗。但由于该区域已行手术修补，解剖层次发生了变化，又因以前的修补方式不同，复发的部位又不尽一致，使得复发疝的治疗比较棘手。因而治疗还应遵循个体化原则，采用何种修补方法通常需考虑以下几点。

1. 原手术是采用前入路法还是后入路法

由于前一次手术产生的瘢痕会影响手术层次的解剖，特别是多次手术和使用补片后影响就更加明显，因此，可考虑使用相反入路以避开这种影响。如对于组织修补、网塞修补和 Lichtenstein 修补等前入路手术的复发可以考虑采用后入路的 TEP、TAPP 或 Kugel 等修补术，反之亦然。如果前、后入路都曾使用过较复杂的复发疝，IPOM 不失为一个较好的解决办法。组织瘢痕虽然会对手术分离产生影响，但瘢痕实质上是已得到修补加强的区域。因此对较小的单个缺损不必做过多的分离，而仅需在疝环体表处行相应大小的切口，高位游离疝囊，回纳疝囊后使用网塞填塞缺损并妥善缝合固定即可。

2. 是否使用补片

无论前一次手术方式如何，对于复发疝一般不建议采用组织修补。目前认为疝的复发已不单单是机械因素，还与胶原代谢有关，不使用补片的修补，再复发的概率是相当高的。另外，组织修补对解剖分离要求较高，而复发疝往往解剖层次不清，使得解剖分离困难，同时也带来较大的创伤。

3. 复发疝的位置

术前检查复发疝疝出的位置对修补的成功至关重要。常出现的位置如下。

（1）耻骨结节外上方：较常见，多数与补片对耻骨结节覆盖的范围不够或缝合位置距离耻骨结节较远有关，可以采用网塞充填修补法。

（2）原内环口处：与重建的内环口过大或者遗漏斜疝疝囊有关。如前次为组织修补，疝囊会沿着腹股沟管下降，组织层次也较清楚，可以与初发疝一样处理。如前一次手术在腹股沟后壁前植入了补片，则由于腹股沟管内的粘连而分离困难，可以用网塞充填内环修补，或后入路行腹膜前修补。如前一次手术是腹膜前补片修补，可行 Lichtenstein 修补法。

（3）缺损较大，整个腹股沟后壁薄弱：行腹膜前补片修补，并将补片与耻骨结节、耻骨梳韧带、腹直肌外侧缘、弓状缘固定。

三、急性腹股沟疝嵌顿处理

急性腹股沟嵌顿疝与难复性疝的疝内容物都不能回纳，它们的区别是急性腹股沟疝嵌顿病程多较短，多伴有疼痛、局部张力高或急性肠梗阻表现。疝嵌顿除非自行回纳、急性症状完全缓解，否则必须行急诊手术。

对嵌顿数小时的患者，在简单有效的术前准备后立即手术，争取在肠管尚存活力的情况下解除梗阻。已经发生急性肠梗阻几天而没有得到治疗的患者，水电解质紊乱较严重，此时肠管可能已经发生坏死，应积极纠正水电解质紊乱及抗感染治疗，待术前准备充分后，行剖腹手术。

考虑到术中可能遇到意想不到的情况或有切除肠管的可能，因此应采用全身麻醉，对全身情况较差存在全身麻醉禁忌的老年患者也可以在局部麻醉下实施手术。有时麻醉后的肌肉松弛可以使疝回纳，除非术前有情况提示肠绞窄坏死的可能，否则不需要剖腹探查，条件允许时可以用腹腔镜探查腹腔，如无肠坏死和感染的证据，可一期行疝修补术。

可以选择经腹股沟管的疝手术切口，手术以解除梗阻为首要目的，通常需要切开疝环松解。注意不要让肠管缩回腹腔，以免不必要的剖腹探查。应仔细探明嵌顿肠管的活力，少见绞窄肠管位于腹腔内的情况，如 Maydl 疝（逆行性嵌顿疝）等，当腹腔内有与疝囊内肠袢情况不符合的血性或污染性渗液时要考虑到这种可能。如肠管活力正常可以送回腹腔，而肠管坏死则必须行坏死肠管切除和常规吻合，如在温盐水纱布热敷后对活力仍有怀疑时当坏死处理。内容物有时为大网膜，如有坏死应予以切除。

由于存在感染增加的可能，嵌顿性腹股沟疝是否进行修补仍有争议。原多主张仅行嵌顿疝松解手术，待日后再行缺损修补。也有人认为在没有明显感染和污染的情况下可以一期进行修补手术，甚至采用聚丙烯网片进行修补，同时置放引流管，术后积极支持和预防感染治疗，其发生感染的概率是很低的，也使得患者最大限度受益。

第四节　腹壁切口疝

腹壁切口疝是腹内脏器和（或）组织经腹壁原手术切口形成的薄弱区向外突出的肿物。

一、病因

腹壁切口疝的病因可分为全身因素和局部因素。

1. 全身因素

包括高龄、消耗性疾病或恶性肿瘤导致的低蛋白血症、贫血和腹腔积液等，以及长期应用类固醇激素和免疫抑制剂治疗等。这些因素最终都可影响切口的正常愈合，从而导致腹壁切口疝的发生。另外肥胖和长期吸烟也和切口疝的发生密切相关。肥胖者腹壁脂肪层厚，肌层和筋膜较薄弱，术后又易发生切口感染、脂肪液化和切口裂开等情况，这些都增加了切口疝发生的可能。吸烟使得肺组织中抗蛋白酶活性下降，血清中出现游离、有活性的蛋白酶和弹力酶复合物，这些复合物可破坏腹直肌鞘和腹横筋膜，致使切口疝发生率上升。另外胶原代谢的异常也导致了瘢痕组织强度下降，影响腹壁的强度。

2. 局部因素

腹部手术伤口的愈合遵循组织愈合的共有机制，愈合过程分为3个阶段，首先为炎症阶段，约为4~6天，此时伤口的完整性完全依靠缝线的强度和缝合力来保持。之后是纤维增生阶段，伤口通过胶原纤维的桥接其抗张强度快速增强，然后进入塑型期。一般而言，腱膜在缝合后的3周左右其抗张强度约是原组织的20%，4周后是50%，半年后可达80%，但很难回复到原有的强度。

（1）切口感染：是国人发生切口疝的主要原因，炎症反应破坏了弹性蛋白、胶原纤维和其他支持组织，使组织不愈合或延迟愈合，愈合后的瘢痕组织抗张强度下降，导致疝的发生。

（2）切口裂开：对伤口裂开再缝合患者随访1年的结果显示，发生切口疝的概率高达43%。伤口裂开多发生在术后1周左右，此时伤口的完整性主要靠缝线的拉合，当腹内压力突然增加，或缝合技术及缝线选择不当，都有可能发生切口裂开。如若切口哆开没有及时处理，切口疝的发生是在所难免。因此，伤口裂开和哆开是切口疝发生的主要原因。

（3）缝合技术不良：不良的缝合技术可导致伤口脂肪液化、感染或裂开，从而引发切口疝。缝合时要对合腹壁各层，切口中不应留有空腔、血块和异物，缝线长度与切口长度比例为4∶1时，切口感染和切口疝发生率最低，这样的缝线长度既可使缝合的切口保持一定的抗张力，又不会因缝合太紧造成切口组织缺血、坏死，引起切口感染或裂开而增加发生切口疝的危险。至于是用连续缝合还是间断缝合可以减少切口疝发生，目前尚无定论。

（4）缝线选择不恰当：不恰当的缝合材料可以导致切口感染及切口裂开等情况的发生，从而增加切口疝发生的危险。多股编制的缝线相对于单股的缝线，易导致细菌存留，引起切口感染的机会增大，因此缝线应尽量选择单股线。由于缝线在切口愈合期间要承受对伤口的支持，因此缝线在一定时间保持其牢固度是很重要的，不可吸收线显然可以做到，降解时间超过半年的可吸收线能够达到同样效果，短时间降解的可吸收线增加了切口疝发生的危险。

（5）切口类型影响：切口疝多见于直切口，腹直肌是纵行走向，其他腹部肌肉纤维、筋膜均横行或接近横行走向。纵行切口无疑切断了这些肌肉纤维和筋膜以及支配这些肌肉的神经，切口缝合后缝线的受力方向与组织纤维方向相同，当腹壁肌肉收缩时，缝线有可能切割纤维组织而造成伤口裂开。横向切口缝合后缝线方向与肌肉组织纤维走向垂直，肌肉收缩时缝线的受力较小，对伤口的影响较小，因而发生切口疝的风险大幅降低。

二、临床表现

主要表现为在原手术切口处出现突出的肿物，直立或咳嗽时肿物突出更明显，平卧后肿块常能消失或明显缩小。如果疝囊较大并有较多肠管或网膜进入其中，则会有坠胀不适及腹部疼痛感，有些患者还因此出现排便不畅。由于切口疝的疝环一般较大，因此较少发生疝嵌顿。体检时要求患者平卧，回纳疝内容物后，一般可清晰扪及疝环的边缘。

三、辅助检查

根据临床表现即能明确诊断切口疝，对于少数早期缺损小同时又较肥胖的患者，此时仅有症状，却无腹部体征，辅助检查对明确诊断就较为必要。但更多时候切口疝的辅助检查，在于了解缺损部位、大小、范围、疝内容物的性质及粘连的程度。

1. CT 检查

是目前较理想的一种辅助检查方式，通过 CT 检查不仅可明确诊断，还可判断疝环的部位、大小、疝内容物的性质及是否有隐匿性缺损及粘连情况。患者通常取平卧位，检查时嘱其行 Valsalva 动作，以提高 CT 诊断率。可口服 2% 的泛影葡胺造影剂，不仅能明确疝内容物是否为肠管，还有助于判断肠管与疝囊是否有粘连以及粘连的部位和疏密程度，对术中粘连分离有指导作用。相对于其他检查手段，CT 具有对患者影响小、操作方便、诊断价值大的优点，可作为常规术前检查。

2. B 超检查

其影像学表现主要是肌层的中断，并可找到与腹腔相通的疝内容物，在体位变动或咳嗽时内容物可进出腹腔。B 超检查对辨别内容物是否为肠管有一定帮助。也是一种简单、无损伤的检查。

3. X 线检查

相对于 CT 和超声检查不具优势，目前较少应用，其诊断疝的存在主要依赖于在成像时疝囊内有肠管，且肠管内最好有对比物，如钡剂等，否则诊断就比较困难。

四、诊断

通过临床表现及辅助检查，切口疝的诊断是不难的，最为重要的是了解切口疝的部位、疝环的大小及疝内容物与疝囊壁是否有粘连等，以指导手术修补。

五、治疗

目前手术治疗是切口疝唯一能够治愈的方法，对不能耐受麻醉或手术者，可使用弹性腹带包扎以减轻疝的突出，并可改善患者症状及延缓病情的发展。对施行手术者，术前应进行详细评估，尤其是心肺功能的评估，因为术后疝内容物的回纳，尤其是较大疝囊内容物的回纳，会造成腹腔内压力增高，致使膈肌抬高，加重心肺负担，引起心肺功能下降，甚至衰竭。因此，术前戒烟、吸氧、腹带加压包扎以及适当的肺功能锻炼对肺功能较差、疝囊较大的患者非常必要。也有人建议，术前定期行腹腔穿刺注入气体，逐次增加注气量，使患者先行适应腹压增加的状态，减轻疝内容物与周围组织的粘连，但有损伤肠管的危险。可进行一定的减重治疗。另外，清洁肠道准备是必需的，并建议预防性应用抗生素。修补方法如下。

1. 组织修补术

通常选择原手术切口为手术入路，也有人选择疝囊旁新切口，注意避免损伤疝囊内的肠管，分离粘连，完全回纳疝内容物，明确疝环边界，分层缝合腹壁组织，如有可能可将筋膜重叠缝合以加固腹壁。这种术式是补片应用前较为常用的术式，但是由于缝合处张力较高，导致可达 25% ~50% 的复发率，术后伤口疼痛明显。如缝合张力较高，可采用腹壁组织分离技术，达到减张缝合。另外，对缺损较大的切口疝，往往无法直接缝合修补。现逐渐被补片修补术所替代。

2. 补片修补术

目前临床使用的补片多为不可吸收材料，大体可分为聚酯补片、聚丙烯补片、聚丙烯-膨体聚四氟乙烯复合补片等，聚丙烯补片和聚酯网片因会引起严重粘连，故不能直接放入腹腔内使用。根据补片植入腹壁层次的不同，补片修补术可分为以下几种类型。

（1）肌筋膜前放置补片修补术：在打开疝囊、回纳疝内容物后，在疝环四周的肌层或肌筋膜前做皮下组织游离，超出疝环 3 ~5 cm 范围，缝合腹膜后，将聚丙烯补片置于肌筋膜前，选择的补片大小超出疝环 3 ~5 cm，将补片与肌筋膜在补片边缘与疝环边缘缝合固定两圈。其优点是手术操作简单，手术时间短，较大的切口疝也可修补，缺点是手术创伤大，疼痛明显，由于补片位置表浅，对于脂肪层较薄的患者术后有修补区域僵硬感。由于补片外缺乏肌层、筋膜的帮助，仅由缝合点来抵抗腹腔内的压力，术后复发率虽较单纯缝合有所下降，但复发率略高。

（2）肌层后放置补片修补术：回纳疝内容物后，在疝环四周的肌层后或腹膜前做组织游离，超出疝环3～5 cm距离，缝合腹膜后，于肌后置入超出疝环3～5 cm的聚丙烯补片，分别将补片边缘及疝环边缘与肌层缝合固定两圈，补片前方可放置负压引流，减轻血清肿的发生。其优点是不仅有缝合点抵抗张力，而且补片前方有肌筋膜层协助抵抗腹内压力，术后复发率低，术区僵硬感减轻。缺点是手术创伤大，疼痛明显，腹膜前游离难度增大，手术时间长，有时分离层次较难。

（3）疝环间补片植入修补术：将疝囊回纳腹腔后，选择补片与疝环大小相当，其边缘与疝环缝合固定。由于复发率较高，目前该方法已不主张应用。

（4）腹腔内放置补片修补术：根据放置补片的方法不同又可分为开放的腹腔内补片修补术和腹腔镜下的补片修补术。开放式腹腔内补片修补术：是在回纳疝内容物后，明确疝环的位置，将复合补片置入腹腔，补片防粘连面面向腹腔内组织，补片边缘要大于疝环边缘3～5 cm，在补片边缘和疝环边缘处将补片与疝环周围坚韧组织缝合固定。其优点是补片位置符合力学原理，修补效果理想，复发率较低。缺点是手术需自原切口开放进入，创伤仍较大，补片的缝合固定较困难，由于是近乎全层的缝合，因此疼痛也较明显。腹腔镜下的补片修补术：是目前较理想的切口疝修补方式，在远离疝的区域做3个0.5～1 cm的小切口，置入腹腔镜及操作器械，分离粘连并回纳疝内容物，测量疝环大小后，选择大于疝环3～5 cm的复合补片并置入腹腔，覆盖疝环，注意将防粘连面面向腹腔，用螺旋钉或多点全层缝合加螺旋钉固定补片，疝环边缘及补片边缘各一圈。其优点是固定补片较开放手术简单、可靠，由于不需做较大切口及疝环周围组织游离，手术创伤明显减轻，疝环周围组织强度得以保留及补片位置符合力学原理，因此术后复发率最低，螺旋钉固定补片使得术后疼痛的程度减轻，恢复快，住院时间短，术后并发症发生率较低。缺点是手术技术要求较高，医疗费用较高。

3. 手术方式的选择

对于较小的切口疝（小于5 cm）一些学者主张组织修补，但由于目前对切口疝发生机制的研究认为胶原代谢的异常在切口疝的发生中起一定作用，因此组织修补复发率较高，建议补片修补作为切口疝的首选修补方式，而腹腔镜补片修补术又是较理想的手术方法，除非患者有心肺系统疾病或其他疾病不能耐受全身麻醉和气腹。

切口疝患者多有腹腔内的粘连，多数的粘连可在腔镜下安全分离，但如出现广泛而致密的粘连致使不能安全地置入穿刺套管及建立气腹，或不能安全分离，应及时中转行开放补片修补术。

腹腔镜补片修补过程中如发生肠管损伤，可选择腔镜下修补肠管，待3～6个月后再行切口疝修补术；或转为开放手术，修补肠管，并视污染程度决定是否同时行切口疝补片修补术。但不主张使用膨体聚四氟乙烯补片修补。

4. 切口疝嵌顿的处理

传统的观点主张：急诊手术解除嵌顿和梗阻即可，因担心感染的发生，不主张对缺损进行一期修补，更是反对使用补片进行修补。然而，手术技术的进步、材料学研究的深入及补片修补手术的广泛应用，营养支持和抗感染水平的提高，以及综合考虑再次手术的创伤及费用，目前认为：对于熟练开展这一手术的医师及手术条件较好的医院，在未发生肠管坏死的前提下，解除嵌顿后可行缺损的一期修补，可使用聚丙烯网片修补，并在补片与疝囊之间置放负压引流管，待引流量减少后再拔出，并加强支持和抗感染治疗，可得到较好的治疗结果。

5. 术后并发症及处理

常见的并发症有以下几种。

（1）血清肿（又称浆液肿）：是补片修补术后常见的并发症，以腹腔镜修补手术后多见。国外文献报道发生率为43%，一般于术后2～3天就可能出现，疝囊大小、分离的层面不同，血清肿的程度及持续时间也不同，积极处理可以减轻其程度和缩短持续时间。开放补片修补主张常规于补片表面放置引流管，并待引流量少于10～20 mL后拔出，血清肿的发生可明显减少。腹腔镜手术由于较难在补片和疝囊之间置放引流管，可在严格消毒皮肤后，穿刺抽去积液并加压包扎，平均经2～5次处理后即可治愈。也可不必处理，待其自行吸收。也有主张对较厚的疝囊可电灼或缝合缩小疝囊，术后疝囊外加压包扎，较少有血清肿的发生。

（2）疼痛：术后修补区域腹壁疼痛较常见，多表现为锐痛，而且在体位变动时明显，疼痛主要与补片的固定有关，全层缝合固定点较仅用螺旋钉固定引起的疼痛更明显，少数患者疼痛持续时间较长，国外文献报道可超过8周，腹腔镜下单用螺旋钉固定补片的患者其疼痛一般1周后可缓解。短期内口服镇痛药或非甾体类抗炎药对缓解疼痛均有帮助，术后3个月内使用腹带加压包扎也可缓解一定程度的疼痛。

（3）呼吸功能障碍：呼吸功能障碍多发生在切口疝较大的患者，术后腹腔容积缩小，腹压明显增高影响呼吸运动。再有潜在的呼吸系统疾患，加之手术与麻醉创伤、术后腹壁疼痛等共同作用引发。术前行肺功能检查和评估，并对较大切口疝患者行腹带加压包扎锻炼、吸氧就显得非常必要。术后严密观察，及时发现，早期干预，可给予无创呼吸机辅助呼吸治疗，多能顺利缓解。

（4）血肿或出血：开放修补术与腹腔镜修补术发生的部位及原因有所不同，开放修补因分离面广、创面大导致腹壁间血肿或出血的情况多见。如果血肿较大，则应积极手术清除血肿以防感染。预防方法是创面仔细止血并置放较粗引流管。而腹腔镜修补术多为分离粘连后腹腔内创面出血，国外文献中曾报道发生率达1.74%。笔者感觉辨别粘连的界面非常重要，在正确的界面中分离，血管较少，不易出血。另外，粘连分离后创面应充分止血，恰当地使用超声刀也是避免术后出血的有效办法。

（5）肠管损伤：多为分离粘连及回纳疝内容物时所致，主张分离粘连应仔细辨清粘连界面、轻柔使用抓钳、少使用超声刀及电刀，开放手术时发现肠管损伤，应立即修补肠管，减少污染，行腹膜外或肌筋膜外补片修补。对于腹腔镜修补术，发现肠管损伤可在腔镜下修补肠管，待3～6个月后再行切口疝修补；或中转开放手术，修补破损肠管并视污染程度决定是否行缺损修补。最为危险的是隐性的肠管损伤，导致急性腹膜炎，最终不得不再次手术取出补片。故遇到粘连广泛、致密，分离应更加耐心、细致，分离过程少用电刀，分离结束仔细检查分离的肠段。如果分离粘连非常困难，应及时中转行开腹手术。另外肠道准备是切口疝手术的常规术前准备，可减少因肠管损伤引起的污染。

（6）补片感染：发生率较低但却非常棘手，多为手术区消毒、操作不当或距离上次手术时间较短所致，如果为聚丙烯补片感染，暂可以不取出补片，加强抗感染治疗，同时注意引流通畅。有些出现聚丙烯补片外露，可将外露的补片予以修剪，待创面愈合。但是如为膨体聚四氟乙烯材质补片，常需要再次手术将补片取出，感染才能控制。

（7）复发：术后复发是切口疝修补术后最重要的预后指标，补片修补术后复发率较组织修补明显降低，而腹腔镜下补片修补术复发率最低。腹腔镜修补术文献报道随访23个月复发率为3.4%，复发多发生在选择补片过小、固定不牢的较大切口疝。另一现象是疝环边缘是肋骨或髂骨等特殊部位的切口疝也易复发，原因是在骨骼上固定补片较为困难，一旦钉合点脱落，而组织尚未长入，复发在所难免。此外，术中遗漏隐匿性缺损，也将导致复发。因此，选择大于疝环3～5 cm的补片、恰当的固定、避免遗漏是非常重要的，对于较大的缺损（大于10 cm）腹壁全层缝合加螺旋钉固定是比较合适的；特殊部位的切口疝更应妥善固定；必须充分暴露所有隐匿性缺损并加以修补。

腹腔镜手术还有套管部位疝等一些极少见的并发症，但同开腹切口疝修补术相比，腹腔镜切口疝修补术优势是明显的，而且并发症发生率低，是一项安全的技术。手术费用高及学习曲线长是限制其开展的主要原因。

第五节　白线疝

经腹白线突出的疝称为白线疝，又名腹上疝。白线疝较少见，脐上白线疝占腹外疝的1%，脐下白线疝更罕见。

一、解剖特点及病因

白线由两侧腹直肌鞘于腹正中线相互交织而成，脐部以上白线较宽，脐部以下较窄，而白线疝好发于脐部以上，多因腹白线发育欠佳或有孔隙所致。当然胶原代谢的异常及腹内压力的增加对白线疝的发生也起到一定的作用。

二、临床表现

在腹部脐上中线位置出现可回复性肿块，直立或咳嗽时较明显，平卧后肿块可完全消失，在腹中线处可扪及缺损区及边界。也有的需要抬头试验才能观察有肿物突出。偶尔有隐痛和牵拉感，较少发生嵌顿。

三、辅助检查

CT 是明确白线缺损的较好辅助检查方法，可明确缺损的位置、范围和疝囊内容物的性质等。

四、诊断

绝大多数白线疝有明显的缺损（即疝环）和疝囊，疝块具有明显的可复性，根据体征较易诊断。有少数白线疝有缺损，但无明显的疝囊，突出肿块为腹膜外脂肪，因此无明显的可复性。白线疝有两种检查方法：一是用拇指和示指夹住肿块并向外牵拉常诱发疼痛，认为这是白线疝的一种具有特征的临床表现；二是用手指按在疝块处的腹壁上，嘱患者咳嗽，此时手指可感到一种捻发的感觉（Litten 征），这是由于含有液体的肠袢突入疝囊所致。

五、治疗

通常认为小且无症状的白线疝无须特别治疗，但如果症状明显则需采取手术治疗。手术方式有以下 5 种。

1. 单纯横行对合缝合法

将疝环两边的腹白线直接对合缝合，这种方法适用于疝环两边腹直肌相距较近，缝合后张力较小，手术操作简单，是较常用的非补片修补方法。

2. 横行重叠修补法

一般要像正中切口进腹一样切开剑突至脐的腹白线全长，用类似修补腹壁疝的方法横行重叠缝合腹白线。这种方法适用于腹直肌分离相当宽，伴有腹白线伸长变薄，用单纯对合缝合方法修补效果较差者。

3. Berman 手术修补法

适用于白线有多处缺损者。先缝合腹横筋膜，然后在两侧腹直肌前鞘各做一等长的垂直切口，将两侧前鞘的内叶重叠缝合以修补薄弱或有缺损的白线。

4. 开放的腹膜前补片修补术

纵行切开皮肤，暴露疝囊，回纳疝囊及其内容物进入腹腔，于疝环四周腹直肌后鞘下分离腹膜前间隙，分离范围超出疝环 3 ~5 cm。缝合腹膜后，于腹膜前置入聚丙烯补片并与后鞘缝合固定。此方法适用于缺损较大，难以直接缝合者。手术创伤较大，手术效果较直接缝合好。

5. 腹腔镜下补片修补术

在腹壁侧方做 3 个 0.5 ~1 cm 的切口，回纳疝内容物后，测量疝环大小，体表标记缺损边缘的位置，将防粘连补片置入腹腔，补片边缘超出缺损 3 cm 以上，用螺旋钉、全层缝合固定法将补片固定于腹壁。此手术的特点是创伤小，修补处张力小，修补效果好。

六、手术方式的选择

由于白线疝不同于一般的切口疝（除非较大的白线疝），而且腹直肌是纵行肌肉，其缺损处横行缝合后张力一般不大，可选择直接缝合。对于缺损较大的白线疝仍建议采用补片修补术，以腹腔镜下修补为优。

第九章

动脉炎性疾病

第一节　多发性大动脉炎

多发性大动脉炎是一种累及主动脉及其主要分支、肺动脉的慢性非特异性炎症性疾病。因该病可发生在大动脉的多个部位而引起不同的临床表现，因此又有很多名称，如高安病、无脉症、主动脉弓综合征、不典型主动脉狭窄、青年女性动脉炎、青年特发性大动脉炎、缩窄性大动脉炎、巨细胞性主动脉炎等。

多发性大动脉炎的发病率不高，因有些患者在不引起明显动脉狭窄的血流动力学影响时，可没有明显症状而不就诊或被漏诊，因此发病率具体不详。多发性大动脉炎全球各地均有病例报道，有明显的地区性，以日本、中国、印度等国家发病率最高，其次为墨西哥等北美洲地区。

一、病因

多发性大动脉炎病因迄今尚未明确，多数学者认为本病为自身免疫性疾病。本病的发生可能由多种因素所致，主要与下列因素有关。

1. 自身免疫因素

患者血清球蛋白、免疫球蛋白升高，尤其是IgA、IgM和C反应蛋白等升高，类风湿因子等常呈阳性。抗主动脉抗体活动期阳性率可达90%。在静止期可下降或转阴。患者的抗内皮细胞抗体AECA常呈阳性，滴度与正常人有显著差异。而且实验显示，单克隆抗体mAECA可促进大动脉内皮细胞黏附分子的表达，促进单核细胞的附着。而对小动脉的作用不强。因此ACEA有可能参与本病的病理过程。但ACEA不具有特异性，Wegener肉芽肿、系统性红斑狼疮等对ACEA也具有抗原特异性，有的患者发病前常有链球菌、结核杆菌等感染史，有可能感染性变态反应导致大动脉抗原抗体反应，使主动脉壁发生炎性反应。动脉病变处CD_8T细胞占多数。

2. 遗传因素

多发性大动脉炎的遗传因素近年来越来越受到重视，尤其是*HLA*基因与多发性大动脉炎的关系。日本、中国、印度等国均有报道，本病可发生在孪生姐妹等同一家族人员中，且发现1例年龄仅4个月的多发性大动脉炎患儿。流行病学调查显示，多发性大动脉炎患者某些*HLA*基因高表达，如*HLA-B52*、*HLA-B39*等。因*HLA*具有多态性，不同地区、种族有差异。不同地区的多发性大动脉炎患者*HLA*的基因型有差别，日本以*HLA-B52*最显著，南美洲以*HLA-DR6*、*HLA-B39*等与多发性大动脉炎关系密切，泰国为*HLA-A31*和*HLA-B52*，印度为*HLA-B5*。在日本以Ⅰ、Ⅱ型主动脉弓分支和升、降主动脉病变较多，症状多有无脉、主动脉反流。印度以Ⅳ型腹主动脉及其分支病变偏多。而且有些资料显示，*HLA*基因型与临床表现有一定的联系，以*HLA-B52*表型高表达的患者主动脉反流、缺血性心脏病、肺梗死显著，*HLA-B39*肾动脉狭窄较多。基因分析显示，墨西哥患者*HLA-B39**062、*HLA-B39**061、*DRB1**1301与日本*HLA-B**5101、*HLA-B5**2012基因的3′末端内显子2与5′端外显子3一致。因此有学者推测，是否存在一个特异性的序列而不是一个特异等位基因，邻近并促发使动脉炎发病的有关基因表达而引起发病。免疫病理病变部位有 γδT 细胞、αβT 细胞、CTL 细胞和 NK 细胞，而且 *HSP*-65、*HLA* Ⅰ、*HLA* Ⅱ高表达。γδT 细胞、αβT 细胞的作用具有抗原限制性，因此提出是否有特异性的抗原。其基因与 *MICA*（MHCA class Ⅰ chain related）相邻并通过识别 *MICA* 分子起反应。而感染可触发这一反应。有研究显示，*MICA*-12、*MICA*-14 与多发性大动脉炎、Buerger 病相关。但在无 *HIA*-*B*52 时，*MICA*-12 与多发性大动脉炎呈正相关。而只有在 *HLA*-*B*54 下，*MICA*-14 与多发性大动脉炎呈正相关。Buager 病在 *HLA*-*B*54 下 *MICA*-14 与之呈正相关。因此，多发性大动脉炎相关基因接近于 *MICA* 基因。但在我国除个别报道外，此方面研究尚不多。*HLA* 与本病遗传易感性的关系，值得进一步探讨。

3. 性激素

本病好发于育龄期妇女，男女发病比例为 1 ∶ 3。动物实验则发现给家兔喂服己烯雌酚可使主动脉发生动脉中层坏死、弹性纤维断裂，类似于多发性大动脉炎样的病理改变。同样也发现长期服用雌激素类药物患者可损伤血管壁，引起内膜纤维增厚、中膜纤维组织变性、弹性纤维断裂等病理改变。性激素可影响免疫调节功能，也能影响血管内皮黏附因子的表达。人体内雌激素的持续高水平，可导致主动脉及其分支非炎症性病理改变。

二、病理

多发性大动脉炎可在主动脉全长任何部位发生，并可累及所有的主要大分支、肺动脉，以及其叶段分支，大多数（80%）可累及两支以上的动脉分支，但以主动脉弓分支动脉（尤以左锁骨下动脉）、肾动脉、胸主动脉、腹主动脉多发。胸主动脉、腹主动脉病变常可累及腹内内脏大分支，肺动脉病变常较轻，有时冠状动脉也可累及。

病理标本提示病变血管呈灰白色，管壁僵硬、钙化、萎缩，与周围组织有粘连，管腔狭窄或闭塞。上述病变的发展均较缓慢，在逐渐引起动脉狭窄、闭塞的同时，常在动脉周围产生侧支血管。病变早期或活动期以肉芽肿性炎症为主。动脉的外膜、中膜、内膜全层均有淋巴细胞、巨噬细胞、单核细胞等炎性细胞浸润，然后纤维组织增生，外膜滋养血管改变明显。外膜可与周围组织形成粘连，纤维增生。中层基质增多，弹性纤维肿胀断裂破坏。平滑肌坏死，肉芽组织形成，淋巴细胞、浆细胞浸润，中层还常有上皮样细胞和郎格罕细胞形成结节样改变，增生纤维化使管壁变厚，纤维收缩及内膜增厚使整段动脉变细狭窄，壁内也可有钙化。壁内中层坏死、变薄，可有局部扩张或动脉瘤形成。

根据临床好发部位多发性大动脉炎可分为下列 6 种类型。

1. 头臂型

本型患者的血管病变均在颈总动脉、锁骨下动脉及无名动脉等主动脉弓的大分支上，可以是单独一个分支受累，也可以同时累及各分支。当颈总动脉、无名动脉产生狭窄或闭塞时，导致明显的脑部缺血。颈动脉、椎动脉的闭塞程度直接影响大脑的供血。锁骨下动脉或无名动脉近心端阻塞，导致部分脑血流经 Wills 环，经椎动脉逆行灌入压力低的患侧上肢，引起或加重脑缺血，引起椎-基底动脉供血不足的症状。

2. 胸腹主动脉型

该型患者的病变主要发生在胸主动脉和（或）腹主动脉，大多导致胸主动脉和腹主动脉的狭窄、闭塞或瘤样扩张，主动脉外膜与纵隔粘连较明显，可导致上肢高血压、下肢低血压，以及肾缺血性高血压。严重者可有脏器、脊髓供血障碍。因后负荷增大，有时可引起主动脉瓣反流，心脏也有代偿性扩大，特别是左心室壁明显增厚。严重者可出现心力衰竭。

3. 肾动脉型

这类患者有肾动脉的狭窄或闭塞，有时可侵及肾内动脉，引起肾缺血性高血压、肾功能衰竭，可出现一系列肾性高血压的症状及体征。

4. 混合型

两种类型以上病变为混合型。混合型的患者其血管受累的范围较广，其中肾动脉同时受累者最多。病理生理改变因病变部位而不同，但较复杂、严重。

5. 肺动脉型

病变可累及肺动脉主干，叶、段动脉，产生广泛性、节段性狭窄。以右肺上叶、左肺下叶动脉最多见，可引起狭窄，近段肺动脉、右心室压力增高。

6. 冠状动脉型

冠状动脉受累文献报道也不少见，表现为狭窄或瘤样扩张，可导致心肌缺血。

三、临床表现

临床上青少年发病率较高，尤其是女性，多于12～30岁出现症状，但最小者可在出生后两个月发生，也有在40岁以上出现症状者。临床表现呈多样性，轻者可无症状，重者可危及生命。症状的出现常提示动脉病变导致内脏或肢体缺血，可以包括血管、神经、心脏和肺部的多种表现。临床表现与病变部位及病程不同时期（急、慢性和早、晚期）有关。病变活动期可有全身不适、发热、易疲劳、食欲缺乏、体重下降、多汗、月经不调等症状，有时可有不典型表现如无原因发热或心包积液等。皮肤表现有感染性皮肤结节、结节性红斑、坏疽性脓皮病。有些患者可有结核、风湿热，也可并发克罗恩病。小孩主要表现为高血压、无脉、心力衰竭、心肌病、心脏瓣膜病。轻者可无明显临床症状，重者可出现局部症状，而局部表现与累及部位有关。现按病变部位分类叙述如下。

1. 头臂型

当颈总动脉、无名动脉产生狭窄或闭塞时，可导致脑部缺血症状，如耳鸣、视物模糊、头晕、头痛、记忆力减退、嗜睡或失眠、多梦等，也可有短暂性脑缺血性发作如眩晕、黑蒙，重者可有发作性晕厥甚至偏瘫昏迷，少数患者有视力下降、偏盲、复视，甚至突发性失明。颈动脉狭窄以后可引起眼部的缺血表现，如角膜白斑、白内障、虹膜萎缩、视网膜萎缩或色素沉着、视盘萎缩、静脉出血等。患者失明多以白内障为多。当锁骨下动脉第一段闭塞时，可因锁骨下动脉窃血导致或加重脑部缺血症状；当无名动脉或锁骨下动脉受累时，则出现上肢血供不足的症状，开始时可有脉搏减弱，或单纯表现为无脉症。血压测不出或明显降低，严重者有明显缺血症状如手指发凉、酸麻、乏力，上肢肌肉萎缩。因上肢有丰富的侧支循环形成，所以即使到病变后期，指端也不发生坏死。

2. 胸腹主动脉型

该型患者的病变大多导致胸主动脉和腹主动脉的狭窄或闭塞。临床上主要表现为头颈、上肢的高血压及下肢供血不足的症状，如头晕、头痛、心悸、下肢发凉、行走后双下肢酸麻无力、间歇性跛行等。严重者可因脊髓供血不足在下肢活动后产生大小便失禁或下肢暂时性无力而跌倒。有时腹腔干、肠系膜上动脉等腹主动脉分支可累及，但因病变时间长，常有丰富的侧支形成，较少引起胃肠道症状。当病变在肾动脉以上时，继发肾缺血性高血压。上肢血压可明显升高，达到（180～245）/（90～135）mmHg，甚至更高，用通常的降压药不能奏效。严重者因主动脉血反流出现主动脉瓣关闭不全，严重者可出现心力衰竭。

3. 肾动脉型

多因肾缺血产生一系列肾性高血压的症状及体征。此类血压升高持续，幅度高而且舒张压也非常高，用一般降压药效果不佳，严重时可产生高血压危象，表现为头痛、头晕、血压骤然升高、视物不清、眼底出血、恶心呕吐，腹背部可闻及杂音。

4. 混合型

该类患者血管受累的范围较广，在临床表现上可同时出现上述头臂型、胸腹主动脉型和（或）肾动脉型的症状及体征。其中肾动脉同时受累者最多。但症状和体征常较严重。

5. 肺动脉型

病期长，发展较缓慢，出现的症状较轻而且较晚。可有肺动脉高压（轻—中度）的表现，如心悸、气短等。

6. 冠状动脉型

冠状动脉受累可引起心肌缺血，表现为心绞痛、心肌梗死等。

患者的症状与部位侧支循环的建立、狭窄程度、进展的快慢、病期，以及有无血栓等有关。多处狭窄者可有综合表现。多发性大动脉炎多为慢性，而且常因体内侧支循环形成而减轻器官供血不足所引起的症状和体征，但侧支较细，血流阻力大，器官部分功能虽得到保存，但不足以应付工作负荷的增加或减轻因缺血所致的症状。

四、辅助检查

1. 血液检查

多发性大动脉炎病变活动期，患者的红细胞沉降率大多增快、C 反应蛋白呈阳性、白细胞轻度增高，组织因子、vWF 因子、血栓烷、组织型纤溶酶原激活因子、ICAM-1、VCAM-1、PECAM-1、E-选择素均升高，但与健康人对照无显著性差异。临床上常用红细胞沉降率来判断疾病的活动性，但需指出的是，目前尚无一项血清学指标能确切反映病变活动。患者尚可有轻度贫血、血浆白蛋白减少、α 及 γ 球蛋白升高、免疫球蛋白 G（IgG）升高。抗 O 抗体、类风湿因子、结核菌素试验等有时阳性。多发性大动脉炎患者有时血液呈高凝状态，血液流变学检查有异常。

2. 超声血管检查

多普勒超声血管检查，对多发性大动脉炎患者可用于测定病变动脉近远端的血流及波形，也可测定肢体的动脉压力，了解动脉狭窄和阻塞的程度。眼球容积描记（OPG）检查、OPG 眼动脉测压可间接提示颈内动脉压力，对诊断颈内动脉严重狭窄或闭塞有一定的价值。彩色血管超声检查从形态上显示病变动脉的图像，能测量病变动脉的血流量和流速，尤其是对颈动脉检查诊断的正确率高达 96%，对临床诊断有十分重要的指导意义。经颅多普勒超声可评价 Willis 环的血流量和血流方向。这些检查项目简单实用，为无创性检查，可重复进行，因此在临床上应用很广泛。但彩色多普勒超声图像及频谱分析在精确性及符合率上不及动脉造影。

3. 脑血流图检查

头臂型大动脉炎，颈动脉严重受累者，脑供血不全，脑血流图可显示脑血流量明显减少。

4. 眼底检查

包括常规眼底检查、荧光素血管检查、电子视网膜照相检查。颈动脉重度狭窄或闭塞者可致眼部缺血，眼底检查可发现视网膜缺血性变性或萎缩等病变。荧光素血管检查可见视网膜静脉扩张、动静脉短路、新生血管及缺血管区。有约 35% 无症状性视力功能损害。因此建议常规行眼底检查。

5. 超声心动图及心电图检查

持续高血压、左心室肥厚、病变累及主动脉瓣时，超声心动图和心电图检查可提示心脏及主动脉瓣病变。

6. CTA 和 MRA 检查

是较先进的无创影像学检查方法，能清晰显示动脉的形态、结构，能在动脉狭窄或动脉瘤出现前显示动脉管壁变化，周围血管水肿，而且这些改变与红细胞沉降率、C 反应蛋白的水平呈正相关。对比增强性三维 MRA 可较精确敏感地显示主、肺动脉病变。早期见主动脉、颈动脉及其周围增强信号，慢性期管壁对比增强显示病变活动，同时也可显示内腔变化，尤其是对于动脉内膜和管壁的早期病变参考价值大。

7. 动脉造影（DSA）检查

DSA 仍是主要的检查手段，可以详细了解病变的部位、范围及程度，以及侧支形成情况。动脉造影为手术和介入治疗提供最有价值的影像学依据。动脉造影时，常可发现病变动脉段闭塞或狭窄，周围可见丰富的侧支血管，依靠这些侧支血管与远心端的血管再通。由于大动脉炎有多发的特点，造影时注意了解降主动脉、腹主动脉、肾动脉等大动脉有无病变，必要时可局部注射造影剂或分段造影来验证。头臂型大动脉炎造影时，锁骨下动脉、无名动脉、颈动脉造影的延期像有特别重要的诊断意义。在延期片上，仔细寻找通过侧支血管再通的颈总动脉或颈内动脉的影像，是争取动脉重建的最可靠的依据。此外，应注意发现锁骨下动脉窃血的征象。

8. 放射性核素肾图、肾显像检查

肾血管狭窄者，可用肾图、肾显像了解肾灌注及分肾功能。

五、诊断和分类

多发性大动脉炎的诊断，主要依据病史、临床表现和影像学检查。典型患者诊断一般并不困难，在年轻患者尤其是女性有上述表现及体征时应考虑本病。详细体格检查包括全身各部可触及动脉的脉搏搏动；听诊有无杂音，测定四肢血压；对肾动脉狭窄还可进一步做肾素血管紧张素活性的测定。

多发性大动脉炎病变的复杂性使得诊断标准难以统一。目前临床多使用美国风湿病学会制订的多发性大动脉炎诊断标准：①发病年龄≤40 岁；②患肢间歇性跛行；③双上肢肱动脉搏动减弱；④双上肢收缩压差 >10 mmHg；⑤锁骨下动脉或主动脉可闻及杂音；⑥主动脉及一级分支或上下肢近端的大动脉狭窄或闭塞，病变常为局灶性或节段性，而且不是由动脉硬化、肌纤维发育不良或其他原因引起。确诊需要符合以上 6 项中的至少 3 项。

多发性大动脉炎的分类方法最早由 Ueno 于 1967 年提出，他根据动脉受累部位将其分为 3 种类型（表 9-1）：Ⅰ型为主动脉弓及其分支病变；Ⅱ型为降主动脉、腹主动脉及其分支病变，Ⅲ型为前两者的混合型。Lupi-Herrera 增加了一个Ⅳ型即肺动脉病变型。Nasu 等基于动脉病变的分布将 Ueno 分型进行了改进。1994 年，东京 Takayasu 动脉炎国际会议上提出一个新的分类方法，将其分为 6 型。Ⅰ型病变仅限于主动脉弓的分支；Ⅱa 型病变累及主动脉弓及其分支，Ⅱb 型病变累及主动脉弓与其分支及降主动脉；Ⅲ型病变累及降主动脉，腹主动脉及其分支；Ⅳ型病变累及腹主动脉及其分支；Ⅴ型病变累及全主动脉及其分支。C 型或 P 型分别用来表示冠状动脉或肺动脉受累。

表 9-1　多发性大动脉炎的分类

类型	定义
Ueno 分类法	
Ⅰ型	病变累及主动脉弓及其分支
Ⅱ型	病变累及降主动脉、腹主动脉及其分支
Ⅲ型	前两者的混合型
Ⅳ型*	病变累及肺动脉
Nasu 分类法	
Ⅰ型	病变仅限于主动脉弓的分支
Ⅱ型	病变累及主动脉根部、主动脉弓及其分支
Ⅲ型	病变累及腋下主动脉
Ⅳ型	病变累及全主动脉及其分支
1994 年东京国际会议分类法**	
Ⅰ型	仅限于主动脉弓的分支
Ⅱa 型	主动脉弓及其分支
Ⅱb 型	主动脉弓与其分支及降主动脉
Ⅲ型	降主动脉，腹主动脉及其分支
Ⅳ型	腹主动脉及其分支
Ⅴ型	全主动脉及其分支

注：* Lupi-Herrera 改良。

** 改良后增加 C 型或 P 型，分别用来表示冠状动脉或肺动脉受累。

多发性大动脉炎活动期的判定对确定治疗效果非常重要，但文献中尚未统一。因为糖皮质激素在多发性大动脉炎的治疗中具有重要作用，所以一些学者将激素的使用作为该病活动期的唯一决定因素。这个定义太狭窄，有可能将处于缓解期无须应用激素的患者与处于活动期而尚未应用激素的患者混为一谈。目前多发性大动脉炎活动期的判定标准沿用 NIH 制定的标准：①全身系统症状，如发热、肌肉骨骼痛（除外其他原因）；②红细胞沉降率加快；③血管缺血或血管炎表现，如跛行，脉搏细弱或脉搏消失，血管杂音，任意上下肢血压不对称；④典型的血管造影特征。

六、鉴别诊断

1. 先天性主动脉缩窄

胸腹主动脉型有上下肢血压差者需与先天性主动脉缩窄相鉴别。先天性主动脉缩窄多为男性，部位多局限于主动脉弓降部起始部，可在婴幼儿时即出现症状或合并其他先天性心脏病。

2. 血栓闭塞性脉管炎

可有下肢间歇性跛行，好发于青年男性，常有吸烟嗜好。但病变多侵及四肢中、小动静脉，可有游走性静脉炎，常引起肢端坏疽。

3. 动脉硬化性疾病

一般均在中老年发病，常有胆固醇、甘油三酯等升高，动脉造影可见内膜不平整、串珠样改变、动脉迂曲，而多发性大动脉炎常呈节段性病变，有时呈鼠尾样逐渐变细而闭塞。

4. 胸廓出口综合征

锁骨下动脉可在胸腔出口处的肋骨斜角肌裂孔、肋骨锁骨管道等处，因斜角肌、纤维膜、肋骨、锁骨等组织解剖异常受压迫，而引起桡动脉脉搏减弱，指端发凉、麻木、乏力等上肢动脉缺血性表现，也常有神经、静脉方面的体征，如上肢的痉挛性疼痛、麻痹，上臂肿胀等。体格检查 Adson 征常为阳性，上肢外展某一位置症状显著。肌电图显示神经传导速度减慢。

七、治疗

多发性大动脉炎的治疗包括手术和非手术治疗。其原则是尽量恢复远端动脉的血流，改善器官及肢体血供。

（一）非手术治疗

活动期或早期患者，原则上不应该手术治疗，应该应用激素类等药物治疗直至病情稳定。药物治疗包括类固醇激素（甾体类激素）、免疫抑制剂、抗凝、扩血管降压等药物。合并有结核等感染性疾病时给予抗感染治疗。到目前为止，红细胞沉降率仍是观察大动脉炎的主要化验指标，如红细胞沉降率尚未正常，应尽量先采用保守治疗。

1. 糖皮质激素类药物和免疫抑制剂

激素治疗在活动期对改善症状、缓解病情有一定效果，多用口服泼尼松、地塞米松，重者可静脉给药，使低热逐渐消退，肌肉关节的酸痛等全身症状消失。当红细胞沉降率正常后，激素可逐渐减量，直至完全停用。红细胞沉降率恢复正常后可考虑手术治疗。部分患者经治疗脉搏可恢复正常（限于急性、早期）。病情经治疗不见缓解或感染不易控制、恶性高血压者不得长期使用激素治疗。文献报道显示，术前和术后的激素治疗有利于改善预后。

即使口服激素使疾病缓解，复发仍很常见，45% ~96% 的患者会复发。复发或未缓解的患者中，有 40% ~73% 的患者一般需要加用一种免疫抑制药物。治疗方案包括口服糖皮质激素并联用一种免疫抑制剂如氨甲蝶呤、环磷酰胺、硫唑嘌呤、环孢霉素、抗 TNF 治疗等。

小剂量氨甲蝶呤有助于病情缓解并使口服糖皮质激素减量。在一项研究中，糖皮质激素与氨甲蝶呤合用后使 81% 的患者达到缓解。环磷酰胺同样被用来作为 TA 的辅助用药。一项研究中 30% 的患者单用糖皮质激素治疗失败，加用环磷酰胺口服，该组 2/3 的患者血管病变无进展。治疗病变广泛的儿童患者可以在联用糖皮质激素和环磷酰胺获得缓解后，以氨甲蝶呤作为维持治疗。硫唑嘌呤与口服糖皮质激素的联合治疗也取得一些疗效，尽管这种治疗没有修复血管损害，但却可以阻止病程的进展。

对于上述免疫抑制剂治疗无效的患者可以尝试使用抗 TNF 治疗，但要注意感染和肿瘤的发生。尽管免疫抑制治疗前景广阔，但对大部分患者仍不适用。

2. 扩血管、祛聚类药物

常用扩血管、祛聚类药物有低分子右旋糖酐、复方丹参和川芎嗪注射液等。因有患者可呈高凝状态，肠溶阿司匹林、双嘧达莫等抗血小板药有时使用后有助于改善症状，特别是一些腔内血管治疗以后的病例，抗血小板治疗有利于维持长期通畅性。

3. 降压药

患者常有肾素—血管紧张素活性增高，因此血管紧张素转化酶抑制剂（ACEI）和血管紧张素受体拮抗剂（ARB）类药物降压较有效。有文献报道，β 受体阻滞剂可通过减轻后负荷等改善因主动脉反流所致左心室高压引起的扩张和肥厚。但是对肾功能异常或双肾动脉病变者，应慎用或禁用 ACEI 或 ARB 类药物。

（二）腔内血管治疗

近年来，国内外介入治疗已较广泛地应用于多发性大动脉炎，包括经皮腔内血管成形术、支架植入术，具有微创、简单、易行及可多次反复应用。尤其适用于年龄较小患者。对于反复狭窄者可行支架植入术。治疗效果与狭窄长度有关，短者比长者疗效好。对于胸腹主动脉型，尤其适用于年龄较轻的患者。支架常运用于扩张失败及反复狭窄。支架再狭窄患者可见内膜纤维沉积，大量机化和钙化血栓。

目前运用腔内治疗 TA 越来越多，其远期疗效与手术相比目前尚无大量统计学资料，但越来越受到重视，有部分学者将腔内治疗列为首选治疗。原因在于腔内治疗成功率通常较高，肾动脉 PTA 成功率为 89.2% ~95%，锁骨下动脉闭塞腔内治疗成功率为 81% ~86.5%。主动脉缩窄 PTA 的治疗成功率可达 100%。

在血管内介入治疗过程中，如发现主动脉狭窄段有分支动脉存在的情况，PTA 需谨慎操作，应短暂、反复进行扩张，逐渐增加压力，以免分支动脉撕裂，术后及时应用血管扩张药物和抗血小板药物，可有效预防分支动脉继发血栓形成。需指出的是，PTA 操作时需准备中转开放手术，以备在有严重并发症出现时，能够及时干预治疗。

经皮穿刺血管腔内成形术是治疗短段狭窄的胸腹主动脉型大动脉炎的首选治疗手段，并且还可作为外科手术治疗的辅助方法。其优点是手术创伤小、安全，能达到立竿见影的疗效，缩短患者住院时间等，值得在临床推广应用。

PTA 治疗多发性大动脉炎的远期效果不佳可能与该病导致的病变段血管纤维化及动脉柔顺性降低有关。许多学者提到应使用高压球囊来提高治疗成功率，但影响 PTA 成功率的因素包括大动脉炎所致的狭窄病变较长，以及球囊扩张本身对血管偏心性狭窄及弥漫性主动脉疾病治疗效果不佳。

（三）手术治疗

手术治疗的原则是重建动脉，改善远端血液供应。因多发性大动脉炎病变累及血管全层且与周围组织粘连严重，甚至有广泛钙化，管壁病变部脆弱，直接手术渗血多，游离困难，组织不牢固，下针吻合、缝合不可靠，术后早晚期均易发生吻合口哆开，假性动脉瘤形成。因此，内膜剥脱术、局部补片扩大管腔、切除病变血管较少用，而多采用跨病变远、近端正常动脉旁路术，手术一般不游离病变部位，吻合口均在正常动脉组织，使手术简化、安全效果较好，并可保留已建立的侧支循环，疗效满意，是本病首选的手术方法。因手术属非解剖性旁路，手术方案的确定主要根据病变部位、患者全身情况、受累范围而设计。手术一般在病变稳定后半年至 1 年进行，临床检查包括体温、红细胞沉降率、白细胞计数、IgG 均应正常。手术应在脏器（如肾脏）功能尚未完全衰竭时进行，以期改善血供，维持功能。

1. 头臂型

（1）胸内途径旁路术：当主动脉弓的分支发生多发性病变，特别是无名动脉及左颈总动脉和左锁骨下动脉均被累及时，为改善脑或上肢的血供，做主动脉弓分支之间的旁路移植术已无济于事，应行此术式。根据病变部位、范围有多种形式的旁路术。升主动脉—颈总动脉或锁骨下动脉旁路术、升主动脉—双颈总动脉旁路术等。

患者取仰卧位，行气管插管下全身麻醉，取胸骨正中切口，再根据转流情况向上延至颈部，或在颈部另做切口。牵开胸骨，切开心包，充分显露升主动脉、主动脉弓及其分支。静脉肝素化后，主动脉侧钳闭升主动脉，按旁路血管直径做纵行切口并行端侧吻合。另一端至颈总动脉或锁骨下闭塞血管远段做端侧吻合。多支病变可选用分叉血管或人造血管移植在血管桥上。彻底止血后，常规关闭胸部和颈部切口并行纵隔引流。

（2）胸外途径旁路术：手术创伤小，并发症少，死亡率低，术后效果满意，临床上较常应用。可采用自体静脉或人造血管作为移植材料。当有两支以上病变时可采用序贯旁路。常用术式如下。

1）锁骨下动脉—颈总动脉旁路移植术：适用于颈总动脉或锁骨下动脉起始部狭窄或闭塞者。患者取仰卧位，气管插管下全身麻醉，于锁骨上做平行切口，切开皮肤、皮下组织和颈阔肌后横断胸锁乳突肌，显露脂肪垫、膈神经，在前斜角肌外侧见锁骨下动脉；分离牵引，保护好膈神经，注意勿损伤胸导管，显露锁骨下动脉；在其内侧解剖脂肪垫游离出颈总动脉。静脉肝素化后，阻断颈总动脉，行自体静脉或人造血管端侧吻合，开放阻断钳，排气和驱除碎屑并阻断移植血管，远端与锁骨下动脉端侧吻合。打最后一结时，松开阻断钳，排气和驱除碎屑。创面逐层缝合。

2）颈总动脉—颈总动脉旁路术：适用于无名动脉或左颈总动脉狭窄闭塞者。在颈前锁骨上做平行切口，按前述方法解剖游离左、右颈总动脉，移植入旁路血管。

3）腋动脉—腋动脉旁路移植术：适用于高龄、高危患者，可有效改善患侧上肢缺血及椎动脉窃血。选择全身麻醉为宜，患者肩部垫高，上肢外展，在两侧锁骨下 2 cm 做平行切口显露两侧腋动脉，于胸前切口间做皮下隧道置入移植血管，先行端侧缝合一侧，再同法吻合另一侧。

无名动脉、颈动脉、锁骨下动脉有两支病变时，选用锁骨下动脉—颈动脉—颈动脉、锁骨下动脉—锁骨下动脉—颈动脉序贯旁路术等。

（3）手术主要并发症。

1）脑梗死：由于手术过程中阻断动脉血栓形成或松钳后，血栓、气栓、碎屑等进入颅内动脉所致。因此，在阻断动脉前需静脉肝素化，吻合结束应充分排气和驱除碎屑后再开放阻断钳。

2）脑缺血性损伤：由阻断或牵拉颈总动脉时间过长所致。因此术前可行颈动脉压迫试验，增加脑缺血耐受能力。术中尽量减少阻断时间，必要时在术中测量颈动脉远端压力，如大于 50 mmHg，常可耐受手术，如小于 50 mmHg 可考虑使用旁路管。

3）移植血管的闭塞和压迫：行升主动脉多支血管旁路或序贯血管旁路术常位于上纵隔或胸腔上口，加上组织反应性水肿等，可使移植血管扭曲闭塞，或使静脉、气管等受压，引起头面部水肿或呼吸困难。因此要尽可能选用小口径移植血管。

4）神经损伤：迷走神经伴随颈动脉下行，膈神经、喉返神经经过颈部锁骨下动脉，游离显露动脉时易损伤，因此操作需精细，且要避免过分牵拉。

5）淋巴漏：术中颈淋巴管和胸导管损伤可致淋巴漏，如损伤时可行结扎或缝合于静脉。

（4）术后处理：注意观察血压、呼吸、脉搏等生命体征；定时观察神志、瞳孔等神经体征；常规行祛聚、甘露醇脱水治疗。

2. 胸腹主动脉型

（1）胸主动脉—腹主动脉旁路移植术：适用于狭窄或闭塞，有明显上肢高血压及下肢缺血表现者。

患者采用双腔气管插管下全身麻醉，取右侧卧位，左侧胸部垫高约 60°，腹部垫高 30°，采用胸腹联合切口。腹部切口为腹正中切口，至病变部位远端。胸部行右后外侧切口，根据病变部位高低选择相应肋间进胸，如第 5、第 6、第 7、第 8 肋间。

胸部纵行切开纵隔胸膜，分离一段胸主动脉，无损伤血管钳夹闭主动脉侧壁做纵切口行端侧吻合。于膈肌主动脉孔切开扩大做隧道使人造血管通过。游离脾区和左结肠区，将小肠等移向右侧，切开后腹膜，探查腹主动脉及其分支，用无损伤血管钳夹闭主动脉侧壁，人造血管与腹主动脉端侧吻合。检查吻合口无漏血后，常规关胸、关腹，放置胸腔引流管。合并肾动脉分支病变时，也可做肾动脉人造血管旁路，或做人造血管桥至肾狭窄闭塞动脉远端。

(2) 升主动脉—腹主动脉旁路移植术：胸腹主动脉长段狭窄，无法行胸腹主动脉旁路移植术时可采用该术式。

患者取仰卧位，气管插管下全身麻醉，采用胸腹部正中联合切口。近端与升主动脉行端侧吻合，膈下显露腹主动脉，剪开膈肌角游离膈下腹主动脉，人造血管于右心房右侧和下腔静脉前方穿过膈肌，在肝右叶后方至小网膜囊，于腹膜后肾动脉下或腹腔动脉上做端侧吻合。

(3) 腋动脉—股动脉或腋动脉—双股动脉旁路移植术：对全身情况差而又有胸腹主动脉狭窄或当腹主动脉病变广泛累及单侧或双侧髂总动脉时，为改善下肢动脉血供，可选择此解剖外旁路术式。

主动脉根部或弓部狭窄闭塞合并主动脉瓣关闭不全，可行 Bentall 手术和象鼻术式置换主动脉根部、弓部。5 年生存率为 87%，10 年生存率为 75%。累及冠状动脉时，行冠状动脉重建。

3. 肾动脉型

肾动脉狭窄是多发性大动脉炎好发部位，且可致严重高血压，应积极恢复肾血运，腹主动脉、肾动脉旁路术应为首选。也有髂肾旁路，主动脉置换加肾动脉重建。对双侧严重受累或仅有孤立肾者宜慎重手术。双肾者可分期先行重肾侧，成功后再行另侧。若一侧功能已严重受损，动脉重建后难以改进功能者，应力求保住功能较好侧，后切除重肾。肾动脉条件不佳时，可选用自体肾移植。

形成动脉瘤者，则应行动脉瘤切除移植术，或旁路移植术。对于从主动脉根部至腹主动脉分叉广泛性动脉瘤形成，可以 Bentall 术式和象鼻技术先行升主动脉—主动脉弓部置换，第二步在部分心肺转流下行降胸主动脉置换。

4. 肺动脉型

由于肺血管常为多发，且远端也常累及，一般难于行外科手术。

对病情严重、病变广泛、双肾均因高血压有继发小动脉硬化改变，手术难以改善功能者不宜手术，以免术后血压波动严重，出现恶性高血压而危及生命。术后，对高血压患者仍需给予适当药物治疗维护肾功能。

术后近远期效果为 94% 和 83%，手术死亡率为 6%，常见原因为肾衰竭、血管栓塞等。晚期并发症有再狭窄、人造血管血栓形成、假性动脉瘤形成。

多发性大动脉炎的治疗有时常需要多种治疗方法相结合，如先药物控制病变的活动，改善症状，其后再采用介入或手术治疗，或腔内治疗与手术并用。

八、预后

多发性大动脉炎是慢性进行性疾病，有自然缓解及复发的可能。受累局部常有丰富的侧支循环，很少发生器官和肢体缺血坏死。多数自然或治疗后转为慢性期。预后与高血压程度、肾功能和脑供血有关。尸检死亡原因多为脑出血、肾衰竭、心力衰竭、动脉瘤破裂和肺栓塞，无法控制的高血压及其对心、脑、肾的影响。5 年生存率为 93.1%，10 年生存率为 90.1%。

第二节 血栓闭塞性脉管炎

一、概论

血栓闭塞性脉管炎（TAO）又称 Buerger's 病或 von Winiwarter-Buerger 综合征，是一种以中、小动脉节段性，非化脓性炎症和动脉腔内血栓形成为特征的慢性闭塞性疾病，主要侵袭四肢，尤其是下肢的中、小动脉和静脉，引起患肢远侧段缺血性病变。TAO 患者大多为男性，好发于青壮年，绝大多数有吸烟史，常伴有患肢游走性血栓性浅静脉炎和雷诺综合征。病理检查发现：①因血栓引起广泛性静脉和小动脉闭塞；②在受累的动脉中，管壁的内弹性层完好无损。这两个特征与动脉粥样硬化和各种形式的动脉炎截然不同。在急性期，管壁中可见巨细胞聚集，内弹性层完整，无管壁坏死。亚急性和慢性病变时，有非特异性的血栓机化、闭塞性血栓形成，无急性炎症细胞可见，受累血管偶有部分再通。

二、流行病学

血栓闭塞性脉管炎见于世界各地，可在男女及各种族发病，但有性别和地理分布的差异，并且很可能有种族易感性。由于TAO在中欧、北美、南美和非洲均很罕见，并且缺乏普遍认可的诊断标准，有关其流行病学的研究受到阻碍。因此，许多相关研究都是基于在专科研究所接受治疗的高度选择性的患者系列进行推算的，而非来自普通人群。

三、病因和发病机制

TAO的病因未明，自身免疫机制、基因易感性、高凝状态及口腔感染—炎症途径都是潜在的因素。综合国内外文献报道，多认为本病是由多种因素综合酿成，主要包括下述因素。①吸烟：烟碱能使血管收缩，据统计TAO患者中有吸烟史者占80% ~95%。戒烟可使病情好转，再吸烟后，又再度复发。吸烟虽与本病有密切关系，但并非唯一的致病因素，因为妇女吸烟者发病率不高，还有少数患者从不吸烟。②口腔细菌感染和牙周炎：在TAO患者口腔内和牙齿表面牙菌斑，以及动脉管壁内检出致病菌，细菌感染启动一系列局部和全身免疫反应，进一步损伤血管内皮，导致本病进展。③寒冷和感染：寒冷损害可使血管收缩，因此TAO北方的发病率明显高于南方。很多患者都有皮肤真菌感染，有些学者认为，它使人体发生免疫反应，使血液中的纤维蛋白原含量增多，易导致血栓形成。④激素影响：患者绝大多数为男性，又都在青壮年发病，很可能与前列环素功能紊乱，引起血管舒缩功能失常有关。⑤血管神经调节障碍：自主神经系统对内源性或外源性刺激的调节功能失常，可使血管处于痉挛状态，从而导致管壁增厚和血栓形成。⑥其他：人类白细胞抗原等遗传基因异常，或者动脉抗原、肢体抗原等自身免疫功能紊乱，也可能与本病有关。一些学者认为，从临床角度看，值得注意的是：①凡是使周围血管处于持久的痉挛状态者，都可能是致病的因素；②周围血管持久痉挛后，可显著减少管壁滋养血管的血供，使管壁发生缺血性损害，从而导致炎症反应和血栓形成。

目前占优势的理论认为，TAO是由于吸烟、口腔和牙周细菌感染导致全身免疫介导的损伤，进而所引起的一系列血管炎症、血栓形成和血管闭塞。在血栓闭塞性脉管炎患者的外周血液和病变血管壁中，发现免疫复合物的事实有力地支持这一观点。近几年来文献先后报道，TAO患者存在对人类胶原成分（包括Ⅰ、Ⅲ、Ⅳ、Ⅴ型）的细胞和（或）体液免疫反应。但由于这些反应也存在于其他自身免疫性疾病，所以还不能判断它们究竟是发病原因，还是血管壁炎症的非特异性指标。大量资料表明，吸烟与TAO的发生和发展密切相关。另外，吸烟也可能通过非免疫机制起作用，如血管收缩、激活因子和激肽系统等。对TAO患者人类淋巴细胞抗原（HLA）分型的研究发现，有些亚型发生频率明显增加，已报道的有*HLA-A1*、*HLA-A9*、*HLA-B5*、*HLA-B8*和*HLA-DR4*。这提示TAO的发病与*MHC*基因有连锁，某些人群可能存在对本症的遗传易感性。还有学者报道，*HLA-B12*几乎从不出现在TAO患者中，因此认为这可能是本病的抵抗基因。

口腔细菌感染和一系列全身血管疾病密切相关，牙周炎和牙齿表面菌斑与一系列全身血管疾病有关，包括慢性静脉功能不全、腹主动脉瘤、动脉粥样硬化和血栓闭塞性脉管炎；加之TAO患者几乎都有大量吸烟的习惯，吸烟也加重了口腔细菌感染，目前已经证明戒烟和治疗口腔细菌感染对TAO患者的治疗同样有效。

四、病理

TAO病变主要发生于中、小动脉和静脉，以动脉为主。一般先自动脉开始，然后侵袭静脉。大多数患肢在闭塞段远侧无动脉主干可见。在发病早期，即出现病变肢体末梢微循环的破坏。真皮乳头下层毛细血管后静脉节律改变和血液反流，使微循环扩张、瘀血，临床表现为本病特有的皮肤青紫色(Buerger's color)。血管呈反复发作的小血管炎症，累及中膜和外膜，管腔内血栓形成，伴血管周围纤维化。受累动脉质地变硬而缩窄，呈非感染性全层炎症。管壁内膜有广泛内皮细胞增生和淋巴细胞浸润；中层和外膜为明显纤维组织增生。管腔内血栓形成，机化后可伴有细小的再管化。管壁的结构一般仍保存，内弹力层增厚；管壁的交感神经有变性。病变常呈节段性分布，介于两个病变节段之间的血管则结构正常。病变后期管壁及其周围呈广泛性纤维化，动脉、静脉和神经均被包埋在一起，形成坚硬的条索，其周围有侧支循环形成。受累静脉的病理变化与动脉大致相同。此外，神经、肌肉和骨骼等均可出现缺血性退行性变化。

血栓闭塞性脉管炎的病理进展常分为3个阶段：急性期、进展期和终末期。①急性期：其病理变化是最有特点和诊断价值的。主要表现为血管壁全层的炎症反应，并伴有血栓形成、管腔闭塞，血栓周围有多形核白细胞浸润；血栓周围有微脓肿；内膜增厚；神经血管束中存在广泛的中性粒细胞浸润。②进展期：在进展期主要为闭塞性血栓逐渐机化，伴有部分血管再通和微脓肿消失，同时血管壁的炎性反应则要轻很多。③终末期：病变的特点主要是血栓机化后的血管再通，血管壁中、外膜层的再管化，显著的毛细血管生成及血管周围纤维化。同时血管壁的交感神经也可发生神经周围炎、神经退行性变和纤维化。这一时期的病理改变通常缺乏特异性，易与动脉硬化引起的血管闭塞晚期改变相混淆。

与动脉粥样硬化和其他类型的系统性血管炎相比，无论哪个病理阶段，TAO患者的血管弹力层和血管壁结构均保存完好。此外，炎性细胞浸润主要发生在血栓和内膜。在其血管壁中没有发现钙化和动脉粥样硬化斑块，但均存在玻璃变性。

五、临床表现

血栓闭塞性脉管炎起病隐匿，病情进展缓慢，常呈周期性发作，经过较长时期病情才逐步加重。病理生理的改变可归纳为中、小血管炎症所产生的局部影响，以及动脉闭塞所引起的供血不足的临床表现。

1. 疼痛

这是最突出的症状。开始时疼痛起源于动脉痉挛，因血管壁和周围组织中的神经末梢感受器受刺激所引起。疼痛一般并不严重，当动脉内膜发生炎症并有血栓形成而闭塞后，即可产生缺血性的疼痛。疼痛的程度不等，轻者休息后即可减轻和消失，行走时出现疼痛或加重，有时形成间歇性跛行；重者疼痛剧烈而持续，形成静息痛，尤以夜间为甚，常使患者屈膝抱足而坐，或者将患肢于床沿下垂以减轻疼痛。

2. 肢体发凉和感觉异常

患肢发凉、怕冷是常见的早期症状，体表温度降低，尤以趾（指）端最明显。因神经末梢受缺血影响，患肢的趾或（和）指可出现胼胝感、针刺感、烧灼感或麻木等感觉异常。

3. 皮肤色泽改变

因动脉缺血可致皮色苍白，伴有浅层血管张力减弱而皮肤变薄者，尚可出现潮红或青紫。

4. 游走性血栓性浅静脉炎

约一半以上的患者可反复出现游走性血栓性浅静脉炎，多位于足背和小腿浅静脉。

5. 营养障碍性病变

因缺血引起程度不同的皮肤干燥、脱屑、皲裂，汗毛脱落，趾（指）甲增厚、变性和生长缓慢，小腿周长缩小、变细，肌肉松弛、萎缩，趾（指）变细。

6. 动脉搏动减弱或消失

足背动脉或胫后动脉和桡动脉或尺动脉的搏动常减弱或消失。

7. 坏疽或溃疡

这是肢体缺血的严重后果，常发生于趾（指）端。

六、分期

本症起病隐匿，病情进展缓慢，呈周期性发作，一般要经过5年左右才有明显和较重的临床表现。按患肢缺血的程度可分为3期。

第一期（局部缺血期）：患肢麻木、发凉、怕冷，开始出现间歇性跛行，通常在行走500～1 000 m

后出现症状，休息数分钟后疼痛缓解。检查发现患肢皮肤温度降低，色泽较苍白，足背或胫后动脉搏动减弱，可反复出现游走性血栓性浅静脉炎。

第二期（营养障碍期）：患肢除有上述症状并日益加重外，间歇性跛行越来越明显，无痛行走的间距越来越短，最后疼痛可转为持续性静息痛，夜间更为剧烈。皮肤温度显著下降，更显苍白或出现潮红、紫斑。皮肤干燥、无汗，趾（指）甲增厚变形，小腿肌肉萎缩，足背和胫后动脉搏动消失。各种动脉功能试验呈阳性；做腰交感神经阻滞试验后，患肢仍可出现皮肤温度升高，但不能达到正常水平。

第三期（坏疽期）：症状越发加重，患肢趾（指）端发黑、干瘪、干性坏疽、溃疡形成。如并发感染，可变为湿性坏疽，疼痛程度更剧烈，迫使患者日夜屈膝抚足而坐。湿性坏疽加上这种体位，可使患肢出现肿胀。并发感染后，严重者可出现高热、畏寒、寒战、烦躁不安等毒血症症状。

第一期中，动脉首先受病变侵袭，出现临床缺血性的表现，其原因主要是受累动脉的功能性变化（痉挛）而非器质性原因（闭塞）。进入第二期后，受累动脉已处于闭塞状态，患肢依靠侧支循环而保持存活；消除交感神经作用后，仍能促使侧支进一步扩张，提供稍多的血量。所以在这一时期，以器质性变化为主。第三期患肢的动脉已完全闭塞，侧支已无法发挥代偿功能，仅能使坏疽与健康组织分界平面的近侧肢体保持存活，趾（指）端则因严重缺血而发生坏疽。

七、诊断要点及辅助检查

根据临床表现，诊断一般并不困难。诊断要点：①多数患者是青壮年男性，多有吸烟史；②患肢有不同程度的缺血性临床表现和游走性血栓性浅静脉炎表现；③患肢足背或（和）胫后动脉，以及腕部动脉的搏动减弱或消失。

为了进一步明确诊断，确定受累动脉闭塞的部位、性质和程度，以及侧支形成和患肢远侧段有无开放的动脉主干等情况，可做下列各种检查。

1. 一般检查

包括跛行距离和时间测定、患肢抬高试验和皮肤测温等。患肢抬高试验（又称 Buerger 试验）是嘱患者平卧，患肢提高 45°，3 分钟后观察患足皮肤的色泽改变。试验呈阳性者，足部特别是足趾和足掌部，皮肤呈苍白或蜡黄色，以手指压迫时更加明显，并有麻木或疼痛感。此时让患者坐起，患肢自然下垂于床沿（避免压迫腘窝部），患足皮肤色泽逐渐变为潮红或斑块状青紫色。这提示患肢有严重的循环障碍，组织供血显著不足。

针对上肢动脉可行 Allen 试验，以了解 TAO 患者手部动脉的闭塞情况。即压住患者桡动脉，令其反复做松拳、握拳动作。若原手指缺血区皮色恢复，证明尺动脉来源的侧支健全，反之提示有远端动脉闭塞存在。同理，本试验也可检测桡动脉的侧支健全与否。

此外，还可行神经阻滞试验，即做腰椎或硬膜外麻醉，阻滞腰交感神经节，然后用皮肤测温计在患肢同一位置，对比麻醉前、后温度的变化。麻醉后温度升高越明显，说明痉挛因素所占比重越大；如果温度升高不明显或不升高，则说明病情严重，受累血管都已处于闭塞状态。但本试验为有创操作，目前临床上很少应用。

2. 无创检查

主要包括 4 项检查，即光电容积描记、四肢节段测压、多普勒超声血流波形记录和节段气体容积描记。

（1）光电容积描记（PPG）：主要是检测患肢末端的动脉血供情况。检查时，患者取平卧位，将光电容积描记探头置于足趾趾腹处，通过描记仪记录动脉血流曲线。正常时曲线表现为陡直快速的上升支、中度尖锐峰、下降支有一个重波切迹；动脉管腔狭窄时，曲线可见波幅降低、上升支和下降支延缓、圆顶峰、重波切迹消失；完全闭塞时曲线波形呈直线状。

（2）四肢节段测压（SEG）：主要是检测病变所在的部位。患者取平卧位，用 8 MHz 多普勒超声探头，分别检测双侧肱动脉，双下肢踝部、膝下、膝上和大腿上端的动脉压力，计算踝肱指数（患侧最高的踝部动脉压与最高的上臂动脉压之比)，以及各节段间动脉的压力差。正常时，踝肱指数等于或大于1，小于0.9提示动脉供血不足，严重缺血者小于0.6；各节段间正常的动脉压力差在20 mmHg以内，超过30 mmHg提示远侧动脉有明显狭窄或闭塞。

(3) 多普勒超声血流波形记录（CW）：主要是检测动脉管腔病变的程度。患者取平卧位，将8 MHz或4 MHz多普勒超声探头置于受检动脉的体表位置，使探头和皮肤保持45°，以获取最佳信号，观察屏幕上的血流波形。正常时表现为快速上升支和下降支、舒张反向血流和舒张期振荡。动脉狭窄时，可见收缩期上升支变钝、下降支延缓、舒张期振荡受阻抑、无反向血流。管腔闭塞时波幅消失呈平坦直线。

(4) 节段气体容积描记（APG）：主要是在无法触及受检动脉搏动而不能做SEG检测时，用以确定病变的部位。患者取平卧位，分别于下肢踝部、膝下、膝上和大腿上段置空气袖带，充气至60 mmHg，然后描记波形。正常时，为陡直的上升支、适中的顶峰状态、在下降支有一个转折的舒张波。动脉狭窄时，上升支延缓、顶峰圆钝、放射波消失、下降支延缓。动脉闭塞时波形消失。

无创检查虽然不能对肢体动脉闭塞的病变情况提供详尽的资料，不能完全作为手术方法选择的依据，但是却能通过无创检查，大体了解病变的范围和程度。因此，在患者筛选、术前病情估计、术后疗效评价和长期随访等方面，都具有十分重要的作用和价值。

3. 双功彩超

与其他肢体动脉闭塞一样，双功彩超对检测和诊断TAO，具有很高的正确率。主要可检测出肢体末端的小动脉广泛闭塞，而其近侧动脉则保持通畅。由于这是一种安全、可靠又可重复使用的无创检查，所以已在临床广泛应用。

4. MRA和CTA

是诊断TAO的有效方法。此外，有症状和体征的继发感染伴缺血性溃疡应该用常规X线检查和磁共振成像来判断是否继发骨髓炎。

5. DSA动脉造影

一般认为，动脉造影检查并非确诊血栓闭塞性脉管炎所必需，但对可疑病例的诊断和治疗方法（特别是手术方法）选择，仍是非常有价值的辅助检查方法。典型征象多为肢体动脉节段性狭窄或闭塞，病变部位多局限于肢体远侧段，而近侧血管则未见异常；从正常到病变血管段之间是突然发生转变的，即病变近、远段的动脉光滑、平整，显示正常形态；可见“树根”状、“蜘蛛”状和“螺旋”状的侧支血管。

根据大量已有研究，目前对于TAO的诊断标准，主要依靠其临床特征。根据改良的Shionoya临床诊断标准：典型患者多为45岁以下男性，有吸烟史，有腘动脉以下小动脉的闭塞，可以合并上肢缺血或血栓性浅静脉炎，排除吸烟以外的动脉粥样硬化因素。临床表现为肢体远端缺血症状，累及肢体的中、小动脉。据以色列和波兰资料，上肢与下肢同时受累者达35%～50%，其中原发于上肢者占10%～20%，而我国患者同时累及上肢者较少。有典型临床特征，而要确立TAO诊断时，还必须排除其他引起肢体缺血的疾病。首先需要排除的是动脉粥样硬化性闭塞症，即动脉粥样硬化的高危因素（高脂血症、糖尿病、高血压等）的存在。此外，还需排除动脉栓塞、自身免疫性疾病、血液高凝状态、血管损伤和一些局部病变如腘血管压迫、外膜囊性病变等。

Mills等认为，结合典型病史和临床表现，以及患肢末端的容积描记检查，即可确诊TAO。其特征是肢端小动脉广泛闭塞，而其近侧的动脉搏动正常，这与动脉粥样硬化闭塞症（除伴有糖尿病或肾衰竭外）的表现截然不同。免疫性动脉炎也可有类似表现，但通过各项特殊的血液检查，能够加以区别。

八、鉴别诊断

在确定TAO的诊断时，根据病变不同时期的特点，应考虑与其他一些疾病相鉴别。①动脉粥样硬化性闭塞症：多发生于下肢，可产生患肢的缺血性临床表现。但其特点是患者大多为老年人，有高血压和高脂血症史，有的还伴有糖尿病，其他动脉如颈动脉、冠状动脉、肾动脉等均可受累，病变多发生于大动脉和中动脉，X 线检查可发现动脉部位典型改变。②原发性游走性血栓性浅静脉炎：TAO 也可出现游走性血栓性浅静脉炎，与原发性者相同，只有等到血栓闭塞性脉管炎患者出现患肢缺血症状时，才能加以鉴别。③糖尿病性足坏疽：当肢端出现坏疽时，都应考虑糖尿病的可能性，通过病史和临床表现的分析，以及相应的血液检查，可以明确诊断。④结节性动脉周围炎：本症主要侵袭中、小动脉，患肢可出现类似血栓闭塞性脉管炎的缺血症状，其特点是病变广泛，常累及肾、心等内脏，皮下有沿动脉走向排列的皮下结节，发作时呈黯红色并有疼痛。通过相应的血液检查和结节的活组织检查，能作出鉴别诊断。

九、治疗

处理原则主要是防止病变进展，改善和增加患肢的血液循环。

1. 一般治疗

在血栓闭塞性脉管炎的治疗中，戒烟是所有治疗方法的基础。成功和彻底戒烟（包括被动吸烟）患者，其病情通常可得到控制；反之，则疾病进行性加重或有新的病变发生。研究表明，即使每天仅吸烟 1 ~2 支，也足以使 TAO 患者的病变持续进展，使得原来通过多种治疗业已稳定的病情恶化。

其次，口腔细菌感染的治疗也不容忽视。目前已经证实牙周炎、口腔细菌感染会导致一系列动脉疾病的发生，包括颈动脉粥样硬化、腹主动脉瘤、下肢动脉硬化及血栓闭塞性脉管炎等，控制牙周细菌感染可以有效缓解 TAO 患者的缺血症状，控制疾病进展。

另外，还需防止受冷、受潮和外伤，患肢也不宜过热（热敷、热水浸泡等），以免增加患肢缺血组织的需氧量，而引起肢端溃烂和坏疽。疼痛剧烈时，可酌情暂时使用适当的镇痛剂，但应避免药物成瘾。

患肢的运动疗法对减轻临床症状和体征有一定的疗效。传统的运动方法为患者平卧，先抬高患肢 45°以上，维持 1 ~2 分钟，再在床沿下垂 2 ~3 分钟，然后放置于水平位 2 分钟，并做患足旋转和伸屈活动。如此每次重复 5 次，每天数次。近年来，文献报道中对运动疗法的功效，不断给予良好的评价，对这方面的临床研究也在不断深入。他们都认为，血栓闭塞性脉管炎患肢有指导和有计划地进行体育锻炼（如慢步、踏车等），对患肢的侧支建立、增加血流量或改变血量的分配、改善肌肉组织代谢、调节组织的生化改变、纠正血液流变学的病理变化等，都有一定的功效。特别对早期患者的作用更为明显，主要表现为疼痛的减轻或消失、无痛行走距离的增加和肢端溃疡的愈合等。

2. 药物治疗

理论上可选用的内科治疗药物，包括激素、抗生素、血管扩张剂、前列腺素、抗血小板药、抗凝和祛聚药物等，但它们的疗效都未得到广泛的确认。有些学者提出做动脉内灌注药物溶栓治疗，以改善患肢的血液供应，但文献中的评价至今不一致。还有学者指出，对于那些在原有血栓闭塞性脉管炎基础上，发生急性缺血的患肢，及时去除动脉内新鲜的血栓，是挽救患肢的最佳方法。

此外，中医药治疗血栓闭塞性脉管炎，既可以辨证施治，服用汤药，也可以使用含有活血化瘀功能的中成药物，如活血通脉胶囊。

3. 高压氧治疗

有些学者们认为，在高压氧舱内，通过血氧量的提高，可能会增加患肢的供氧量。具体方法是每天进舱 1 次，每次 3 ~4 小时，10 次为 1 个疗程。间隔 5 ~7 天后，再进行第 2 个疗程，一般可治疗 2 ~3 个疗程。

4. 手术治疗

从理论上讲，目前最有效的治疗方法是动脉重建手术，但由于血栓闭塞性脉管炎累及血管的特点，对于常规的血管重建手术来说，常缺乏合适的远端流出道。

（1）腰交感神经切除术：对第一期和第二期患者，可先做腰交感神经阻滞试验，如阻滞后皮肤表面温度升高 1 ~2℃，则表示患肢动脉的病变以痉挛为主，可切除患侧第 2 ~第 4 腰交感神经节和神经链，能解除血管痉挛和促进侧支循环形成，常能取得较好的近期效果。

TAO 患者施行腰或胸交感神经切除术可以有效预防截肢并缓解疼痛、促进溃疡愈合，但其长期有效性还值得探索。已有明确报道证实，使用腹腔镜切除腰交感神经治疗下肢缺血与经胸腔镜切除胸交感神经治疗上肢缺血的手术是安全有效的。

另外，可以通过植入电脊髓刺激器来缓解疼痛，其机制包括抑制疼痛性刺激在相应皮片内的连续传输、抑制脊髓内神经递质产物的兴奋和抑制交感血管收缩来持续改善外周血管微循环。虽然脊髓刺激能够有效抑制神经源性疼痛，但在控制皮肤溃疡导致的躯体疼痛方面无效。

（2）血栓内膜剥脱术：仅适用于股—腘动脉节段性闭塞，远端流出道血管条件尚好的病例，因此适合本术式的病例不多。术中在剥除血栓内膜后，加用人工血管或自体静脉补片，以扩大管腔，减少术后再狭窄的发生。术后积极抗凝预防血栓形成。

（3）大网膜移植术：按大网膜血管分布的走向，在使其血液循环保持正常运行的条件下进行合理剪裁，使其变成长条状后，由腹腔引出，固定于患肢深筋膜下，以便侧支形成，为缺血组织提供血流。以后由于显微外科的开展，又发展成游离血管蒂大网膜移植术，即将游离的胃网膜右动静脉，分别与股浅动脉和大隐静脉或股浅静脉吻合，这样可望使剪裁延长后的大网膜，能通过皮下隧道，延伸到小腿下段。但是，大网膜中的动脉是细小的终末支，供血量有限，而大网膜的结构也有明显的个体差异，如有些脂肪组织肥厚，有的短小等，因存在这些局限性，常使手术失败。本手术在 20 世纪 80 年代曾于国内和国外（主要被印度医生推荐）应用于临床，但此后文献中极少有后续报道。

（4）血管重建术：从理论上讲，目前最有效的治疗方法是动脉重建手术。但由于血栓闭塞性脉管炎受累血管的特点，对于常规的动脉旁路手术来说，常缺乏合适的远端流出道。

动脉旁路术适用于动脉主干局段性闭塞，即闭塞段远侧仍有通畅的动脉通道者。根据病变部位可以分别采用主—股动脉、股—腘动脉或者膝下动脉旁路，移植血管可采用自体大隐静脉离体后倒置，或者用瓣膜刀破坏其瓣膜后的原位旁路术；也可以利用人造血管。因为病变分布广泛、节段性动脉受累和疾病远端末梢的改变，本病仅不足 5% ~25% 的患者能施行血管重建手术，且多为膝下动脉旁路，无良好股—腘动脉流出道时也可选择股深动脉作为流出道。而且据文献报道，本病患者即使能做旁路术者，也可因继续吸烟或病情不断进展，使平均通畅时间仅为 2. 8 年。

（5）截肢术：对肢端有溃疡或坏死者，应做彻底的清创术，并以清洁敷料保护创口，坏死界线清晰者，可将坏死部分切除；手指的溃疡多可经保守治疗而痊愈，有 5% ~10% 的患者需做指端或远侧指关节切除术；只有肢体已有广泛坏死，疼痛不能忍受或难以控制时，始可考虑截肢术。综合国外文献报道，需要做趾或足远侧段切除者，约占患者的 20%；另有 20% 需做膝下或膝上截肢术。

（6）分期动静脉转流术（静脉动脉化手术）：上海交通大学医学院第九人民医院血管外科，通过大量动物实验和对下肢静脉瓣膜的研究证明分期动静脉转流术可能有效地重建重度缺血患肢的血液循环，并已应用于临床中部分 TAO 病例，取得较好的治疗效果（图 9-1）。

在开展本手术的初期，将分期动静脉转流术分成 3 种不同的手术方式。

深组高位：在髂外、股总或股浅动脉与股浅静脉间，建立动静脉转流。4 ~6 个月后，当患肢远侧段缺血症状明显改善或消失时，再打开创口，将丝线抽紧打结，阻断转流口近侧的股浅静脉，使动静脉瘘变为动脉血经股浅静脉向远侧单向灌注。本术式操作较为简便，但因吻合口位置较高，术后肢体肿胀较明显。

深组低位：在腘动脉远侧段与胫腓干静脉间，建立动静脉转流（图 9-2）。2 ~4 个月后行二期手术，结扎转流口近侧的胫腓干静脉。由于转流口建在两支胫前静脉入口远侧的胫腓干静脉上，所有转流的动脉血，既避开了股—腘静脉中的瓣膜，又能迅速经腓肠肌通向胫腓干静脉的许多小分支，逆向灌注小腿部的缺血组织。此外，重建患肢血液循环后，患肢的静脉血液主要经胫前静脉回流。

浅组：在腘动脉与大隐静脉远侧段间，建立动静脉转流（图 9-3）。凡腘动脉远侧段未闭塞，而大隐静脉通畅，且其远侧段管径大于 0. 3 cm 者，可选用这种手术方法。取患肢近侧段大隐静脉长 25 ~35 cm，倒置后，于腘动脉与小腿下段大隐静脉间斜行搭桥，尽可能将转流口建在大隐静脉的最远端，即内踝附近的大隐静脉上。转流入大隐静脉远侧段的动脉血，将首先通过向深静脉开放的交通静脉进入深静脉，同时可冲开结构较为薄弱的大隐静脉最低一对瓣膜，以及足背浅静脉中的瓣膜，而进入患肢远侧段的缺血组织中。由于动脉血是由浅静脉进入深静脉，所以术后不再结扎转流口近侧的大隐静脉残段，而重建患肢血液循环后，患肢的静脉回流不受障碍。

对于TAO这类下肢动脉广泛性闭塞，远端无良好流出道而无法进行常规动脉重建，导致肢体濒临坏死者，该手术是一种非常规的救肢手术，如适应证选择恰当，手术操作规范，可取得良好的效果。但符合循证医学的大宗病例临床对照研究，以及获得良好疗效的机制，都值得进一步做深入研究。

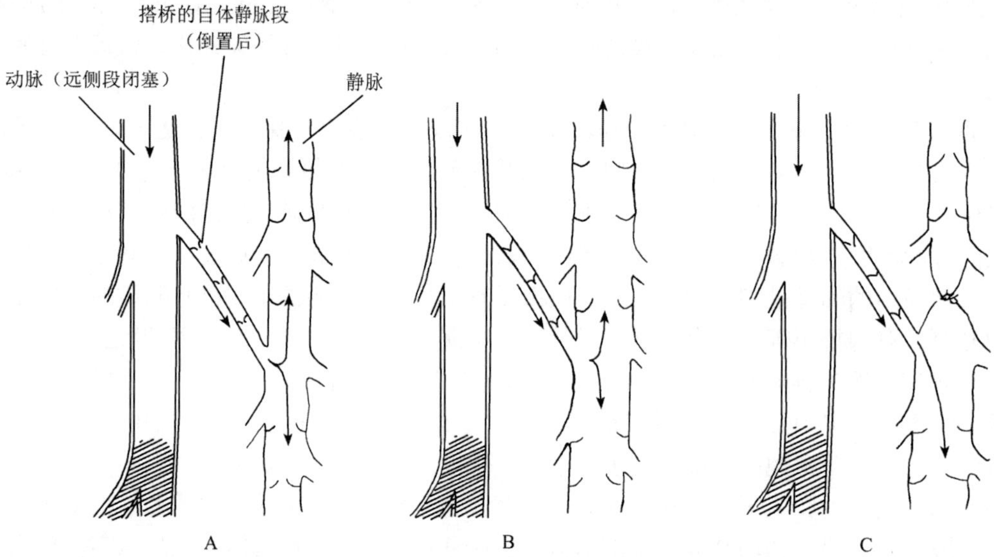

图9-1　分期动静脉转流术机制示意图

A. 建立动静脉瘘；B. 受转流后静脉段扩张，瘘口近、远侧瓣膜均关闭不全；C. 结扎瘘口近侧段，变动静脉瘘为动脉血单向逆行灌注

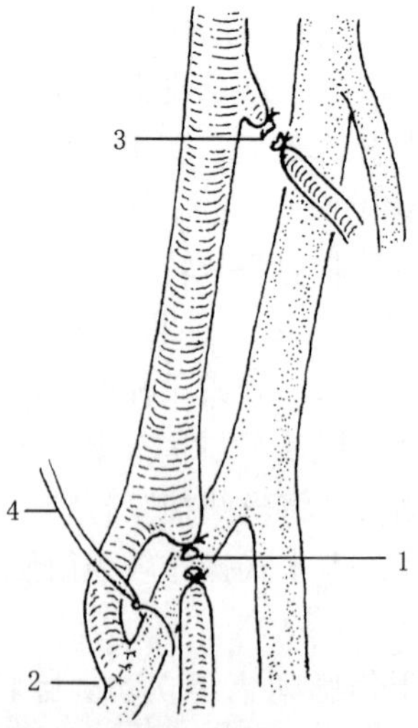

图9-2　胫前动脉与胫前静脉吻合（深组）

1. 切断胫后动脉；2. 胫前动脉与胫前静脉吻合；3. 切断隐动脉；4. 于瘘口近侧的胫前静脉绕1根丝线预置于皮下

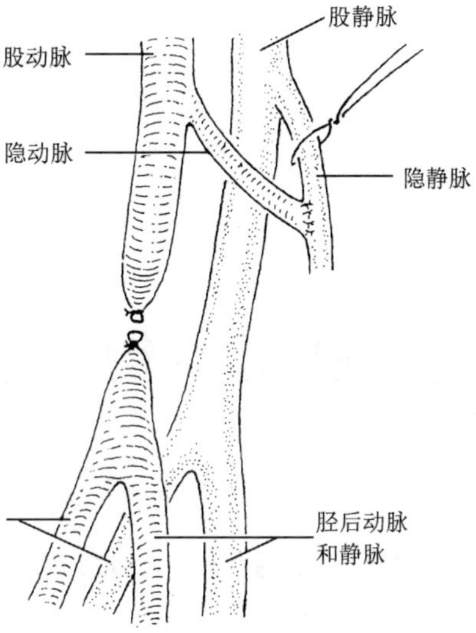

图 9-3 隐动脉与隐静脉吻合（浅组）

切断股动脉；隐动脉与隐静脉吻合；于瘘口近侧的隐静脉绕 1 根丝线预置于皮下

5. 血管腔内治疗

最初的关于血管腔内治疗 TAO 患者的报道，是选择性动脉内灌注尿激酶和链激酶。

随着腔内血管技术的蓬勃开展，经皮腔内血管成形术（PTA）已被许多学者选择性地用于 TAO 的治疗，而针对部分合并血栓的 TAO 患者，经皮导管溶栓治疗（CDT）和经皮机械性血栓清除术（PMT）对于挽救部分濒临坏死的肢体，都取得了一定的疗效。尽管目前对于 TAO 患者血管重建仍然推荐应用自体静脉旁路术，但对于那些需行自体静脉旁路术但肢体远端无良好流出道，或自身无法提供良好静脉移植物的患者，可以选择 PTA 治疗。

十、预后

血栓闭塞性脉管炎虽然常在肢端造成严重的损害，甚至截肢而致残，但是本病并不侵袭冠状动脉、脑动脉和内脏动脉，因此对患者的预期寿命并无显著的影响。

第十章

下肢静脉慢性倒流性疾病

第一节　单纯性大隐静脉曲张

单纯性下肢浅静脉曲张是指病变范围仅限于下肢浅静脉者，包括大隐静脉、小隐静脉及其分支，以大隐静脉最多见。病变的浅静脉表现为伸长、扩张和蜿蜒屈曲，多发生于持久从事站立工作和体力劳动的人群。

一、解剖和病理生理

下肢静脉包括浅静脉、深静脉和交通静脉3个系统。浅静脉系统由大隐静脉、小隐静脉及其分支组成。大隐静脉是人体中最长的静脉，起自足背静脉网的内侧，沿小腿和大腿的内侧上行，位于深筋膜的浅面，在大腿根部隐静脉裂孔处穿过筛筋膜，汇入股总静脉。隐—股静脉汇合处的体表投影，在耻骨结节外下方2.5～3.5 cm处。大隐静脉进入深静脉之前，一般有5个属支，即旋髂浅静脉、腹壁下浅静脉、阴部外浅静脉、股内侧浅静脉和股外侧浅静脉。小隐静脉起自足背静脉网外侧，沿小腿背侧上行，多数在腘窝横纹上2.5 cm处汇入腘静脉，少数直接汇入大隐静脉。小隐静脉进入深静脉的平面有较多的变异，其平面可相差10 cm。大隐静脉和小隐静脉之间有一些分支互相连接。下肢浅静脉和深静脉之间有交通静脉存在，可分为4组，即踝部、膝下、膝上和大腿部交通静脉，引导浅静脉中的血液回流入深静脉。在临床，踝部交通静脉最为重要，一般在内踝有3～4支、外踝有0～2支，均直接穿过深、浅筋膜分别在皮下形成网络，然后有分支进入大隐静脉主干，在深部与胫后静脉和腓静脉连通。踝部的交通静脉与溃疡形成有密切关系。

正常静脉壁有3层结构：内膜很薄；中膜有丰富的平滑肌细胞和细胞外基质（主要成分为胶原纤维和弹性纤维)，平滑肌细胞层与胶原纤维环形层叠排列，弹性纤维呈环形连续性分布，构成静脉壁规则的骨架结构，对维持静脉血管的张力和弹性起最重要的作用；外膜中有大量成纤维细胞，平滑肌细胞、胶原、毛细血管堆积成团，与周围疏松结缔组织界线不清。静脉壁的主要细胞外基质可分为胶原、弹性蛋白、糖蛋白、蛋白聚糖和糖胺多糖五大类，均属于蛋白类难溶的大分子。它们与细胞黏合在一起并交织成有序的网状，共同维持血管壁的正常结构和功能。胶原和弹性纤维是静脉中含量最高的细胞外基质，构成细胞外基质的骨架结构。一般来讲，浅静脉的肌层远较深静脉发达；静脉管径越粗，肌层也越厚。小腿远侧浅静脉和深静脉的管壁比近侧浅、深静脉薄，又因远侧静脉压力高于近侧，所以浅静脉曲张容易发生在小腿的浅静脉分支。

在下肢浅、深静脉和交通静脉中，都有数目不等和强弱不同的瓣膜存在。瓣膜是极为纤细的结构，厚0.1～0.2 mm。绝大多数正常的静脉瓣膜均呈双瓣叶型，由两个相对而对称的瓣叶组成，每个瓣叶各占静脉管腔的一半。瓣叶由内膜折叠而成，呈半椭圆形，内皮细胞下还有少量平滑肌细胞、结缔组织和神经纤维等。每个瓣叶的弧形边缘固定于管壁上，称附着缘；半椭圆形瓣叶的横形边缘呈半挺直游离状态，称游离缘。游离缘的两端与附着缘相交处称交会点；瓣叶与管壁之间的潜在空隙称瓣窝（瓣膜袋)。每个瓣叶在游离缘两侧各有1个交会点，各与相对称的另一个瓣叶的相邻交会点紧密贴近，称瓣叶会合处。当血液向心回流时，两个瓣叶平整贴附于静脉内壁，以保持回流通畅；血液倒流时，瓣窝首先被血液充盈，两个相对的瓣叶互相膨出于管腔正中并拢，形成水式密闭状态，在浅、深静脉中，瓣膜制止血液由近侧向远侧倒流，在交通静脉中，阻止血液由深静脉向浅静脉倒流。

最近，超声灰阶实时成像技术的发展，能够直接观察血液循环过程中静脉瓣膜和血流的规律性运动，使进一步研究静脉瓣膜运动和血流的机制成为可能。

站立时，单位瓣膜运动周期为2.9～3.2秒，瓣膜运动频率为18.8～20.4次/分（与呼吸频率相同）；平卧时，单位运动周期为1.7～1.8秒，瓣膜运动频率为34.2～36.1次/分。平卧时瓣膜运动频率主要受呼吸快慢和心动周期的共同影响，下肢肌肉运动可缩短瓣膜关闭的时间，平衡期和关闭期持续时间的长短，在一定程度上反映了下肢运动频率的快慢。

血流运动周期，可根据瓣膜平衡期和关闭期瓣膜周围血流的运动情况来观察。开放期末和平衡期初时，瓣叶间和瓣窝内的血流均呈同向向心回流。完全进入平衡期后，血流在游离缘发生分流，大部分血流仍然经过瓣叶间向心回流，小部分血流通过游离缘分流后转向回转点（位于构成瓣窝的静脉管壁上），在瓣窝内形成涡流，最终汇入瓣叶间血流向心回流。瓣窝内涡流在平衡期和关闭期均持续存在。

通过瓣膜的血流呈脉冲状态，这表明经过瓣膜静脉血流速度呈规律性变化。瓣膜近、远侧的静脉管腔为圆形，在瓣膜处管腔呈狭窄的椭圆形，长轴等于瓣膜处管腔的直径，短轴等于两个瓣叶之间的距离。因此，当瓣膜充分开放时（平衡期），两瓣叶之间形成“瓣膜狭窄段”。在平衡期时，瓣叶间面积的大小，为瓣膜远端正常静脉面积的65%。血流通过此狭窄处时速度加快，形成向心性射血。血流加速运动的同时，也加快了瓣窝内涡流的运动。

当瓣膜开放时，瓣叶并不紧贴于静脉内壁，其原因：①瓣窝内涡流形成；②瓣叶之间静脉血流的加速运动。瓣窝特殊的结构使其在一定压力条件下，具有良好的延展性，使通过反射回转点的血流进入瓣窝后，在瓣窝中形成涡流，使瓣窝内压力升高，并促使其膨胀扩大，这与主动脉瓣膜运动相类似。当瓣叶两面（向管腔面和向管壁面）压力相等时，瓣叶处于相对平衡状态，即瓣窝中涡流压力和瓣叶间血流压力处于平衡状态。任何一种压力的变化，都可能打破平衡使瓣膜关闭。瓣叶摆动现象的存在使这种平衡极不稳定，轻微的血流变化就会引起压力失衡。当足背屈和跖屈运动时，通过瓣叶间的血流速度不断增加，当液体加速度运动时液压下降，因此瓣叶两面的压力平衡被打破，瓣窝中涡流压力大于瓣叶间血流压力，使瓣膜逐步关闭。瓣膜的特殊结构形态使静脉血流产生游离缘分流和瓣窝涡流，它们的共同作用，使瓣膜自我节律性开闭，静脉血流也呈脉冲性变化。静脉血流加速运动除受脉搏、呼吸频率、静脉压、右心循环负荷、静脉解剖、患者体位、活动度等因素影响外，“瓣膜狭窄段”同样可以使血流加速形成射血。前者可防止瓣窝内血栓形成，后者可促使静脉血液回流。

下肢静脉血液能对抗重力作用向心回流的原因：①小腿肌肉泵的功能，小腿腓肠肌内有大量静脉窦（腓肠肌静脉丛），其容量可达140 mL，肌肉受筋膜所包裹，一次收缩时可排出血液60～90 mL，是静脉血液回流的主要动力，在临床又称为“第二心脏”；②胸腔在吸气时，与心脏舒张期所产生的负压虹吸作用，使周围静脉与心脏之间形成压力差，促使血液向心回流；③静脉瓣膜的单向开放功能能对抗近侧血柱的重力作用，阻止血液向远侧倒流。人体直立静息，小腿肌肉泵不发挥作用时，踝部静脉承受的压力最高，瘀血程度也最严重。

下肢静脉病变时，静脉血流动力学发生变化，下肢静脉系统压力增高，是引起临床症状的主要原因。患者静脉壁薄弱和瓣膜结构不良，是全身支持组织薄弱的一种表现，与遗传因素有关。血柱的重力，以及任何增加重力作用的后天性因素，如长期站立工作、重体力劳动、妊娠、慢性咳嗽、习惯性便秘等，都可使瓣膜承受过度的压力逐渐松弛，使瓣膜正常关闭功能受到破坏。有些学者认为，下肢持久做不规则而不是有节奏的运动，当循环血量经常超过回流的负荷，也可造成静脉压力升高而使静脉扩张，以致瓣叶游离缘在关闭时不能完全并拢，从而形成相对性关闭不全。

单纯性大隐静脉曲张一般不累及小隐静脉，只有当大隐静脉曲张进展到一定程度后，才可能通过与小隐静脉连通的分支，使小隐静脉及其分支发生曲张性病变。但是在更为多见的情况下，小隐静脉曲张则是股—腘静脉中瓣膜功能不全，发生血液倒流性病变的结果。

二、临床表现

单纯性大隐静脉曲张所引起的症状和体征一般并不严重，主要表现为下肢浅静脉蜿蜒、扩张和迂曲。在浅静脉开始扩张的阶段，因为静脉外膜感受器受到刺激，而有酸胀、不适和疼痛等感觉，在站立时症状明显，行走或平卧后消失。单纯性大隐静脉曲张的早期常以症状为主，后期则以浅静脉曲张和因此所引起的并发症为主。单纯性大隐静脉曲张除非病情严重，病程进展到后期，已酿成交通静脉瓣膜关闭不全外，多无患肢特别是小腿下段踝关节部位肿胀。如果出现肿胀，就应考虑有深静脉病变存在的可能。患肢肿胀一般在晨起时明显减轻，甚至消退，午后肿胀出现。当病变进入后期，特别是交通静脉瓣膜遭到破坏，或者是存在深静脉病变时，才多发生踝部皮肤营养障碍性病变。小腿下段交通静脉功能不全性倒流，常是深静脉病变所致。

单纯性大隐静脉曲张后期所引起的并发症，除足靴区皮肤营养障碍性病变外，还有浅静脉血栓性静脉炎、曲张浅静脉破裂出血（自发性和外伤性）等。

三、检查和诊断

根据下肢浅静脉曲张的临床表现，诊断并不困难，但需做必要的检查，以明确下肢浅静脉、深静脉和交通静脉系统的情况，才能作出正确的诊断，并为采取有效的治疗方法提供可靠的依据。

传统的检查方法包括屈氏试验、潘氏试验和伯氏（Pratt）试验。①屈氏试验：患者取平卧位，下肢抬高使曲张的浅静脉排空，在大腿根部扎止血带以压迫阻断大隐静脉，然后让患者站立，在10秒内解除止血带，如果患肢自上而下地出现浅静脉曲张，则提示隐股静脉瓣膜功能不全。同样，在腘窝部扎止血带，可以检测小隐静脉瓣膜的功能。如果在未解除止血带以前，就可见在止血带远侧的曲张浅静脉于30秒以内迅速充盈，则表明有交通静脉瓣膜关闭不全。正常人在扎止血带30秒以后，才会使已排空的浅静脉重新充盈。②潘氏试验：在大腿扎止血带，压迫阻断大腿部的大隐静脉主干，嘱患者用力踢腿或下蹲运动10余次，或者行走数分钟。由于下肢活动后肌肉收缩，浅静脉血液向深静脉回流，而使曲张浅静脉排空。若患肢活动后浅静脉曲张更加明显，或者甚至引起酸胀或疼痛，则表明深静脉回流受阻。③伯氏试验（交通静脉瓣膜功能试验）：患者取仰卧位，抬高患肢，在大腿根部扎止血带，先从足趾向上至腘窝包绕第1条弹性绷带，再从止血带处向下缚第2条弹性绷带。然后使患者站立，向下解开第1条弹性绷带，一面向下继续包绕第2条弹性绷带，如果在两条绷带之间的空隙内出现曲张浅静脉，即提示该段有功能不全的交通静脉存在。上述检查的手段比较粗糙，不能提供有关病情的全面和可靠的资料，目前在临床已很少采用。

下肢浅静脉曲张患者在门诊的初次检查，一般可采用SPG（应变容积描记—静脉流出量/静脉容量，VONC）和PPG（光电容积描记—静脉压恢复时间，VRT）。SPG可检测下肢深静脉是否通畅，检测时患者平卧，患肢抬高45°。在大腿上部绑以气袋，并将应变容积描记仪的传感器包绕于小腿中段。将气袋充气至31 kPa，使静脉回流阻断，而动脉血流仍然畅通。此时血液淤积于小腿静脉丛中，小腿容积增加。维持充气2秒后立即放气，使静脉排空，小腿容积缩小。通过记录仪记录容积变化曲线，从而计算出容积增加的百分数（VC），以及放气后最初2秒内每分钟排出血液的容积百分比（VO）。若深静脉有阻塞，静脉容积较正常人增加，而排空则较正常人明显延迟。VO和VC值可查阅坐标图得出结果：①正常深静脉回流，VC和VO值均在坐标图模糊条带上方；②回流受阻，VC和VO值在模糊条带下方；③可疑回流受阻，VC和VO值在模糊条带中。PPG能分辨出大隐静脉、交通静脉和深静脉瓣膜功能不全等不同的病变。做PPG检查时，患者坐于床沿，双腿下垂，将探头置于内踝上方5 cm处，避开浅静脉。嘱患者做足背屈活动5次，因腓肠肌收缩，静脉压降低，曲线下降；停止活动后静脉重新充盈，曲线回升。正常人静脉充盈较慢，一般应超过20秒。深静脉有倒流性或回流障碍性病变时，静脉再充盈时间均小于20秒，甚至不足10秒。检测时观察曲线下降后再逐渐上升到原基线水平，根据检测仪内的数字器计算出静脉重新充盈时间（VRT_0），然后分别在膝下和小腿下端扎止血带重复检测，得出VRT_1和VRT_2。①$VRT_0>20$秒，提示瓣膜功能正常。②$VRT_0<20$秒，$VRT_1<20$秒，提示大隐静脉瓣

膜功能不全。③$VRT_0<20$ 秒，$VRT_1<20$ 秒，$VRT_2>20$ 秒，提示交通静脉瓣膜功能不全。④$VRT_0<20$ 秒，$VRT_1<20$ 秒，$VRT_2<20$ 秒，提示深静脉瓣膜功能不全。上海交通大学医学院附属第九人民医院血管外科分析了 1 500 余条下肢检测的结果，发现 SPG 的正确率与深静脉造影检查相等；PPG 的敏感度为 86.8%，准确率为 80.6%，特异度为 50%。PPG 假阳性率较高与检测时患肢动作不协调有关，如患足背屈强度不够，可使腓肠肌静脉丛排空不全，以致缩短 VRT。此外，部分患肢的小腿肌肉泵功能不全，也使 VRT 缩短，出现假阳性。

近年来，在临床广泛应用的双功彩超，对诊断单纯性大隐静脉曲张和鉴别是否同时存在深静脉病变，都有较高的准确率。一般采用 7.5 ~ 10 MHz 探头检测。实时灰阶二维超声的静脉图像表现为：短轴切面呈椭圆形壁薄而柔软的液性暗区，长轴切面呈从近心端至远心端逐渐变细的管腔结构，在邻近隐—股静脉交界处的远侧，可见随呼吸而启闭的隐股静脉瓣，探头稍加压力可使该静脉的管腔完全闭塞。正常大隐静脉的多普勒频谱表现为随呼吸而改变的相性血流，吸气时血流速度变慢，呼气时则增快。彩色血流成像（CDFI）表现为静脉腔内被向心的血流所充满，其颜色和亮度取决于血流的速度和方向。判断大隐静脉有无倒流时，可做血流增加试验，如屏气试验（Valsalva）、人工挤压试验、气囊加压和释放试验等。血流增加试验时，若多普勒出现反向血流频谱，并且其时间大于 0.5 秒，则可判断为瓣膜关闭不全引起的血液倒流性病变。另外，还可从 CDFI 加以判别，即做血流增加试验时，反向彩色血流持续的时间大于 0.5 秒，也表示受检的大隐静脉有血液倒流。

传统的观点认为，下肢深静脉顺行造影是诊断下肢浅、深和交通静脉系统病变的金标准。但是目前无创性检查，特别是双功彩超，已能替代静脉造影术，对下肢静脉疾病（包括单纯性大隐静脉曲张）作出正确的诊断，并为治疗方法的选择提供可靠的依据。只有在少数情况下，如下肢先天性静脉畸形等，才可能需要做造影检查。此外，彩超检查在许多方面明显优于静脉造影术。前者是无创性检查，不需造影剂，因此可避免在造影过程中误伤静脉、药物过敏反应和 X 线对患者的损伤等不良后果。彩超检查因为是无创性，所以可重复采用，对患者无不良反应。彩超检查唯一的不足之处，是检查结果的准确性，与检查者的业务水平和临床经验有直接的关系。做顺行造影时，于踝部上方扎止血带后，穿刺足背浅静脉朝近侧方向注入造影剂，然后，通过监视的电视屏幕观察静脉系统的显影情况。由于患肢浅静脉已被阻断，所以造影剂经交通静脉进入深静脉，使小腿深静脉首先显影，如果小腿交通静脉瓣膜功能完好，远侧段大隐静脉不会同时显示，直到深静脉中的造影剂上行入股总静脉后，造影剂才会通过关闭不全的隐股静脉瓣，倒流入大隐静脉使其全程显影，并可见程度不同的曲张情况。正常的深静脉除显示全程通畅外，其管径由远侧向近侧逐渐增大，轮廓光滑，瓣膜所在部位呈现竹节状膨隆外形。

下肢浅静脉曲张的患者，在确诊为单纯性大隐静脉曲张之前，必须排除下列几种疾病：①下肢深静脉倒流性病变；②下肢深静脉回流障碍性病变；③下肢动静脉瘘。后天性动静脉瘘多由创伤引起，仔细询问可发现患肢有受伤史，局部可扪到持续性震颤，听诊时可闻及持续杂音。如果是先天性者，患肢常有明显增长和增粗、毛发增多等临床表现。先天性或后天性动静脉瘘都引起浅静脉曲张，因静脉内受动脉血灌注，还有皮肤温度升高；抬高患肢后，浅静脉曲张的程度并不减轻或消失；静脉穿刺可抽出颜色鲜红的动脉血液。

四、治疗

（一）保守治疗

保守疗法的适应证为：①范围较小、程度较轻而又无明显症状者；②妊娠期妇女；③全身情况不佳，重要生命器官有器质性病变，估计手术耐受力很差者；④年龄大，又不愿手术者。传统的方法是采用弹性绷带或弹力袜，压迫下肢（主要是小腿）的曲张浅静脉，并促使深静脉血液回流，以减轻患肢肿胀、胀痛或沉重感。目前以循序减压弹力袜（GEC）的效果最好，分为短筒、长筒和连裤袜 3 种，可根据病情的需要而选用。GEC 的设计是在踝部施加的压力最大，然后越向近侧压力即逐步降低，以达到促进血液回流和防止倒流的目的。对单纯性大隐静脉曲张患者，GEC 在踝部的压力一般为 1.064 ~ 1.33 kPa（8 ~ 10 mmHg）。晨起时穿着，睡觉时脱去。目前在国内临床广泛采用的治疗静脉倒流性和回流性障碍性疾病的药物为：①强力脉痔灵（又名迈之灵），其成分含马粟树籽的提取物七叶皂苷素，主要的药理作用是抗渗透作用；改善静脉的血流动力学和改善静脉功能（使弹性和收缩性恢复正常），因此，有减轻或消除患肢肿胀、酸胀，减轻皮肤营养障碍性病变等功效；②地奥司明（爱脉朗），主要成分为黄酮和橙皮苷等，具有保护血管和提高静脉张力、增加淋巴回流、改善毛细血管通透性等功效。保守治疗仅能延缓浅静脉曲张的病变进程、减轻临床症状和体征，而不能根治浅静脉曲张性病变。

（二）硬化剂注射和压迫包扎疗法

其目的在于使曲张浅静脉的管壁相互粘连而愈合，机化后形成条束状纤维化结构，以闭塞其管腔，不会因形成血栓再通而复发。硬化剂注射疗法治疗下肢浅静脉曲张起自19世纪中期。它原是将具有腐蚀性的药液直接注入下肢曲张的浅静脉，因静脉内膜损伤后发生结缔组织增生，使扩张的管腔纤维化闭塞。长期以来，注射疗法一直被认为是一种操作方便、价格低廉、容易推广的优选方法。近年来，随着对相关基础知识的深入认识，以及临床病变类型和处理方法的进步和更新，对注射疗法的应用价值也有了新的看法和评价。

硬化剂注入曲张的浅静脉后，直接与内膜接触，使内皮细胞受损脱落，其下的胶原组织裸露，引起血流中的血小板和各种凝血因子在此处凝聚，并因凝血因子Ⅻ等的激活导致血栓形成。随后，毛细血管和成纤维细胞等长入血栓，发生血栓机化，终使静脉管腔因纤维化而闭塞。这个过程一般可在两周内完成。若硬化剂注入后，静脉管腔内血栓形成过度，可激发腔内和血管周围明显的炎性反应，导致血栓的继发性再通，从而使浅静脉曲张复发。因此，理想的硬化剂应该是注入静脉后，不引起大量的血栓形成，主要是使管腔发生纤维化而闭塞。

1. 硬化剂的选取

合乎理想的硬化剂必须具有无毒性、无过敏性、无痛、无不良反应、损伤内膜后主要引起纤维化等特点。自1966年以来，不断有许多新的硬化剂相继问世。目前临床常用的各种硬化剂，在导致纤维性病理变化的能力、浓度、剂型和致痛等方面各有差异。作用较弱的硬化剂主要为铬酸盐甘油、0.25%～1%聚多卡醇、0.25%～0.5%十四烷基硫酸钠、20%高渗生理盐水和66%高渗葡萄糖液等，多用以治疗毛细血管扩张和网状浅静脉曲张；作用较强的硬化剂则为4%～8%碘溶液、1%～3%十四烷基硫酸钠和2%～4%聚多卡醇等，用于治疗隐静脉主干、隐—股（腘）段交界处和交通静脉的倒流和曲张。近来在临床采用聚多卡醇泡沫制剂，其特点为注入后可在局部停留较长的时间，而不会很快被血流稀释和冲散，因此，对内膜可维持较长时间的作用，更不易流入深静脉引起血栓形成等不良后果，它的疗效较聚多卡醇强4倍以上，不良反应也极少。聚多卡醇0.5 mL可产生泡沫制剂2 mL，所以其浓度较低，在血管周围引发的毒性反应很小。目前在临床已有多种泡沫制剂，用于毛细血管扩张、网状浅静脉曲张、交通静脉和隐—股段交界处等。

2. 注射疗法的适应证

目前学者们认为，注射疗法是治疗下肢浅静脉曲张一种可供选用的优选方法，但注射疗法决不能被滥用，更不能替代手术治疗。Bergan指出，注射疗法对治疗下肢分支浅静脉的曲张有效，而大的曲张浅静脉团、大（小）隐静脉主干曲张伴明显倒流和膝以上的浅静脉曲张，均以手术治疗为宜；注射疗法对手术后残留的浅静脉曲张、管径在4 mm以下的曲张浅静脉，以及膝以下的浅静脉曲张，有较好的疗效。有些学者认为，对年老、体弱的患者，注射疗法是优选的治疗方法。

国际静脉病学会联盟提出的适应证有以下几种。①毛细血管扩张症：注射疗法是可选用的方法。②非隐静脉主干的明显曲张浅静脉：注射疗法是手术以外的另一种可选用的方法。③交通静脉：对注射疗法的疗效学者看法尚不一致。④大隐静脉主干：不少学者对注射疗法的效果提出质疑，认为临床实践证明，手术的远期疗效远优于注射疗法。⑤小隐静脉主干：可根据曲张的严重程度、股—腘段有无明显倒流等，考虑选用注射疗法是否合适。

3. 注射疗法的临床操作

在国外有3种常用的方法。第一是Tournay法，患者取仰卧位，先于患肢近侧段有倒流的静脉主干注入硬化剂，然后顺行向下做硬化剂治疗，最后治疗毛细血管扩张的部分。术毕将患肢做压迫包扎数天。第二是 Sigg 法，患者先取直立位，穿刺曲张浅静脉能抽出血液，确定针头在腔内后，再让患者平卧，排空血液后即注入硬化剂。注射部位由远侧开始，然后逐步移向近侧段。术后患者用较强的弹性敷料，做较长时间的压迫包扎。第三是 Fegan 法，首先处理功能不全的交通静脉，然后将注射分别向近侧和远侧扩展。本方法基本不处理浅静脉主干和隐—股段交界处，应首先在向其深面与其相通的网状浅静脉注入硬化剂。

国内的操作方法，一般是先让患者直立数分钟，使曲张的浅静脉怒张，标记注射点，尽量做一次性硬化剂治疗，注射点可多达 8 ~ 10 处。有些学者先在大腿近侧段扎止血带，定位注射点后，让患者平卧，由远侧向近侧逐一穿刺曲张的浅静脉，抽吸有回血后松开止血带，使静脉段中的血液排空，注入硬化剂 0.5 mL。拔出针头，并用手指压迫 1 分钟。

一般主张术毕时，将患肢做压迫包扎。其目的在于压缩受注射的静脉段，使其管腔尽量缩小，以免血栓过度形成，从而促使管腔发生纤维化闭塞。但是，各家对压迫包扎的做法相距甚远。有的学者从来不做包扎；有的学者只在隐静脉主干和大的曲张浅静脉做硬化治疗后才给予包扎；有的学者则将做硬化注射者都做压迫包扎。此外，包扎的时限也各不相同。有的学者只包扎数日，有的学者则包扎数周之久。

近来，在超声引导下腔内置管注入泡沫制剂的疗法，已在临床广泛开展。导管置入的部位和注射的全过程，都可通过超声显像予以监控。逐一用于隐静脉主干、交通静脉和隐—股（腘）交界处的硬化治疗。其疗效良好，术后并发症如硬化剂外溢、组织坏死等都极为少见。

4. 注射疗法的并发症

常见的并发症包括硬化剂过敏和毒性反应、硬化剂外溢或误注入血管外组织、静脉和静脉周围炎、皮肤色斑、皮下硬结等。

硬化剂注射后血栓形成过度，或者腔内和周围有炎性反应者，常发生皮肤色斑，多与所选用的剂型、作用的强弱、浓度和注射剂量呈正相关。此外，患肢近侧段静脉主干和倒流性病变未做处理者，也易出现皮肤色斑，因为在此情况下，依旧存在的静脉高压，可使管腔内的硬化剂外溢。色斑多于数周内逐步消退，仅约 1% 可持续 1 年以上。皮下硬结多由新生的毛细血管扩张引起，常与炎性反应和血栓形成有关，一般可在 3 ~ 12 个月内消退。硬化剂外溢严重者，可导致溃疡形成，硬化剂的浓度越高，溃疡的发生率也越高。一般认为，在超声引导下，通过腔内置管注入低浓度的硬化剂即可避免并发溃疡形成。

5. 重视浅静脉曲张病因的判别

下肢浅静脉曲张是一种临床表现，可由各种不同的病因引起。因此，找出浅静脉曲张病因，然后采取针对性的相应治疗，是十分重要的关键问题。许多浅静脉曲张是深静脉的病变引起的，如深静脉瓣膜功能不全时，因深静脉血液倒流导致深静脉高压，继而可破坏交通静脉的瓣膜，使血液从深静脉倒流入浅静脉，造成浅静脉曲张，也可同时破坏隐—股（腘）静脉瓣，使隐静脉发生曲张。在这种情况下，只做注射疗法并不能取得疗效。

（三）手术治疗

确诊为单纯性大隐静脉曲张，凡是有较明显的临床症状和体征者，只要能耐受手术，都应施行手术治疗。传统的手术方法为大隐静脉高位结扎加主干剥脱术，并切除蜿蜒、扩张的属支。做高位结扎时，应同时将主干的 5 支分支，即旋髂浅静脉、腹壁下浅静脉、阴部外浅静脉、股内侧浅静脉和股外侧浅静脉，均予以切断和结扎，以防止术后患肢复发浅静脉曲张。切除不尽的曲张浅静脉，可做硬化剂注射治疗。如果小隐静脉也有曲张性病变，应该做同样处理。踝部交通静脉功能不全发生倒流者，如果局部组织比较健康，可施行筋膜上交通静脉结扎；若局部有皮炎、广泛纤维化硬结，特别是有溃疡形成等营养障碍性病变，则需做筋膜下交通静脉结扎术，以防止创口感染。

手术后，患肢是否要长期穿戴循序减压弹力袜，以防止静脉倒流病变的复发，至今存疑。大多数学者认为，术后长期穿戴弹力袜是防止病变复发，以及长期保持满意疗效所必需的措施。但另外一些学者认为，术后长期穿戴弹力袜，对患肢术后并无好处。

近年来，提出一些改进手术的措施。①“保守性血流动力学手术”，即先用超声扫描找出由深静脉向浅静脉倒流的部位，然后予以结扎阻断，保留 GSV 及其分支。本手术操作简单，并发症少，但术后复发率高，未在临床推广应用。②其他还有腔内电灼和冷冻治疗 GSV 曲张者，但因疗效不肯定，又有一些不良并发症，所以未被推广。

（四）微创手术治疗

21 世纪以来，为提高下肢曲张浅静脉的手术疗效，先后有一些新的手术方法相继问世，并在临床推广应用。

1. 曲张静脉刨切术（TIPP）

手术时，先做大隐静脉和（或）小隐静脉高位结扎 + 近侧段分支结扎术，然后在皮下光纤照明的指引下，将成团的曲张浅静脉予以切除，并吸出体外。TIPP 的优点为手术切口少、时间短、术后并发症少、恢复快、不留瘢痕等。

2. 腔内射频治疗

腔内射频治疗（RFA）首先在欧洲提倡应用，于美国推广应用。其作用机制为热能导致静脉痉挛和胶原降解。手术操作方法为术前将患肢曲张浅静脉标记清楚，做全身或局部麻醉；在超声引导下于小腿近侧段或中段穿刺大隐静脉主干（有困难时做皮肤小切口），向近侧插入射频导管，其顶端置于隐—股静脉交界处的下方；沿大隐静脉主干于其周围注入生理盐水（或局部麻醉药物），使皮肤与主干之间的间距 >1 cm；向管腔内发射射频（温度为 85℃，时间 15 秒），同时将导管以 2 ~ 3 cm/min 的速度向远侧撤出，使管腔因损伤而闭合。大隐静脉一般不做高位结扎；曲张的浅静脉分支做切除或结扎术。

3. 腔内激光治疗

其机制为激光的高温使血液沸腾形成气泡，引起管壁广泛损伤而纤维化闭合。腔内激光治疗（EVLT）操作较简便，可在门诊手术。具体方法为局部麻醉下在踝部或膝下穿刺大隐静脉主干（必要时做小切口），在超声引导下向近侧插入光纤导管，其顶端置于隐股静脉交界处下方 1 ~ 2 cm 处；沿大隐静脉主干周围注射生理盐水或局部麻醉药，然后以脉冲或持续方式发射激光（808 nm，14W），并将导管缓慢后撤（3 mm/s），手术完毕后，患肢做弹性压迫包扎，使管壁紧密对合，以达到永久闭合的目的。大隐静脉一般不做高位结扎；曲张的浅静脉分支可同时做切除或结扎术。

目前，多认为传统的 GSV 高位结扎 + 剥脱术 + 曲张浅静脉分支和病变交通静脉切除或结扎术，仍是治疗下肢浅静脉曲张的有效方法。术后 2 ~ 5 年，超声检测发现倒流性病变的复发率为13% ~ 29%。术后复发者中，除包括一些手术不彻底外，对术前即伴有深静脉功能不全未作适当的处理，也是一个值得重视的问题。过去多认为，并发于踝部的溃疡，是同时有深静脉和交通静脉倒流性病变所致。但是近几年来，超声检查发现，相当一部分溃疡患者为单纯浅静脉功能不全。学者们多认为，微创腔内手术为治疗下肢浅静脉曲张显示了一条新的途径，有望通过不断的改进和提高，最终成为首选的治疗方法。

近年来，学者们一直在努力探求不断提高 EVLT 疗效的途径。他们的主要目的在于尽量减小甚至避免热效应所造成的组织损伤，减少手术并发症，使术后 LSV 管腔永久性闭塞以后不再复发。为此，学者们正在对各种不同的激光进行精心的研究，希望找出疗效最好、损伤最小、并发症最少的激光。目前在临床一般常用的微创技术（MIEPs）为激光消融术（EVLA）、腔内射频治疗（RFA）、超声引导硬化剂注射疗法（UGFS）等。结果发现：①手术失败和术后复发，在 EVLA 和 RFA 与传统手术之间无显著差异；②微创手术在降低术后疼痛和伤口感染等方面显著优于传统的手术治疗；③EVLA 和 RFA 术后疼痛较做手术者显著减轻，并早日恢复正常生活和工作能力；④UGFS 疗效差于手术者；⑤RFA 稍好于 EVLA。

（五）并发症的处理

单纯性下肢浅静脉曲张一般在发病较长时间以后，才有可能发生一些并发症，主要包括血栓性浅静脉炎、湿疹和溃疡形成、出血等。

1. 血栓性浅静脉炎

曲张的静脉内血流相对缓慢，轻微外伤后就容易激发血栓形成，在一段曲张的浅静脉骤然出现红、肿、热、痛，范围较大和反应剧烈者，可有体温升高。此时可穿弹力袜，维持日常活动，局部可用热敷，不必用抗生素，因为炎症并非感染性。如果发现血栓扩散，特别是有向深静脉蔓延的可能时，应施行大隐静脉高位结扎术。

2. 湿疹和溃疡形成

下肢静脉瘀血、血液含氧量降低，使皮肤发生退行性变化；因毛细血管破裂而有色素沉着；局部抵抗力削弱，容易继发慢性硬结性蜂窝织炎，常有瘙痒和湿疹，这是溃疡形成的先兆症状。仅有浅静脉曲张不易酿成上述变化，但如交通静脉瓣膜一旦破坏，深静脉缺氧，血液直接倒流，病程演变将迅速进展。踝上足靴区是离心较远而承受压力较高的部位，又有恒定的交通静脉，所以是好发部位。典型的表现是在踝上区，多数在内侧，有面积不等的色素沉着区，皮肤光薄而呈黯红色，汗毛稀疏，常有湿疹和溃疡。因为湿疹大都伴有严重的瘙痒，且局部有渗液，容易继发葡萄球菌或链球菌感染，伴有疼痛、渗液等症状。除位于踝上内侧的典型溃疡外，外踝和胫前区也可发生溃疡形成，除少数为外侧交通静脉倒流外，多数为浅静脉倒流所致，检查时，通常可见到有 1 支曲张浅静脉通向这些溃疡，在手术时应将这支曲张的浅静脉做高位结扎。处理方法：①局部应避免药物刺激，换药时可用 75% 乙醇溶液和等渗盐水棉球，敷料可用盐水纱布、凡士林油纱布或干纱布；②全身应用广谱抗生素控制感染；③用弹性绷带或穿弹力袜控制静脉高压，休息时强调抬高肢体，略高于心脏平面，促使静脉回流；④及时解决静脉曲张和交通静脉瓣膜功能不全。

3. 出血

足靴区萎缩的皮肤纤薄，其下有许多小静脉承受高压处于怒张状态，或者在溃疡底面几乎都有交通静脉瓣膜功能不全，如果在站立时不能耐受静脉高压，或者即使遭受极为轻微的损伤，就会穿破而并发出血。出血是相当危险的并发症，因为压力较高，相当于心脏与踝之间距离的流体静压，加上静脉管壁又无弹性，很难自行停止，必须紧急处理。应抬高患肢和加压包扎止血，如有明显破裂的静脉清晰可见，可予缝扎止血，以后再做根治性手术治疗。

第二节 先天性下肢深静脉无瓣膜症

先天性下肢深静脉无瓣膜症是较少见的下肢静脉病变。以早期出现下肢静脉系统高压的临床表现为特征，临床上常误诊为深静脉血栓形成后遗症或原发性深静脉瓣膜功能不全。

一、病因和病理

先天性下肢深静脉瓣膜发育不良，可引起下肢深静脉功能不全性病变。有学者认为，父母均无此病时，子女不会患本病。追踪调查所有的患者，发现本病患者几乎都有家族史。先天性静脉瓣膜缺如或发育不良，多在患儿开始发育或青春期，身体迅速长高时，因倒流性病变不断加重，从而患肢出现明显的临床症状和体征。由于长期受下肢深静脉近侧段高压的影响，浅静脉和交通静脉中的瓣膜也可相继逐一破坏，失去单向开放功能。小腿肌肉收缩时，深静脉中的血液经交通静脉逆流入踝上浅静脉网，使踝部静脉处于明显瘀血和高压状态，导致营养障碍性病变。此外，这种先天性病变常合并下肢淋巴发育畸形和淋巴回流障碍。

二、临床表现和诊断

本病主要表现为下肢静脉系统高压症状，多于少年或青春期发病，出现明显的临床症状和体征，并常可追溯到家族患病史。患肢除有严重的浅静脉曲张、肿胀和胀痛外，踝部可较早出现色素沉着和溃疡形成等皮肤营养障碍性病变。有时因合并淋巴水肿，小腿肿胀可表现为非凹陷性特征。

根据少年或青春期发病、有家族史可循及临床症状和体征，就应考虑本病的可能性。进一步做必要的检查，如肢体容积描记、下肢深静脉顺行造影等，但是最可靠的诊断手段仍然为彩超检查。在顺行造影中，深静脉主干全程通畅，管径明显扩张，无瓣膜影可见，且无任何血栓形成后遗症迹象。逆行造影或经皮腘静脉插管造影时，可进一步证实无瓣膜存在，或者仅有瓣叶的痕迹，造影剂直泄倒流入小腿的深静脉中。

三、治疗

症状较轻、踝部无明显色素沉着和溃疡形成，或者身体条件不宜手术者，均可采用保守治疗。包括适当减轻或调动工作，避免长时间站立，穿循序减压弹力袜等，在门诊定期随访观察。

手术治疗应做深静脉瓣膜重建术。常用的方法是自体带瓣静脉段移植术和腘静脉外肌袢形成术。前者除考虑移植段管径的匹配外，应尽量将移植段置于股浅静脉远侧段或腘静脉，以提高腓肠肌泵样功能。后者的疗效较好，但应仔细挑选患者，按规范手术操作，以防止不必要的术后并发症。深静脉瓣膜重建术后，必须处理病变的浅静脉和交通静脉，以解除踝部营养障碍性病变，提高手术疗效。

参考文献

[1] 吴孟超，吴在德．黄家驷外科学[M].8 版．北京：人民卫生出版社，2020.
[2] 赵玉沛．普通外科学[M].3 版．北京：人民卫生出版社，2020.
[3] 刘鹏，叶志东．大血管腔内实战图谱[M]．北京：中国协和医科大学出版社，2021.
[4] 江志鹏，邹湘才，李亮．腹股沟疝手术策略与技巧[M]．广州：广东科学技术出版社，2021.
[5] 赵玉沛．肝胆外科手术要点难点及对策[M]．北京：龙门书局，2018.
[6] 陆信武，蒋米尔．临床血管外科学[M].5 版．北京：科学出版社，2018.
[7] 王国斌，陶凯雄．胃肠外科手术要点难点及对策[M]．北京：科学出版社，2018.
[8] 吴肇汉，秦新裕，丁强．实用外科学[M].4 版．北京：人民卫生出版社，2017.
[9] 吴金术．肝胆胰外科案例分析[M]．北京：科学出版社，2017.
[10] Gregory W. Randolph. 甲状腺和甲状旁腺外科学[M].2 版．田文，姜可伟，译．北京：北京大学医学出版社，2017.
[11] 张忠涛．普通外科围术期管理及并发症处理经典病例解析[M]．北京：人民卫生出版社，2017.
[12] 王宇．普通外科学高级教程[M]．北京：中华医学电子音像出版社，2016.
[13] 任培土，鲁葆春．普外亚专科疾病诊疗学[M]．杭州：浙江大学出版社，2016.
[14] 林擎天．普通外科临床解剖学[M]．上海：上海交通大学出版社，2015.
[15] 赵玉沛，陈孝平．外科学[M]．北京：人民卫生出版社，2015.
[16] 杨玻，宋飞．实用外科诊疗新进展[M]．北京：金盾出版社，2015.
[17] 苗毅．普通外科手术并发症预防与处理[M].4 版．北京：科学出版社，2016.
[18] 杨雁灵．普通外科基础手术精讲[M]．北京：科学出版社，2017.
[19] 赵玉沛，姜洪池．普通外科学[M].2 版．北京：人民卫生出版社，2014.
[20] 倪世宇，苏晋捷，等．实用临床外科学[M]．北京：科学技术文献出版社，2014.

参考文献